Reinventando a Medicina

Reinventando a Medicina

Transcendendo o Dualismo Mente-Corpo para uma Nova Era de Cura

Dr. Larry Dossey

Tradução
MILTON CHAVES DE ALMEIDA

EDITORA CULTRIX
São Paulo

Título do original: *Reinventing Medicine.*

Agradecemos a *The Journal of Scientific Exploration*, P.O. Box 5848, Stanford, CA, fone: (650) 539-8581, fax: (650) 595-4466, E-mail: sims@jse.com, www.jse.com, pela permissão de citar o *JSE* 10 (1), 3:30, © 1996; a Barbara Mathews, M.Ed., Diretora dos Multisensory Learning, Inc. Customized Seminars and Keynotes; a Naomi Epel pela permissão de citar o seu livro *Writers Dreaming*, © 1993; a Mona Lisa Schulz, M.D. Ph.D., pela permissão de citar o seu livro *Awakening Intuition*, © 1998.

Publicado mediante acordo com a HarperSanFrancisco, uma divisão da HarperCollins Publishers Inc.

O primeiro número à esquerda indica a edição, ou reedição, desta obra. A primeira dezena à direita indica o ano em que esta edição, ou reedição, foi publicada.

Edição	Ano
1-2-3-4-5-6-7-8-9-10	01-02-03-04-05-06-07

Direitos de tradução para o Brasil
adquiridos com exclusividade pela
EDITORA PENSAMENTO-CULTRIX LTDA.
Rua Dr. Mário Vicente, 368 — 04270-000 — São Paulo, SP
Fone: 272-1399 — Fax: 272-4770
E-mail: pensamento@cultrix.com.br
http://www.pensamento-cultrix.com.br
que se reserva a propriedade literária desta tradução.

Impresso em nossas oficinas gráficas.

A Bet e Garry

Além eu contemplo o emblema de uma alma
Que se alimenta
do infinito...

WILLIAM WORDSWORTH
The Prelude

SUMÁRIO

AGRADECIMENTOS

Todos os meus livros foram oferecidos a mim por centenas de pessoas diferentes, por centenas de coisas diferentes.

GOETHE

A premissa deste livro funda-se no fato de que a mente é infinita. Significa dizer que minha mente estabelece contato com a mente de todas as outras pessoas, que é contatada pela mente delas e que todas as mentes se ligam mutuamente. Isso cria desafios para o reconhecimento da fonte das próprias idéias, pois suas origens possíveis envolvem todas as pessoas, já que todas têm mente.

A quem, portanto, eu deveria agradecer apoio e incentivo? A lista de pessoas poderia ser infinita, como a mente em si. Embora talvez, graças a umas poucas pessoas, nela se possam incluir, por intermédio da Mente Una, da qual todos nós fazemos parte, todas as demais.

Sinto-me em débito para com as pessoas que compartilharam espontaneamente suas situações de doença comigo, e sem as quais este livro não existiria. E aos meus colegas nas lides da medicina — os médicos e as enfermeiras, os eruditos e os clínicos — que atualmente fazem pesquisas e aplicam os princípios que proponho, sou imensamente grato.

Sou grato também aos meus agentes literários Arielle Eckstut, Kitty Farmer e James Levine. Seu apoio tem sido ilimitado.

Elizabeth Perle, minha editora da HarperSanFrancisco, ajudou-me a refinar e modelar estas idéias. Seu discernimento do conceito da não-localização da mente é tão perfeito que, ao perceber isso, fiquei muito surpreso. O escritor sempre espera opiniões técnicas de seu editor; quando, além disso, recebe dele um parecer autorizado e profundo a respeito do assunto da especialidade do autor, este se sente um abençoado.

Quanto mais estudei minhas ligações não-localizadas com o mundo, mais importantes meus antecedentes e conhecimentos comuns, minhas raízes, se tornaram. Meus pais me deram duradouras lições de amor, as quais nos mantêm unidos além de nossa vida imediata. Aliás, minha mãe foi a causa da melhor, da mais sucinta, da mais positiva crítica que recebi: "Se o meu filho escreveu isto, então está certo!" Minha irmã e meu irmão, aos quais dedico este livro, mantêm-se como sólidos pilares de apoio ao meu trabalho.

A mais profunda gratidão devo a Barbara — escritora, enfermeira, agente de cura, esposa. Ela não escreve sobre a não-localização da mente; ela vive a experiência que lhe diz respeito.

— Dr. Larry Dossey

Introdução

Onde uma pessoa deve terminar e a outra pessoa começar?
IRIS MURDOCH

Em meu primeiro ano de prática da medicina, tive um sonho que abalou o meu mundo.

Nele, vi Justin, o filho de quatro anos de um de meus colegas médicos, deitado de costas na mesa de uma sala de exames. Uma técnica hospitalar usando um jaleco tentava pôr uma espécie de aparelho medicinal em sua cabeça. Nisto, Justin caiu em veemente frenesi — começou a gritar e a esforçar-se para tentar desvencilhar-se do dispositivo, apesar dos esforços ingentes da técnica para evitar isso. À cabeceira da mesa, demorava-se um dos pais de Justin, tentando ajudar. Vez após vez a técnica tentou realizar sua tarefa, mas Justin não cedeu nem se acalmou. Irritada e cansada, a técnica acabou desistindo, abandonou a sessão e deixou o recinto.

Acordei na madrugada cinzenta com a sensação de que aquele havia sido o mais vívido dos sonhos que eu tivera — reverenciável, profundo, "mais real do que o mais real" dos sonhos. Em razão de seu conteúdo aparentemente banal, não consegui explicar-me por que me senti tão fundamente comovido. Pensei em acordar minha esposa e falar-lhe a respeito, mas decidi nao incomodá-la. Que sentido ele faria para ela? Mal conhecíamos Justin, e o tínhamos visto apenas três ou quatro vezes antes.

E chegou a hora de eu me vestir e ir para o hospital. A manhã foi agitada e, por isso, apenas me lembrei do sonho ao meio-dia. Então, enquanto almoçava no restaurante dos funcionários com o pai de Justin, sua esposa entrou no recinto com o filho nos braços. O menino estava visivelmente transtornado, com os cabelos desgrenhados e lágrimas escorrendo-lhe pela face. Justin e sua mãe haviam acabado de sair da sala de eletroencefalografia (EEG), onde a técnica tinha tentado realizar um teste de avaliação das ondas cerebrais do pequerrucho. A especialidade dela era fazer eletroencefalografias em crianças, e ela se considerava a melhor nesse campo. Seus antecedentes eram impecáveis; jamais falhara em obter registros de qualidade — até conhecer Justin. Depois de relatar ao marido o que acontecera, a mãe de Justin partiu com o inconsolável menino nos braços. O marido os acompanhou até a saída do restaurante e seguiu para a clínica.

A essa altura, o sonho repetia-se em minha mente, e fiquei estupefato com o fenômeno. Eu havia sonhado a seqüência dos fatos com toda exatidão e todos os detalhes antes que ela acontecesse. Confuso, fiz uma visita ao pai de Justin em sua clínica e pedi que me contasse o que havia acontecido no dia anterior.

Justin, relatou, tinha caído em estado febril, ao qual se seguira uma breve convulsão. Embora ele estivesse certo de que a convulsão ocorrera por causa da febre e não devido a uma doença séria, tal como epilepsia ou um tumor cerebral, solicitou a visita em sua casa de um neurologista, para uma rápida consulta. O especialista o acalmara; não havia nada que precisasse ser feito imediatamente. Ele disse ao pai de Justin que marcaria hora para o dia seguinte, de modo que Justin fosse submetido a um teste de EEG, só para se certificar de que nada de grave estava acontecendo. O exame era simples, e a técnica, disse ele, tinha um jeito especial para lidar com crianças.

Poderia outra pessoa ter tomado conhecimento desses fatos?, perguntei. Eu queria saber se alguém tinha passado alguma informação para mim, de modo que me influenciasse o sonho. Logicamente que não, disse o pai de Justin; ninguém mais sabia algo a respeito do problema, exceto os parentes mais próximos e o neurologista.

Então, falei ao colega a respeito do sonho que eu tivera. Ele percebeu imediatamente que, se o meu relato fosse verdadeiro, seu mundo organizado, previsível, tinha sido subitamente reordenado. Se alguém pudesse conhecer o futuro antes de ele ocorrer, nossa compreensão da realidade física estava seriamente ameaçada. Ele percebeu o meu transtorno, e eu notei o dele. Nossa conversa se desfez em silêncio enquanto ponderávamos as implicações do fenômeno. Virei-me, saí de sua sala e fechei a porta. Não voltei a conversar com ele sobre isso.

No espaço de uma semana, sonhei mais duas vezes com fatos que ocorreram no dia seguinte, e a respeito dos quais não havia como eu tê-los conhecido antecipadamente. Era como se o mundo, de súbito, tivesse resolvido revelar um novo lado de si mesmo, por motivos que eu não conseguia atinar.

Nos três casos, o tempo pareceu-me ter sido invertido, com os efeitos aparecendo antes das causas. Racionalmente, eu sabia que isso era impossível. O tempo simplesmente não podia transcorrer ao contrário, trazendo para o presente informações de um futuro ainda não realizado. Poderia a minha mente ter-se desgarrado de meu corpo e se haver aventurado no futuro, para extrair informações sobre fatos que ocorreriam depois?, perguntei-me. Ambas as possibilidades violavam a estrutura de cada componente de meus estudos e treinamento médicos e meu aparente bom senso. Nossa consciência se restringia ao nosso cérebro; *todos* os médicos sabiam disso.

Esses três sonhos foram tudo o que obtive no que respeita aos meus "sonhos do futuro". Jamais tivera um sonho como aqueles antes, nem tive outro desde então. Foi como se o universo, depois de transmitir sua mensagem, tivesse desligado o telefone. Dali em diante, cabia a mim cuidar para que isso fizesse sentido.

Nos meses que se seguiram aos meus sonhos do futuro, resolvi aprender mais a respeito de sonhos. Li vários livros sobre pesquisas de sonhos e descobri rapidamente que minha experiência não tinha nada de especial. Soube, aliás, que sonhos premonitórios, proféticos e com o futuro eram bastante comuns. De grande interesse para mim foram os papéis que os sonhos tiveram nas atividades de cura ao longo da história. Os antigos médicos gregos estimulavam o paciente a sonhar. Quando tratavam seus pacientes nos *asklepions*, templos dedicados à cura, instruíam os pacientes a prestar atenção especial ao conteúdo de seus sonhos, pois que introspecção de valor terapêutico ou mesmo a cura em si ocorriam durante o sonho. Um exemplo desses médicos foi Hipócrates (469-399 a.C.), o qual é considerado o pai da medicina grega. Ele acreditava em sonhos proféticos, diagnósticos oníricos e sonhos que revelavam mensagens psicologicamente importantes. Ele propôs que, durante o dia, as sinergias dos órgãos do sentido predominam e que a alma se mantém passiva; mas, durante o sono, esse predomínio passa ao outro componente do dualismo mente-corpo, e então a alma produz impressões ao invés de recebê-las. Platão (427-347 a.C.) interessava-se pelo lado emocional dos sonhos. No nono livro de seu *A República*, ele assinalou: "Em todos nós, mesmo nos homens bons, existe uma natureza bestial, selvagem, anárquica, que expia os arredores durante o sono." A intelectividade é suspensa durante o sono, acreditava ele, o que permite que as paixões se revelem com força total em sonhos de assassinato, incesto e sacrilégios. Aristóteles (384-322 a.C.), discípulo de Platão, propunha que os sonhos podiam ser sensíveis indicadores de doenças orgânicas. Durante o sono, quando os estímulos externos são mínimos, a pessoa que sonha consegue prestar mais atenção em sensações íntimas delicadas que podem ser indícios de doença. O médico grego Galeno (129-c.-199-c. d.C.) influenciou profundamente a medicina européia. Um sonho aos 17 anos de idade levou-o a abandonar a filosofia pela medicina. Ele dava grande valor aos sonhos na elaboração de diagnósticos e confiava tanto nos sonhos que chegava a realizar operações cirúrgicas baseado neles. Ele alegava que tinha salvado muitas vidas como resultado disso. Por outro lado, o orador romano Cícero (106-43 a.C.) foi um grande cético a respeito da utilidade dos sonhos. Ele acreditava que o mesmo sonho poderia ter várias interpretações e desdenhava dos interpretadores de sonhos. "Rejeitemos, portanto, essas adivinhações oníricas, bem como todas as outras", exortava. "Pois, para ser franco, essa superstição se estendeu a todas as outras nações, se opôs às forças intelectuais de todos os homens e os induziu a imbecilidades infindáveis."[1]

Esses conceitos gregos e romanos sobre sonhos refletem a crença deles de que a mente humana se restringe ao corpo individual. Os persas, vizinhos dos gregos, tinham uma visão mais audaciosa a esse respeito. Eles achavam que a mente podia transcender os limites do corpo físico e produzir efeitos no mundo exterior. Neste particular, eis as palavras do legendário médico persa Avicena (980-1037 d.C.): "A imaginação do homem pode influenciar não apenas o seu próprio corpo, mas também o de outras pessoas e até mesmo o das bem distantes dele. Ela pode imobilizá-lo e modificá-lo; fazê-lo adoecer ou mesmo restaurar-lhe a saúde."[2]

Uma variação do clássico pensamento grego conquistou espaço para a idéia de que a mente é, ao mesmo tempo, definida e infinita, humana e divina. Essa crença teve origem no sábio mitológico Hermes Trismegisto. *Hermes* foi o nome dado pelos gregos ao deus egípcio Thot, ao qual se atribuiu a criação da alquimia e de outras ciências ocultas. A autoria do *Corpus Hermeticum*, compêndio de escritos gregos e latinos que remontam a cerca de dois mil anos, é atribuída também a Hermes. Esses escritos têm composição estruturada com base em conversas íntimas e particulares entre um mestre e um ou dois de seus discípulos. Neles, assinalamos a conversação seguinte, na qual o deus Hermes instrui o mitológico Esculápio a respeito da natureza humana:

> Portanto, o homem é uma maravilha, Esculápio; honra e reverencia a um ser como esse! ... Ele está ligado aos deuses, já que há nele uma divindade que se ombreia com a divindade deles ... Ele tem acesso a tudo; ele baixa às profundezas dos pélagos marítimos com a perspicácia do intelecto; e o céu para ele não é o limite ... O homem é tudo; o homem é onipresente.[3]

E, em outra prédica, Hermes afirma:

> Não há nada mais divino que a mente, nada mais prodigioso em seu mecanismo, nada mais capaz de unir os homens aos deuses, e os deuses aos homens ... Pois o homem é um ser de natureza divina; ele é comparável, não aos outros seres vivos sobre a terra, mas aos deuses do céu ... e até mesmo ao que está acima dos deuses do céu ... Nenhum dos deuses celestiais jamais deixará o céu, transcenderá suas fronteiras ou baixará à Terra; mas o homem alça-se até mesmo ao céu, e lhe toma as medidas ... sem deixar a Terra; a tão recuada distância pode estender-se o seu poder ... O homem terrícola é um deus mortal ... o deus celeste é um homem imortal.[4]

Mas a visão hermésica do infinito, da mente divina, perdeu-se no escoar dos evos, e o aspecto do pensamento grego que acabou predominando na medicina ocidental foi o de Hipócrates — segundo o qual as sinergias mentais e os fenômenos que produzem restringem-se unicamente ao cérebro, no aqui e agora. As proposições hermésicas e persas — cujo corpo doutrinário sustentava a idéia de que os fenômenos mentais podiam ser, contrariamente ao que se postula na visão hipocrática, de natureza *onipresente* e de que as sinergias mentais não se limitariam ou confinariam ao corpo apenas, mas se estenderiam para além dele — caíram em esquecimento e descaso.

Os sonhos que tive foram de feição persa — um passeio noturno num tapete mágico fora do aqui e agora. Vi detalhadamente o que ainda estava por vir, fenômeno que se repetiu três vezes consecutivas, o qual não teria sido possível se os adeptos gregos da visão hipocrática estivessem certos. Eu me teria arrojado ao futuro, ou teria este recuado até o presente? Aliás, eu não sabia *por que* esses fenômenos tinham acontecido. Tudo que eu sabia era que minha consciência parecia estar funcionando fora da dimensão espacial e da linearidade do tempo normais, desafiando-me os padrões pelos quais me haviam ensinado os mecanismos funcionais e comportamentais do cérebro e da mente. Mas, por causa dessas minhas experiências pessoais, comecei a ter uma nova certeza — a de que eu me havia defrontado com algo de importância infinita, mas cuja realidade eu tinha sido condicionado pelo mundo acadêmico a desprezar.

Não obstante, o fenômeno que me ocorreu é, em verdade, algo que se vem repetindo alhures desde a mais remota antigüidade. A possibilidade de a mente operar em pontos distantes, fora dos limites do cérebro e do corpo e não apenas em sonhos, é tida como certeza factual na maioria do que chamamos de culturas "nativas". David Unaipon, aborígine australiano, descreveu no início do século 19 como o uso de sinais de fumaça dependiam de uma função onipresente da consciência. Viajores ocidentais que testemunharam o uso desse costume acharam que havia nisso o envolvimento de algum tipo de código na sinalização. Não é bem assim, explicou Unaipon; a função dos sinais de fumaça era apenas a de chamar a atenção de todos para que comunicações a distância, de mente para mente, pudessem ocorrer:

> Ele poderia querer transmitir uma mensagem a seu irmão, eventualmente situado a 32 quilômetros de distância; assim, ele providenciava o necessário e produzia os sinais de fumaça e, depois, sentava-se e concentrava o pensamento em seu irmão. A coluna de fumaça era vista por todos os indígenas num raio de várias milhas, e todos eles se concentravam também e punham suas mentes em estado de receptividade. Contudo, somente o irmão entrava em contato com ele, e ele ... conseguia então sugerir ao [irmão] a mensagem que ele desejava transmitir.[5]

Para os nativos americanos, bem como para os aborígines australianos, essa forma de comunicação mental onipresente era parte fundamental de sua vida diária. Ela era usada rotineiramente para achar alimento e também na condução de guerras. Josiah Gregg, autoridade do Oeste longínquo no auge da Trilha do Oregon*, viu um comanche disparar uma flecha e, com ela, matar um cão selvagem e fazê-lo desaparecer por detrás de um outeiro, façanha que Gregg não conseguiu imitar com uma espingarda. Quando Victorio, o líder apache, desejava conhecer a localização do inimigo, o qual era quase sempre a Cavalaria americana, Lozen, sua xamã, punha-se de pé com os braços estendidos para a frente, palmas para cima, e orava. Ao voltar-se, lentamente, para seguir o curso do sol, suas mãos começavam a formigar e as palmas mudavam de cor quando ela ficava de frente para a direção das posições do inimigo. A intensidade da sensação indicava a distância aproximada do inimigo.[6]

Temos repudiado essas crenças ou práticas; minhas experiências, porém, me dizem que temos sido muito desdenhosos. Tampouco tenho estado só em minhas suspeitas de que interrompemos nossas perquirições a respeito da cura muito aquém de todo o seu potencial. Tenho um arquivo cheio de cartas de médicos do mundo inteiro detalhando experiências da não-localização da mente que testemunharam tanto em suas próprias vidas quanto no que concerne à de seus pacientes. Acredito que *todo* médico torna-se coletor de anomalias que abalam princípios consagrados — curas e remissões de dores ou da gravidade de quadros patológicos que não se

* Na história americana, uma das grandes correntes migratórias de colonos para o Noroeste americano, que se estendia de Independence, no Estado de Missouri, até a região cortada pelo rio Colúmbia, no Estado de Oregon. (N. do T.)

encaixam no cânone de injunções conhecidas e cuja força reveladora de novos horizontes perde-se pelo esquecimento com o passar dos anos. Não obstante, essas experiências continuam a informar os praticantes da medicina. Às vezes, elas nos chegam em sonhos inopinadamente, como no meu caso, talvez porque nos sonhos baixemos a guarda dos julgamentos feitos *a priori* e paremos de censurar a realidade. Quando suspendemos nossas proibições sobre o que *pode* ocorrer, qual o fazemos enquanto sonhamos, convidamos a realidade a manifestar-se livre e integralmente.

Logicamente, o problema é o que pensar a respeito disso quando acordamos. Eis como Coleridge descreve esse dilema: "Se algum homem conseguisse atravessar o Paraíso num sonho, e alguém ali lhe oferecesse uma flor como prova de que seu espírito realmente esteve lá, e se ele encontrasse essa flor numa das mãos quando acordasse, diria, talvez: — Ei! E agora?"[7]

As eras da medicina

Pesquisas modernas sobre a consciência revelam que nossas psiques não têm nenhum limite real ou absoluto; ao contrário, somos parte de um campo infinito de consciência que engloba tudo o que existe — aquilo que está além do espaço-tempo e as realidades que ainda aguardam nossa exploração e nossas perquirições.

STANISLAV GROF

A evolução da chamada medicina moderna pode ser classificada em três fases. A primeira, que chamo de Era I, remonta aos meados do século 18, quando a medicina se encontrava nos primórdios de sua transformação em ciência — num método de prática curativa apoiado por teorias respeitadas e sustentado pelas leis naturais consagradas. Os cientistas de então consideravam o mundo um todo, inclusive os corpos humanos, uma máquina sem "mente". A consciência estava sendo vista cada vez mais como um processo material que podia ser igualado aos mecanismos do cérebro físico ou como parte deles.

Contudo, cem anos depois, a força dessa visão mecanicista começou a definhar. Pelos meados do século 19, médicos e cientistas haviam começado a redescobrir uma antiga verdade — que a mente humana podia afetar o corpo que a abrigava, e gravemente, às vezes. Os bruxuleios dessa verdade oculta originaram-se do efeito placebo, com o qual se observou que expectativas e pensamentos positivos podiam alterar a percepção de sensações de dor, bem como a reação a vários medicamentos. Além disso, pesquisas revelaram que ocorria o aparecimento de doenças como hipertensão e úlceras pépticas quando seres humanos e animais eram submetidos a tensão física e psicológica. Como resultado disso, uma nova fase, a Era II, começou a tomar forma. Nos tempos atuais, esse avanço relativo da ciência é conhecido como medicina da sinergia mente-corpo.

Agora, na virada do milênio, uma nova era, a Era III, desponta no horizonte. O grande marco da Era III é o que eu costumo denominar a não-localização da mente. Na Era III, redescobrimos o conhecimento dos antigos de que a consciência pode libertar-se do corpo e que ela tem a faculdade de atuar não apenas *imanentemente*, no próprio corpo que a abriga, como se cria na Era II, mas também *não-localizadamente*, sobre coisas, circunstâncias e pessoas distantes, ainda que talvez elas não saibam que estejam sendo influenciadas.

Há os que resistem à realidade da Era III e, geralmente, fazem isso porque não conseguem admitir o conceito da não-localização da mente, a qual é característica quintessencial da Era III. Por causa das propriedades imateriais de seus princípios, a Era III transmite a impressão de algo estranho e, portanto, inquietante. Apesar das evidências científicas, essas pessoas se apegam a uma visão mais familiar e mecanicista, material. Elas "sabem" que as propriedades da consciência se limitam ao imediatismo da forma, que a consciência se confina no cérebro, no corpo e no momento atual. Mas assim como a medicina do dualismo mente-corpo — a qual causou também grande desconfiança — tem agora a aceitação popular, a não-localização da mente também se tornará fundamental para a compreensão da cura de nós mesmos e de uns pelos outros.

As duas linhas principais que firmam a validez da não-localização da mente são: (1) as experiências cotidianas de milhões de pessoas e (2) comprovações científicas. Nos capítulos que se seguem, examinaremos as vidas de pessoas comuns e o trabalho de médicos e cientistas que abraçam os princípios da medicina da Era III e que estão traduzindo seu teor mágico para o bem tanto dos crentes quanto dos céticos.

Por que uso a expressão "não-localização da mente"

Passei anos realizando pesquisas para encontrar uma expressão que assinalasse adequadamente as formas ilimitadas pelas quais a consciência se manifesta no espaço e no tempo. Deparei com dezenas de expressões que haviam sido usadas no passado — desdobramento mental, consciência cósmica, a Mente do Todo, a Mente Una, mente universal, mente budista, a Grande Mente, consciência crística, consciência coletiva, o inconsciente coletivo e outras mais. Descartei uma por uma dessas expressões. Elas me pareceram imprecisas ou antiquadas ou mesmo sobrecarregadas de muitas conotações religiosas ou psicológicas. *Não-local* é um termo usado por físicos para descrever as relações a distância estabelecidas entre partículas subatômicas, tais como os elétrons. Uma vez que tem sido provado que a mente humana estabelece esse tipo de relações a distância, optei por adotar o termo dos físicos — reconhecendo, porém, que os físicos não explicam como os fenômenos "não-locais" ocorrem no âmbito da humanidade. A primeira vez que o usei foi há dez anos em meu livro *Recovering the Soul*.[8] Nenhuma outra expressão, em minha opinião, descreve tão bem a realidade da *não-localização da mente*, por motivos que virão à luz quando avançarmos pela Era III.

Por que deveríamos voltar nossa atenção para a Era III

Todos nós tivemos experiências com fenômenos mentais que não se encaixam nos quadros do senso comum que temos da realidade. E precisamos de um lugar para acondicionar e aproveitar a força desses fenômenos. Algumas "anomalias" da Era III envolvem aquilo que se conhece comumente por telepatia, clarividência, premonição, sonhos proféticos, exemplos de surtos inexplicados de descobertas ou de criatividade, compartilhamento de sensações físicas entre pessoas distantes umas das outras, cura a distância e preces intercessórias. Alguns pesquisadores, na busca de terminologia inédita e mais científica, começaram a designar esses fenômenos como "cognição anômala", "perturbação anômala", "manifestações remotas da consciência" ou resultados de "intencionalidade remota". Mas não importa que expressão seja usada, pois o princípio é o mesmo: a mente pode agir distante do cérebro e do corpo, e, muitas vezes, longe do momento atual.

Agora os pesquisadores estão começando a prestar atenção nesses fenômenos marotos, mas, na maioria das vezes, eles o fazem em face de enorme resistência. Alguns receiam ser acoimados de lunáticos ou de pensadores místicos; outros de advogados de cura inspirada por Deus. Além disso, os cientistas são constantemente pressionados a classificar como anômalos e irrelevantes esses fenômenos e a restringir sua atenção à ciência "normal". "O cientista que se detém para examinar cada anomalia que ele percebe", disse o falecido historiador da ciência Thomas Kuhn, "raramente terá como chegar ao termo de trabalhos significativos." Mesmo quando provamos que determinada anomalia é real, "geralmente não abandonamos o sistema intelectual de uma vida inteira em favor de um punhado de informações que não se enquadram na seqüência de nossa realidade cotidiana", observa Stephen Jay Gould, paleontologista de Harvard. "Raramente, fatos singulares derruem as visões mundanas, pelo menos não imediatamente." E acrescenta: "Fatos anômalos são simplesmente incorporados à fenomenologia explicável pelas teorias existentes, muitos deles com certa distorção de sua realidade, mas geralmente sob classificação adequada, pois as visões do mundo são consideravelmente flexíveis."[9]

Para que nos valha o tempo e a atenção empregados, a anomalia tem que ser mais que apenas outro quebra-cabeça classificável nos cânones da medicina oficial. Tem de afetar nossa vida pessoal, psicológica ou espiritual ou ainda nossa situação moral, política e social. Ela precisa causar um impacto decisivo; urge que nos importe *muito*. É precisamente isso o que a não-localização da mente faz. Todos nós fomos testemunhas pessoais de anomalias não-localizadas ou telepáticas da consciência, quer ao pensar em alguém e fazer com que essa pessoa nos telefonasse, quer, como exemplo mais impressionante, ao identificar determinado problema em nosso corpo ou no corpo de um ente querido antes do aparecimento de algum indício ou sintoma alarmante. Aquilo que não percebemos, contudo, é quanto estamos perto de descobrir uma nova dimensão da existência — uma nova era da humanidade.

Precisamos da Era III. Em toda parte, as pessoas estão ávidas pela obtenção de significados e propósitos e de realização espiritual para suas vidas. Para ter uma vida saudável, completa, precisamos da sensação de um significado positivo da vida, da mesma forma pela qual precisamos de alimento e água, pois, sem significado, a vida definha. Como veremos adiante, a não-localização da mente é plena de significação espiritual e pode ajudar a preencher o vazio íntimo que se tornou fator de dores da vida moderna.

Cheguei a estas conclusões por meio de dolorosa experiência pessoal. Quando iniciei meus estudos universitários, envolvi-me num profundo caso amoroso com a ciência e o quadro mecanicista da realidade da Era I. Nos muitos anos subseqüentes, procurei organizar minha vida de acordo com essa visão austera e racional. Eu amava esse quadro sem adornos, pois tudo nele era constante e previsível, ou pelo menos era o que eu achava. Mas, quanto mais eu tentava modelar minha vida com esses princípios, mais insípida ela se tornava. Além disso, a ignorância de minha vida psicológica e espiritual acabou resultando no aumento da gravidade de um problema que eu tinha havia anos — a clássica enxaqueca, com dores horríveis, fraqueza e cegueira. A doença quase me forçou a abandonar a carreira de médico, pois eu pressentia que era uma questão de tempo até que eu sofresse um ataque de cegueira em meio a uma cirurgia e prejudicasse ou matasse alguém. Desesperado, depois que todos os recursos médicos haviam sido inúteis, descobri que podia evitar esses episódios procurando entregar-me a profundos estados de relaxamento. Aprendi a fazer isso com um curso de *biofeedback*, o qual me ensinou a transformar minha fisiologia por meio de técnicas mentais. Essa descoberta abriu para mim as portas de um mundo novo — o da dimensão do binômio mente-corpo da Era II — e me conduziu finalmente aos umbrais das dimensões espirituais da Era III.

Tenho um colega médico que faz ao público leigo e a grupos de médicos freqüentes palestras sobre o papel da mente na economia e na saúde do corpo. Certa vez, perguntei-lhe se ele mudava o discurso quando se pronunciava a platéias de médicos. "— Sim —" respondeu. "— Eu o simplifico." E eu sabia muito bem a razão disso! Aquilo que parece lógico e evidente a pessoas leigas é, muitas vezes, insondável para nós médicos. Estamos tão envolvidos e compromissados com uma visão mecanicista da realidade que, tipicamente, negamos as evidências que desafiam essa visão de mundo. Eis por que cheguei, às vezes convulsivo e aos berros, às ilações apresentadas neste livro. Aliás, se existe algo de singular em minha jornada pessoal, é o alto grau de teimosia que a tem caracterizado.

Eu acreditava que tínhamos de escolher, entre a ciência e a razão, de um lado, e a espiritualidade, do outro, como fundamentos do enfrentamento de nossas vidas. Agora, como opção, considero ambas algo falso, pois em minha própria vida descobri que ciência e espiritualidade podem coexistir e até mesmo prosperar juntas. Descobri que muitos dos grandes cientistas aceitavam esse ponto de vista, tal como Robert Boyle, químico do século 17 e enunciador da Lei de Boyle. Boyle chamava os cientistas de sacerdotes da natureza. Ele acreditava que a ciência era tão sagrada, que recomendava que os cientistas fizessem suas experiências aos domingos como parte do sábado.

A Era III torna possível a recuperação do senso de sacralidade que Boyle reconhecia, não apenas na ciência, mas em todas as esferas da vida. Vejamos como fazê-lo.

CAPÍTULO 1

As Eras da Medicina

Os conhecimentos do homem não são limitados pelos órgãos da percepção; ele conhece muito mais do que os sentidos (por mais apurados que sejam) podem descobrir.

WILLIAM BLAKE

"Nevando e cerca de oito centímetros de neve ... vento noroeste e termômetro indicando 30 graus negativos ... Continuou a nevar até as 13 horas e, por volta das 16 horas, o tempo clareou completamente. O vento continua, mas não tão forte. Termômetro indicando 28 graus negativos à noite."[1]

Essas foram as últimas palavras que George Washington, o primeiro presidente dos Estados Unidos, escreveu.

Na manhã do dia 13 de dezembro de 1799, ao 67 anos de idade, Washington tinha saído para fazer seu passeio diário em Mount Vernon. Ele era um cavaleiro obstinado, e nem mesmo o mau tempo podia mantê-lo longe da sela. Mais tarde, ao retornar, nesse mesmo dia, seu sobretudo estava ensopado, e em seus cabelos brancos havia neve. Ele sentou-se para jantar sem nem mesmo tirar as roupas úmidas, e horas depois tinha a garganta inflamada. Ao tentar ler algumas partes do jornal em voz alta, foi impedido pela rouquidão. Quando seu secretário, Tobias Lear, sugeriu que ele tomasse um remédio, Washington negou-se a fazê-lo, dizendo: "— Não. Você sabe que jamais tomo algo para curar resfriado. Deixe que ele se vá do mesmo modo que veio."

Na madrugada, entre duas e três horas, Washington acordou sua esposa, Martha, e queixou-se de que sua garganta estava muito dolorida e de que estava sentindo-se muito mal. Mal conseguia falar, tremia de frio e tinha dificuldade para respirar. Por solicitação de George, Martha mandou chamar aquele que fora seu amigo a vida inteira, o dr. William Craik, que havia sido seu colega na guerra contra os franceses e os índios e companheiro de exploração de fronteiras. Nesse entretempo, Washington pediu que Rawlins, o capataz que costumava cuidar de escravos doentes, lhe fizesse sangria. Ele desnudou o braço, e Rawlins fez a incisão, mas Washington queixou-se de que a incisão não era suficientemente grande. "Mais", ordenou. Quando Craik chegou, aplicou vesicatório de cantárida à garganta de

Washington, de modo que atraísse sangue para uma vesícula, e lhe fez nova sangria. Deram chá de artemísia e vinagre a Washington para gargarejar, e ele quase sufocou. Craik pediu que chamassem outro médico e submeteu o presidente a outra sangria.

À tarde, entre 15 e 16 horas, dois outros médicos, Gustavus Brown e Elisha Cullen Dick, chegaram. Craik e Brown diagnosticaram o problema como amigdalite aguda; aquilo que hoje nós chamaríamos de faringite estreptocócica aguda. E concluíram que eram necessárias mais sangrias, vesicantes e purgações com laxantes. Mas Dick, diplomado de 37 anos de idade pela University of Edinburgh School of Medicine (a *alma mater* de Craik também), discordou dessa ilação dos colegas. Na opinião dele, Washington estava sofrendo "de grave inflamação das membranas da garganta, a qual estava quase totalmente obstruída, o que, se não fosse imediatamente remediado, resultaria na morte do presidente". Dick encareceu a necessidade urgente do emprego de revolucionário procedimento cirúrgico que aprendera na Escócia para o tratamento de casos como aquele — uma traqueotomia abaixo da parte inflamada e intumescida da garganta de Washington, para permitir que ele continuasse a respirar. Mas esse era um recurso muito acima da capacidade de apreensão de Craik e Brown, e eles o rejeitaram.

Dick assumiu uma atitude mais flexível. E instou que, pelo menos, não fizessem nova sangria em Washington. "Ele precisa de todas as suas forças — outra sangria as esgotarão." Novamente, Craik e Brown rejeitaram o alvitre do médico mais jovem. E solicitaram e obtiveram a permissão de Washington para fazer-lhe a quarta sangria. Washington foi submetido a um breve hiato de recobro de forças, o bastante para que Craik lhe ministrasse calomelano e outros purgantes.

Logo depois disso, George pediu que Martha se pusesse a seu lado na cama. Então, o presidente solicitou que a esposa lhe trouxesse seus dois testamentos e queimasse o antigo, e ela tratou de fazê-lo.

Washington continuou a aceitar a orientação de Craik e a recusar as sugestões do médico mais jovem. Ele se havia convencido nas primeiras horas do dia de que iria morrer. "Acho que estou partindo. Minha respiração não durará muito tempo", disse a Lear, a quem deu instruções para que cuidasse de todos os seus documentos militares e de suas contas. Em seguida, Washington sorriu e disse com plena resignação que a morte "é a dívida que todos nós devemos pagar". A Craik disse, pouco depois: "Doutor, sou duro de morrer, mas não tenho medo de partir. Minha respiração não durará muito tempo." Figura estóica a vida inteira, ele não se queixava, embora certamente estivesse sentindo dores terríveis.

"Está tudo bem", disse, por fim, sussurrando. Essas foram suas últimas palavras. Cinco horas depois, com a amada Martha ao seu lado, George Washington morreu.[2]

Washington era muito resistente. Em seu robusto 1,90 metro de altura, era considerado um gigante para a época. Sua compleição férrea permitiu que sobrevivesse a uma série de doenças que teriam matado homens não tão fortes — disenteria, gripe, malária, caxumba, pleurisia, pneumonia, raquitismo, varíola, infecções estafilocócicas, tuberculose e febre tifóide —, sem falar em todos os tiros que dispararam contra ele. É irônico o fato de, por fim, ter sucumbido a uma doença que atualmente é considerada mais um simples incômodo que propriamente uma doença e que pode ser curada por uma única injeção ou um punhado de pílulas: infecção da garganta.[3]

É fácil identificar falhas na forma pela qual o primeiro presidente americano foi tratado em suas últimas horas de vida, mas crítica retroativa é algo injusto. Os médicos de Washington fizeram o melhor que puderam, com base no conhecimento que tinham. Talvez, para Craik e Brown, os médicos idosos, a sugestão do jovem Dick de lançar mão de uma traqueotomia pareceu uma espécie de assassinato. Eles acharam repugnante a idéia de fazer de Washington, o mais reverenciado homem dos Estados Unidos, cobaia para uma intervenção cirúrgica desconhecida e sem experimento. O próprio Washington rejeitou a sugestão de Dick. Cidadão hermeticamente ajustado às coisas de seu tempo, obteve o objeto de suas expectativas e senso comum — sangrias, vesicantes e purgações.

As eras da medicina

As terapêuticas empregadas ao leito de morte de Washington demonstram o lado sombrio da medicina, o qual predominou durante a maior parte da história ocidental. As últimas horas de vida do presidente revelam a impotência dos médicos de então e o fato de que, de um modo geral, as técnicas usadas naquela época ou não funcionavam ou, em verdade, chegavam a ser prejudiciais. No que toca ao início do século 19, não há como sofismar a verdade de que seus médicos eram verdadeiros fatores de perigo. Segundo consta, os reis e as rainhas da Europa dessa época viviam menos que os plebeus, apesar do fato de que tinham habitação e alimentação adequados, porque ficavam totalmente à mercê de um dos maiores riscos à saúde então — a profissão médica.[4]

É difícil avaliar ou compreender perfeitamente os riscos à saúde que os contemporâneos de Washington enfrentavam. Qualquer pessoa nascida nos Estados Unidos antes da segunda metade do século 19 tinha menos de 50% de chance de sobreviver o tempo suficiente para gerar filhos. E era particularmente perigoso viver numa grande cidade. Porque o crescimento das cidades subseqüente à Revolução Industrial ocorrera numa época em que não havia praticamente padrões mínimos ou restrições de construção civil, as grandes cidades do mundo ocidental atingiram um grau de esqualidez e mortalidade que quase se igualou ao da Roma antiga. Nos meados do século 18, um quinto das crianças nascidas na cidade de Nova York morria antes de alcançar o primeiro ano de vida, geralmente por causa da diarréia infantil, e, mesmo quando conseguiam atingir a idade adulta, suas chances de morrer entre os 20 e 30 anos de idade eram de uma em quatro. Quanto à vida no interior do país, os subúrbios da Inglaterra tinham, em 1860, uma taxa de mortalidade que não diferia muito da que o Norte da África Romana teve, 15 séculos antes.[5] Na bucólica região da Tidewater, Virgínia, onde Washington viveu, mais exatamente em Mount Vernon, eram freqüentes os surtos de epidemias de cólera, febre amarela e varíola.

Sempre achamos que as doenças de que nossos ancestrais padeceram os acometiam em surtos, tais como o da peste bubônica, que reduziu a população da Europa em talvez dois terços entre 1320 e 1420.[6] Ou a epidemia de febre amarela que matou mais de 6 mil dos 30 mil habitantes da Filadélfia em agosto de 1793, forçando George e Martha Washington a fugir da cidade, a qual funcionava então como a capital da nação. Mas, em verdade, não houve nenhum período livre de doenças entre os surtos de epidemias. Doenças como tifo e pneumonia matavam constantemente, anos após ano. O espectro da morte alcançava todos, em qualquer lugar, sempre.

Embora eu tenha praticado medicina como médico de hospital de uma grande cidade por mais de 20 anos, jamais vi um caso de cólera, varíola, febre amarela ou poliomielite, e talvez eu tivesse dificuldade para reconhecer-lhes os sintomas se tivesse visto algum. Num quadro de saúde completamente oposto, morte por infecção era tão freqüente nas grandes cidades americanas dos séculos 18 e 19, que as pessoas se tornavam peritas na identificação de doenças infecciosas, e seriam capazes de envergonhar os médicos modernos com essa aptidão. Nancy Tomes, professora de história da State University of New York, em Stony Brook, relata-nos em seus escritos que todas as classes sociais de então estavam familiarizadas com "a lividez da pele e a evacuação aquosa do cólera e a febre alta e as alterações cutâneas que assinalam a febre tifóide. Elas conseguiam identificar", diz ela ainda em seus escritos, "as características erupções cutâneas da varíola, e a garganta dolorida, a intumescência das papilas da língua e os exantemas de pequenos pontos vermelhos da escarlatina". Elas logravam até, prossegue a historiadora, "diferenciar a tosse associada a coqueluche, pneumonia e tuberculose. Elas conheciam muito bem a diarréia crônica, o cansaço, a respiração difícil e o bloqueio das vias respiratórias provocados pela difteria".[7]

Mas pouco podiam fazer com respeito a isso. Na época de Washington e nas décadas seguintes, as pessoas não sabiam que as doenças que lhes tiravam a vida tinham relação com microorganismos. A teoria microbiana só foi adotada na literatura médica de língua inglesa por volta de 1870. Além dos riscos oriundos de doenças infecciosas, as pessoas eram vítimas de fraturas ósseas, câncer, doenças degenerativas, distúrbios do sistema endócrino, problemas cardiovasculares e assim por diante. O resultado disso era que as pessoas ficavam dominadas por uma sensação de agourento mistério, vulnerabilidade, medo constante e resignação — pela certeza de que "é assim que as coisas são e sempre foram". E elas estavam certas, pois, nos cerca de 3 milhões de anos de existência do homem, não houve muita mudança no padrão de mortalidade até então.[8] E, depois da morte de Washington, as coisas não mudariam muito na medicina ocidental na metade seguinte do século.

Então, com início aproximado na década de 1860, a década da Guerra de Secessão, a medicina começou a transformar-se radical e profundamente, porque se tornou científica.

Se tomarmos como início esse momento da história e avançarmos até os dias atuais, poderemos identificar três formas distintas de consideração da saúde, da cura e da natureza da mente. Já que a visão desses elementos da vida se desenvolveu numa seqüência histórica, podemos classificá-las como eras. Embora essas etapas de desenvolvimento do conhecimento humano sejam designadas como eras da *medicina*, elas envolveram correntes de pensamento que se estendem muito além da esfera da medicina. A medicina origina-se do caldo de culturas múltiplas; ela jamais é produto de um fenômeno isolado e independente. As eras subseqüentes da medicina refletem, portanto, os padrões cujas raízes se estendem aos mais fundos substratos de nossa cultura.

Enquanto examinarmos essas três eras, tenha em mente que algumas das idéias sobre a natureza da mente que elas originaram não são novas. Aliás, a idéia mais recente, de que a mente pode operar fora do corpo, é, como vimos, muito antiga. Mas ela é nova para *nós*, pois perdemos esse conhecimento, embora estejamos em vias de recuperá-lo.

Era I: a medicina mecanicista

A Era I, a primeira fase científica da medicina, começou a tomar forma no terceiro quarto do século 19, mais ou menos na década de 1860. A Era I pode ser classificada como medicina materialista, mecanicista ou organicista. Ela engloba as terapias que predominam amplamente no campo da medicina ocidental, na atualidade — com o emprego de drogas, cirurgias, radiologia e assim por diante. As leis clássicas da matéria e da energia enunciadas no século 17 por Sir Isaac Newton formam a base da medicina da Era I. Nessa esfera de idéias, o universo é um mecanismo gigantesco que funciona sob a regência de princípios deterministas, causais. Na Era I, aquilo que importa é a matéria, não a mente.

Na Era I, houve um desenvolvimento monumental nos processos de cura. Foi algo magnificamente efetivo, que assentou as bases daquilo que denominamos medicina convencional ou ortodoxa. Aliás, os avanços da medicina mecanicista foram tão significativos que muitas pessoas continuam convictas de que o futuro da medicina está exclusivamente nos processos terapêuticos da Era I. Embora muito desse entusiasmo seja justificável, já fomos muito além das limitações da medicina mecanicista em nossas pesquisas em favor da saúde e da cura, conforme veremos adiante.

Passei a maior parte de minha vida como médico trabalhando com os métodos da medicina da Era I, e me curvo sob profunda gratidão aos que a arquitetaram. Sou grato não apenas às retumbantes descobertas da medicina da Era I, tais como as de vacinas e antibióticos, mas também a benefícios menos espetaculares que ela gerou, como sejam as intervenções positivas na saúde pública e as transformações nos estilos de vida. Estes últimos benefícios têm sido amplamente responsáveis pela melhoria da qualidade da saúde e pelo aumento da longevidade observável

ERAS DA MEDICINA

	ERA I	ERA II	ERA III
CARACTERÍSTICA ESPAÇO-TEMPO	Localizada	Localizada	Não-localizada
SINONÍMIA	Medicina mecanicista, materialista ou organicista	Medicina da sinergia mente-corpo	Não-localizada, Era III, ou Medicina da Eternidade
DESCRIÇÃO	Causal, determinista explicável pelos conceitos clássicos, de espaço-tempo e matéria-energia. A mente não é fator; a mente é resultado das sinergias cerebrais.	A mente é fator importante no processo de cura dentro dos limites do corpo que a abriga; a mente tem poderes naturais. A medicina não é, portanto, plenamente explicável pelos conceitos clássicos da física. A Era II engloba a Era I, mas vai além desta.	A mente é fator de cura tanto dentro dos limites do corpo que abriga quanto entre pessoas. A mente não se situa inteiramente em determinados pontos do espaço (como cérebros ou corpos) ou do tempo (momento atual ou em uma única vida). A mente não se limita nem pelo espaço nem pelo tempo e, portanto, é um ente unitário ou uno. A cura a distância é possível. Não é explicável pelos conceitos clássicos de espaço-tempo ou matéria-energia.
EXEMPLOS	Qualquer tipo de terapia voltada, principalmente, para o tratamento dos efeitos dos componentes do corpo. Envolve quase todos os meios de medicação moderna — drogas, cirurgia, radiologia etc.	Qualquer tipo de terapia que dê ênfase, unicamente, aos efeitos produzidos pela consciência do corpo a que ela pertence: psiconeuroimunologia, orientação psicológica, hipnose, *biofeedback*, técnicas de relaxamento e a maior parte das terapias "alternativas" baseadas em mentalização.	Qualquer tipo de terapia na qual os efeitos produzidos pela consciência possam abranger duas ou mais pessoas: todas as formas de cura a distância, preces intercessórias e mentalização transpessoal.

em todo o mundo durante a Era I, e eles foram menos aclamados do que mereciam sê-lo. Por exemplo, metade da redução dos índices de mortalidade por difteria já tinha sido alcançada por conta de medidas de salubridade pública quando, na década de 20, se obteve a imunização contra a difteria. E quando depois, na década de 40, o tratamento com antibióticos se tornou amplamente disponível, mais de 90% de mortes por tuberculose já haviam sido evitadas por outros meios.[9]

Um dos efeitos mais significativos da medicina da Era I foi a revolução das *idéias* das pessoas a respeito das doenças. Subseqüentemente ao advento da comercialização das sulfonamidas, na década de 30, e da penicilina, nos anos 40, as nuvens negras da desesperança começaram a dissipar-se, da noite para o dia, dos horizontes humanos, e a vitória sobre as doenças mostrou-se promissora. Vejamos essa transformação nas palavras de John Cairns, ex-membro da Harvard School of Public Health: "Talvez, uma das principais conseqüências [disso] ... foi a idéia de que toda doença seria curável caso se conseguisse achar seu calcanhar de Aquiles." Assim, pois, hoje *acreditamos* que há cura para todas as doenças que nos afligem. Sua descoberta depende apenas da disponibilidade de recursos humanos, financiamento e tempo. Antes do advento da medicina da Era I, as pessoas não nutriam expectativas de que a medicina lograsse meios de curar doenças. "Na Londres do século 19", ressalta Cairns, "ocorriam protestos contra o fracasso do governo na prevenção da disseminação do cólera, mas ninguém se queixava dos métodos pelos quais a doença estava sendo tratada; 150 anos depois, observam-se protestos também contra a inexistência de tratamentos da Aids realmente eficazes ... Já não nos sentimos resignados a suportar males e doenças: os aleijões e deficiências de toda sorte esperam ser curados, e o mais brevemente."[10]

Hoje, a maioria das pessoas deposita confiança nas soluções da alta tecnologia para os tratamentos de saúde. Estamos fascinados pelas promessas da terapia genética, da manipulação do código genético, do transplante de órgãos, das drogas concebidas pelo cérebro eletrônico, e assim por diante. Nesta psicosfera enfeitiçante, considera-se, quase sempre, ato de heresia falar das limitações da medicina de alta tecnologia. "A maioria das pessoas, principalmente os médicos, acha difícil acreditar que os principais avanços da medicina foram alcançados somente muito tempo depois de o homem ter conseguido vencer a causa da maior parte das mortes prematuras,"[11] diz ainda Cairns. A medicina da Era I sempre foi limitada, e ainda é. Por exemplo, ela continua a ser ineficaz no combate a doenças crônicas, degenerativas e relacionadas com a idade.

O reconhecimento das limitações da medicina da Era I não é desonroso. O ato de as admitir nos abre as portas para novas possibilidades, para outros métodos de cura e tratamento.

ERA II: A MEDICINA DA SINERGIA MENTE-CORPO

Depois da II Guerra Mundial, outra fase da história da medicina ocidental começou a tomar forma, a qual eu chamo de Era II. Esse avanço resultou das pesquisas no campo das "doenças psicossomáticas" (expressão cujo último termo é formado dos vocábulos gregos *psyche*, que significa hausto, espírito ou alma, e *soma*, que significa corpo).

Os primórdios da Era II podem ser situados em épocas mui recuadas da antigüidade. Há 50 mil anos, xamãs têm lançado mão da indução de expectativas positivas e da sugestão para ajudar pessoas a se curarem. Os gregos eram um povo muito consciente da influência das emoções sobre o corpo, e eles encareciam o papel dos sonhos nos processos de cura. Os profitentes da medicina da Era I, que tomou forma na segunda metade do século 19, não ignoravam esse conhecimento dos gregos, embora a maioria dos médicos de então o relegasse decisivamente a segundo plano. Jean-Martin Charcot, o grande neurologista francês do século 19, estudou as reações histéricas e o efeito da sugestão nas funções orgânicas. Sigmund Freud, discípulo de Charcot, ampliou essas idéias e ressaltou a influência do inconsciente no comportamento. O fim da I Guerra Mundial deu força à idéia de que a mente podia influenciar profundamente o corpo quando milhares de soldados, de volta ao lar, manifestaram sintomas de um distúrbio psicológico conhecido como "neurose de guerra", o qual, em muitos casos, foi fator de incapacitação. Mas, embora a idéia básica da efetiva relação mente-corpo possa ser identificada e acompanhada desde a antigüidade remota, até os tempos modernos, essa premissa não influenciou a medicina científica da Era I de modo algum, senão no período subseqüente à II Guerra Mundial. Comparados com os resultados espetaculares obtidos com as terapias da Era I, tais como os gerados pelos antibióticos, pelas vacinas e pela radiologia, os produzidos pela mente pareceram triviais.

Além disso, mais ou menos nos meados do século 20, muitas autoridades alegaram simplesmente que os conceitos de "mente" ou "consciência" eram terminologia inútil, sem correspondência na realidade da vida; que eram símbolos desnecessários ao conhecimento das sinergias cerebrais. Mas provas contestatórias dessas alegações começaram a tomar forma, sugerindo que a mente, mesmo se considerada sinônimo de cérebro, podia influenciar o corpo. Os primeiros efeitos da mente sobre o corpo que se conseguiram observar foram negativos — daí a expressão *doença psicossomática*. Como exemplo disso, tomemos o caso dos cientistas que demonstraram que quando ratazanas e ratos eram confinados em ambientes exíguos ou submetidos a situações de tensão, desenvolviam ulcerações gastrointestinais, hipertensão e doenças do coração e, na maioria dos casos, morriam. Os humanos, descobriu-se, sofriam os mesmos problemas quando submetidos também às situações de tensão. Eventualmente, tornou-se claro que nossas emoções, atitudes e pensamentos influenciam profundamente o corpo, às vezes ao extremo, resultando no triunfo da vida ou em derrota mortal. Em pouco tempo, pois, reconheceu-se a validez do conceito da sinergia mente-corpo e que o gerenciamento desse dualismo tanto podia gerar efeitos positivos quanto negativos no corpo. A percepção dessa realidade originou-se precipuamente das pesquisas realizadas em torno do efeito placebo — os efeitos benéficos da sugestão, da expectativa e também do pensamento positivo.

Os métodos baseados no binômio mente-corpo, da Era II, não anularam ou desmereceram as abordagens consagradas na Era I. Ao contrário, os profitentes de ambas as metodologias terapêuticas deram-se as mãos, como aliados. Hoje, por exemplo, nos casos de tratamento de câncer, a orientação psicológica é usada *juntamente com* a quimioterapia e a cirurgia, e não em lugar delas; na terapia dos males do coração, o controle da tensão é usado *com* medicamentos e cirurgias de ponte de safena, não como recurso substituto delas.

Talvez as Eras I e II pareçam ter pouco em comum, mas elas são muito semelhantes com respeito ao modo pelo qual os praticantes de seus métodos vêem a natureza da mente. Em princípio, para ambos a mente e a consciência geralmente é tida como sinônimo de cérebro ou como subproduto ou resultado da química do cérebro e da fisiologia — tudo isso apesar do fato de que ninguém sabe como o cérebro "produz" a mente, ou mesmo se ele o faz. Já que a maioria dos pesquisadores consideram a mente e o cérebro a mesma coisa, as pesquisas envolvendo o dualismo *mente*-corpo realizadas por eles poderiam ser classificadas, mais propriamente, como pesquisas do sistema *cérebro*-corpo. Vejam, a esse propósito, a opinião do astrônomo Carl Sagan: "Os mecanismos [do cérebro] — o qual às vezes chamamos de mente — são o resultado de sua anatomia e fisiologia, e nada mais."[12]

Freqüentemente, nós médicos preconizamos a importância da mente na saúde e na doença, mas, na prática, nós a tratamos como sinônimo de cérebro. Isso se torna óbvio quando demonstramos nossa confiança nos préstimos das drogas para o tratamento de problemas mentais. Por exemplo, nos anos 80 a causa da ansiedade passou a ser vista, basicamente, como deficiência de diazepan no cérebro, e, na década de 90, os estados depressivos viraram sinônimo da falta de fluoxetina. Portanto, os processos terapêuticos da Era II ou da medicina do binômio "mente-corpo" são controlados ou restringidos pelos padrões da medicina organicista do sistema "cérebro-corpo", da Era I.

Felizmente, podemos encontrar auspicioso contraste na medicina alternativa ou complementar, a qual surgiu como resultado da importante força social que modelou as terapias medicinais nos Estados Unidos. De um modo geral, esse ramo da atividade humana faculta momentoso papel aos recursos psicológicos e espirituais no âmbito da saúde, e seus profitentes consideram a mente e o cérebro entes distintos. Mesmo quando meios terapêuticos como os proporcionados pela acupuntura, homeopatia e yoga são empregados, geralmente os terapeutas da medicina alternativa reconhecem que os resultados dessas terapias são influenciados por fatores psicológicos e espirituais. Uma pesquisa feita pelo dr. John A. Astin, da Stanford University School of Medicine, demonstrou que fatores psicológicos e espirituais podem ser as principais razões pelas quais as pessoas recorrem a terapias alternativas. Em seu artigo "Por que as Pessoas Recorrem à Medicina Alternativa", publicado no *Journal of the American Medical Association*, Astin afirmou:

> Geralmente, é mais comum entre as pessoas que recorrem a tratamento médico alternativo passar por algum tipo de experiência marcante que muda sua visão de mundo ... Elas acabam reconhecendo [com as terapias alternativas] a importância do tratamento de doenças dentro de um contexto mais amplo, de espiritualidade e do significado da vida ... O uso de terapias alternativas é o resultado de uma educação voltada para valores e um conjunto de crenças culturais mais abrangentes, que englobe uma visão holística, espiritual, da vida.[13]

Em suma, a Era I dava ênfase a abordagens inteiramente organicistas, da saúde e da doença, com base na constituição e nas funções corpóreas. A Era II expandiu os horizontes da Era I, dissipando as nuvens que ocultavam a influência da mente sobre o corpo. Contudo, as origens dos efeitos do dualismo mente-corpo, da Era I, continuaram sendo situadas exclusivamente nos limites do próprio indivíduo — a mente influenciava somente o corpo da pessoa que a abrigava. Esse aspecto da Era II é a limitação que se desfaz na Era III, para a expansão de sua abrangência.

Era III: a medicina da não-localização da mente

Atualmente, justamente quando os médicos estão se acostumando com a realidade da medicina da sinergia mente-corpo, outra grande transição começa a ganhar força. Estamos diante de uma "crise constitucional" na medicina — crise a respeito de *nossa própria* constituição, a natureza da mente e suas relações com nosso corpo físico. São simplesmente muitos os fenômenos que não podem ser explicados com base nos postulados ou fundamentos das Eras I e II para que os consideremos uma explicação completa da realidade. Para que tomemos esses fenômenos como fatores efetivos na saúde ou na doença do corpo e, assim, possamos progredir em nossa metodologia de cura, somos compelidos a situá-los no âmbito de uma nova era — a Era III, ou medicina da não-localização da mente.

Por que "*não-localização*"? Sucintamente, eu poderia dizer que os fundamentos da medicina da não-localização da mente são de feição tal que não restringem a ação das sinergias mentais ao cérebro e ao corpo. Tomados na devida conta, trazem à luz o fato de que a mente pode mover-se livremente no espaço e no tempo. A mente é *mais* do que o cérebro; ela pode fazer coisas que o cérebro não pode, tais como atuar longe do corpo e se lançar para além do presente. Como tal, ela pode ser usada de formas impensáveis pelos que se atêm aos princípios em que se baseiam os métodos mecanicistas da Era I ou às abordagens da medicina da Era II. Mas como seria isso?

Imagine que, à medida que lê estas palavras, uma parte da sua mente não está presente no seu corpo ou cérebro ou mesmo neste momento. Imagine que esse componente de sua consciência é capaz de expandir-se por toda parte, de lançar-se por bilhões de quilômetros no espaço em fora, do início dos tempos ao futuro infindo, de ligar-nos pela mente e com as mentes de todos que existiram ou que existirão. Eis o componente infinito da sua mente.

Inicialmente, a idéia de ter a mente fora dos limites da cabeça pode parecer estranha. Mas, como veremos, os termos "não-localizado" ou "infinito" designam uma parte natural do ser que somos, cuja complexidade ignoramos. Suas faculdades envolvem a capacidade de compartilhar pensamentos e sentimentos a distância, obter informações e sabedoria por meio de sonhos e visões, conhecer o futuro, assomos progressistas e surpreendentes na criatividade e no conhecimento da vida e muito mais. E essa parte da sua mente pode ser usada imediatamente na cura de males e doenças com o que eu chamo de terapia da Era III.

Muitos estudos revelam que a cura pode ser alcançada a distância pelo envio de pensamentos, votos e preces amorosos e compassivos a outras pessoas, as quais podem estar até mesmo inconscientes de que esses esforços estejam sendo feitos em seu favor. Os resultados desses estudos nos informam também da capacidade que certa parte de nossa mente ou consciência tem para escapar do confinamento do cérebro e do corpo e agir em qualquer lugar, independentemente de distância. As implicações disso para a medicina são profundas. Por exemplo, a faculdade da não-localização da mente nos fornece um meio de nos ajudarmos a curar uns aos outros, o que faz da saúde e da doença um problema coletivo. A metodologia curativa da Era III implica a idéia de que "estamos todos no mesmo barco", de que a doença de ninguém é uma questão puramente individual. Quando a doença ocorre, o fato de que eu o posso ajudar e de que você pode ajudar-me diminui a sensação de isolamento e os sentimentos de solidão que fazem parte da condição do doente. Os fundamentos da Era III servem também como novos instrumentos de auxílio aos médicos e às pessoas que trabalham na área da saúde. Pois, se a mente é capaz de operar fora do corpo, isso é um meio de o médico saber diretamente, intuitivamente, o que há de errado com os seus pacientes. Todo médico já passou pela experiência de "simplesmente saber" determinado diagnóstico, com pouca ou nenhuma informação em que se basear. Referimos a causa desse fenômeno à experiência, mas, eu digo, é algo mais que isso. É intuição também, e a intuição é sinal iniludível da não-localização da mente.

Mas a maior contribuição da aplicação dos princípios da Era III aos processos de cura vai além do diagnóstico de doenças e da erradicação de males. Se nossas mentes são verdadeiramente capazes de se libertar do jugo confinante do corpo, então elas também não se sujeitam às injunções do tempo. As implicações disso são tão revolucionárias, que nós as repelimos instintivamente. Embora nossos corpos pereçam e morram, a parte intemporal de nossa consciência sobrevive. A medicina da Era III fornece a cura, portanto, para a "doença" que tem causado mais sofrimento a mais pessoas do que qualquer outra — o medo da morte.

Durante toda a história de nossa civilização, a capacidade de estender o poder das faculdades mentais para além do corpo sempre foi considerada um talento raro. E a imortalidade, da mesma forma, tem sido muitas vezes conferida à elite espiritual — de pessoas que, por meio de grande dedicação e esforço, alcançaram raro estado existencial. Não obstante, equivocamo-nos quando supomos que apenas uns poucos felizardos têm essa capacidade. A não-localização mental não é privilégio de um grupo seleto. Em verdade, é uma faculdade inata, *comum*, dom que todos têm. Nossa mente é *naturalmente* não-localizada — presente em nós ao nascermos, direto da fábrica, dada a nós gratuitamente. Isso significa que não temos necessidade de tentar engendrar experiências de desenvolvimento da não-localização da mente. Pois nós *temos* a faculdade da não-localização mental, e os fenômenos relacionados com essa faculdade ocorrem independente de nossa vontade, geralmente quando menos esperamos que isso suceda. Podemos aprender, porém, a administrar a indução desses fenômenos, para que ocorram mais freqüentemente nas nossas vidas, conforme veremos adiante.

Três indícios claros de fenômenos da não-localização da mente

Uma vez que a não-localização da mente é o princípio fundamental da medicina da Era III, precisamos examiná-la minuciosamente. Aqui, *não-localização* ou *onipresença* não envolve meramente a idéia de "situação ou posição a grande distância" ou mesmo a de "grande espaço de tempo", mas *infinitude* no espaço e no tempo. No assunto em tela, se algo tem características não-localizadas, ele é *ilimitado*. A não-localização mental, assim como a gravidez, é um fenômeno absoluto. Uma mulher não pode estar "ligeiramente grávida" ou em estado de "pouca *não-localização*".

Recentemente, cientistas modernos descobriram que fenômenos da não-localização da mente não são mera fantasia, mas parte da estrutura do universo. O físico e escritor Nick Herbert é especialista nesse tipo de fenômenos. Ele acredita que eles ocorrem não apenas com o mundo invisível dos átomos e dos elétrons, mas com os componentes do macrocosmo também. Ele postula a idéia de que três características podem ser consideradas para a identificação desses fenômenos.

OS FENÔMENOS DA NÃO-LOCALIZAÇÃO DA MENTE NÃO TÊM INTERMEDIAÇÃO

A maior parte de nossas experiências tem um fator "intermediário"; ou seja, algum tipo de mediador que faz os fenômenos acontecerem. Por exemplo, quando olhamos para algo, a visão tem como agente do fenômeno a intermediação da luz, que viaja do objeto observado para a nossa retina. Ao tocarmos algo, a experiência do tato é intermediada pelos sinais nervosos cuja produção é suscitada pela pressão do objeto sobre a mão ou desta sobre ele. *Todas* as experiências sensoriais têm um agente de intermediação do fenômeno. Não é bem o caso com os fenômenos da não-localização da mente. Estes não requerem sinais de mediação ou comunicação da realidade. Aliás, pesquisadores têm trabalhado diligentemente na tentativa de descobrir a existência de algum tipo de energia sutil que sirva de meio de comunicação entre pessoas quando pensamentos são transmitidos de grandes distâncias ou quando preces influenciam o corpo de alguém distante. Contudo, não há o mínimo indício de que esse tipo de energia exista.

OS FENÔMENOS DA NÃO-LOCALIZAÇÃO DA MENTE SÃO IMPLACÁVEIS

Isso significa que sua força não diminui com a distância. Quando eu lanço uma pedra na baía de São Francisco, ela fere a água e cria ondas circulares expansivas, mas esse efeito não pode ser observado no porto de Tóquio. Diferentemente disso, os fenômenos da não-localização da mente não perdem força com o aumento da distância. É como se, tomando como exemplo o arremesso da pedra sobre a água, o fenômeno ocorresse com igual intensidade na baía de São Francisco, Honolulu, Hong Kong e também em todos os outros lugares. Semelhantemente, não importa se alguém ora por uma pessoa a partir de um ponto distante ou junto ao leito dela. O que importa é a prece.

OS FENÔMENOS DA NÃO-LOCALIZAÇÃO DA MENTE SÃO DE EFEITO IMEDIATO

Outra característica dos fenômenos da não-localização da mente está no fato de que eles ocorrem não apenas fora do espaço, mas também do tempo. Quando uma pedra lançada contra a água lhe atinge a superfície, produz ondulações circulares que se propagam em todos os sentidos. Nossas formas-pensamentos, ou o produto de nossa intenção mental, não "chegam" a um "destino", pois não há distância a ser percorrida e, portanto, nenhuma necessidade de tempo de deslocamento. Além disso, conforme mencionado anteriormente, não há meio ou energia comunicante pela qual elas *precisem* viajar.

Estas idéias da não-localização da mente geram grandes desafios quando as deparamos pela primeira vez na forma dos fenômenos em si, pois põem à prova o senso comum. Mas isso não é motivo para os ignorarmos. Foram muitas as ocasiões em que o senso comum mostrou-se um guia nada confiável no que toca ao que pode ocorrer e realmente ocorre. Muitos cientistas, por exemplo, sentenciaram gravemente que objetos mais pesados que o ar não podiam voar, que os raios X não passavam de embuste, que jamais haveria mercado para computadores pessoais, que os telefones celulares eram tolice, pois, para eles, muitas pessoas se recusariam a conversar em público com aparelhos como esses. Com respeito aos fenômenos da não-localização da mente, o problema se resume ao fato de que as pessoas resistem ao desconhecido, ao imponderável. Apesar disso, culturalmente nós abraçamos o invisível na metodologia terapêutica da medicina do dualismo mente-corpo. O salto em direção ao progresso da familiarização com as sinergias mentais já foi dado. Agora, precisamos saltar para mais além.

A consciência é fundamental

As velhas idéias mecanicistas sobre a natureza da mente, baseadas na organicidade do cérebro, não morrem facilmente. É como se não *quiséssemos* que a mente tivesse propriedades ou faculdades de não-localização mental, e isso independentemente do que provam as evidências.

Por exemplo, há uma tendência entre especialistas da mente a tentar explicar a consciência em outros termos ou sob outro enfoque — como se ela fosse algum tipo de energia sutil, campo de informações, campo mítico, vácuo ou campo quântico, campo arquetípico etc. A lista é praticamente interminável. Contrariamente a isso, na medicina da Era III a mente é considerada algo fundamental. Ali, *fundamental* significa algo que se basta por si mesmo; algo que não deriva de nenhuma fonte e que não pode ser explicado com base em outra coisa mais simples.

No século 19, os cientistas acreditavam que a luz precisava de um meio físico para ajudá-la a propagar-se e criaram o conceito do éter — um fluido ou substância física imponderável, mas desconhecida —, para suprir o componente faltante que fechasse o circuito lógico de suas conjecturas. Depois, descobriram que a luz era capaz de viajar sem ajuda, e o conceito do éter foi abandonado. Conforme veremos, evidências indicam que a mente, assim como a luz, não precisa de ajuda para propagar-se ou expandir-se. Ela está verdadeiramente presente em toda parte, no espaço e no tempo. E, já que *está* em toda parte, não tem necessidade de "ir" ou ser "enviada" e, portanto, não precisa de um remetente ou de um veículo.

A criação de símbolos representativos da mente pode ser útil desde que não sejam tomados pelo próprio ente que representem. Podemos conceber a mente *como se ela fosse* algum tipo de campo magnético, e talvez algum dia consigamos desenvolver equações matemáticas para descrever esse campo. Porém, poderemos cometer o equívoco de tomar o campo pela mente, confundindo o mapa com o território ou o cardápio com a refeição. A maioria dos pesquisadores do cérebro comete esse equívoco ao substituir o *cérebro* pela *mente*. Isso é erro grave, porque restringe a abrangência da mente não apenas aos limites do cérebro, mas também ao próprio destino do cérebro: a destruição pela morte do corpo. O resultado disso é o sufocamento das aspirações espirituais da humanidade, inclusive o da idéia da imortalidade. A esse propósito, vejamos as palavras do filósofo Michael Grosso:

> Os materialistas acham que a consciência e o cérebro são a mesma coisa, ou que aquela é subproduto deste. As conseqüências [disso] são claras. Reduzem-se as funções cerebrais, diminui-se ou destrói-se a consciência. [Eis] o veredicto da imortalidade: a morte do cérebro implica a morte da consciência; a cortina baixa-se para sempre.[14]

Grosso endossa a existência do espírito ou alma — qualidade da consciência que transcende a realidade do corpo físico e do ego, a idéia de individualidade que chamamos de "eu". O ego repudia a idéia da existência da alma e da não-localização da mente. Ele quer manter-se absoluto e intacto, e luta contra a idéia de ser situado em algo maior do que ele. Poderíamos mesmo dizer que a luta contra a não-localização da mente equivale, na maioria dos casos, não a uma discussão em torno de evidências genuínas, mas uma ofensiva lançada pelo ego para preservar seu senso de importância.

O psicólogo Carl Gustav Jung, um dos maiores mapeadores modernos da consciência, propôs um conceito que talvez aplaque os receios de todas as pessoas preocupadas com a perda da individualidade ante as perquirições sobre a não-localização da mente. "Esse anseio pelo infinito ... pode realizar-se somente se ficarmos absolutamente confinados dentro de nós mesmos", escreveu. "Quando caímos num estado de espírito em que passamos a nos considerar entes ... insuperavelmente limitados — manifestamos também a capacidade para nos tornarmos conscientes do infinito. Mas somente então!"[15]

É iniludível a evidência de que há *alguma* relação entre o cérebro e o *conteúdo* da consciência. Certamente, caso eu ingerisse LSD ou mesmo tomasse um copo de vinho branco, meus pensamentos e sentimentos mudariam à medida que eles fizessem efeito. Ao longo da história, grandes pensadores lucubraram angustiosamente a respeito de que relação pode haver entre a mente e o cérebro. Luminares como Platão, Schiller, William James, C. D. Broad e Henri Bergson propuseram que o cérebro, em vez de "gerar" a mente, relaciona-se sinergicamente com ela. Grosso comenta esse conceito lançando mão de uma analogia com a eletrônica:

> Uma analogia, embora grosseira, com o rádio e as ondas radiofônicas: o rádio não produz as ondas radiofônicas; ele as capta, transmite e filtra. Se o seu rádio pára de funcionar, isso não significa que os sons que você estava ouvindo deixaram de existir. Eles apenas ficaram sem o meio de captá-los. Essa analogia pode ser estabelecida entre o caso do rádio defeituoso e a relação mente-cérebro.[16]

René Descartes, cuja influência sobre a visão ocidental da consciência foi monumental, sustentava idéia semelhante a respeito da relação mente-corpo. Com sua famosa "Penso, logo existo", ele postulou a existência de duas esferas da realidade, a mental e a física. Para ele, a mente e o corpo relacionavam-se sinergicamente, na glândula pineal, situada nos arcanos do cérebro. Portanto, para Descartes, a glândula pineal funcionava muito semelhantemente ao sistema exemplificado por Grosso.

À medida que formos avançando no estudo da medicina da Era III, tenhamos em mente quão profundamente ignorantes somos a respeito da natureza da consciência. Reflitamos, pois, nas palavras de John Searle: "Em nosso estágio atual de investigação da consciência, *não sabemos* como ela funciona e precisamos experimentar todos os tipos de idéias." E nas do filósofo Jerry Fodor: "Ninguém tem a mínima idéia de como algo material poderia ser consciente. Ninguém sabe sequer como seria ter a mais ligeira idéia de como algo material poderia ser consciente. Esse o caso também da filosofia da consciência."[17] Se reconhecermos as limitações de nossos conhecimentos atuais, poderemos manter-nos abertos ao acesso da ampla variedade de fenômenos da não-localização da mente em nosso cotidiano.

Sacudidelas viscerais: por que precisamos ter experiências com a não-localização da mente

Certo dia, quando eu ainda era estudante universitário, senti fortes dores abdominais. Quando não consegui suportá-las mais, procurei o centro médico universitário. O diagnóstico foi apendicite aguda, e encaminharam-me para ser submetido a cirurgia de emergência. A operação era banal, com exceção do cirurgião, um dos mais arrogantes médicos que eu conhecera. Ele se mostrava completamente indiferente e ignorava-me em suas rondas pós-operatórias, limitando a atenção à "incisão", como se eu não estivesse presente. Vestia-se como um nobre e portava uma bengala cujo apoio tinha uma peça de ouro. Sua excentricidade mais notável era a prática de sacudir, literalmente, seus pacientes.

A primeira vez que, após a cirurgia, ele se pôs a um dos lados de minha cama, passou a bengala para a enfermeira, curvou-se sobre mim, pousou as mãos sobre meu abdome e, sem dizer uma palavra sequer de explicação, começou a sacudir a cama violentamente. Durante algum tempo, achei que ele estava louco — eu havia escutado histórias assustadoras sobre o tipo de médicos que trabalham nos centros médicos universitários. Pouco depois, após deixar-me entregue a esgares de dor, pegou de volta a bengala e saiu do quarto. Quando consegui falar, pedi explicação à enfermeira a respeito do "tratamento" recebido — o qual, aliás, não recomendo.

"O trato intestinal pode ficar preguiçoso depois de uma operação abdominal", disse ela. "O dr.____ sempre sacode seus pacientes depois da cirurgia. Ele diz que seus pacientes não desenvolvem aderência se lhes sacudirem as entranhas. Com isso, ele tentou revigorar seus órgãos e manter tudo solto e flexível."

Os fenômenos da não-localização da mente têm analogia com isso. Conforme ilustra Grosso, os fenômenos dos sonhos, das visões, da telepatia e da clarividência impedem o "endurecimento de nossas artérias conceituais ... [Esses] bárbaros do lado escuro da psique ... inspiram-nos questionamentos e mantêm jovem a alma ...".[18] Mas sacudidas podem ser dolorosas, e sempre procuram evitar manifestarem-se em nossos catres conceituais para não abalar a visão da realidade à qual estamos acostumados. Se, porém, quisermos evitar a formação de aderências em nossas "entranhas mentais" e o estrangulamento da realidade, talvez tenhamos que sofrer algumas sacudidas dolorosas de quando em vez.

O preceito áureo da medicina da Era III

Como exemplo das sacudidas que podem estar à nossa espera, considere as implicações da não-localização da mente para os princípios tradicionais de nosso código de ética e comportamento. Nossa forma atual de pensar é contagiante, e um bom exemplo disso está no preceito evangélico que usamos como guia para a boa conduta: Faça aos outros aquilo que você gostaria que lhe fizessem. Com base nas idéias que apresentamos até agora, podemos ver que esse preceito evangélico é aplicável apenas considerando-se um ponto de vista inteiramente individual. Ou seja, sua aplicação envolve a premissa de que somos entes distintos — a de que eu faço, de que você faz e de que nós nos fazemos coisas mutuamente. Mas os princípios da Era III implicam também o reconhecimento da natureza coletiva e ilimitada da consciência humana; do fato de que, embora nossos corpos sejam entes independentes, separados, nossas mentes não o são. Em certo sentido, pelos princípios da Era III "eu" e "outrem" são "um", o que significa que aquilo que fazemos aos outros fazemos também a nós mesmos. Isso torna possível a ampliação do preceito evangélico para a Era III: "Faça o bem aos outros, pois eles *são você mesmo*!"

O avanço para a Era III não significa a desvalorização da individualidade ou a desonra do cidadão. Tampouco implica a renúncia de nossa singularidade pessoal e do caráter nacional em favor de uma mesmice global. Os princípios éticos da Era III envolvem a idéia de que, embora sejamos entes individuais, somos *mais* que indivíduos. A adoção prática do Preceito Evangélico da Era III induz à *realização* plena da individualidade, não à sua erradicação.

A não-localização do intelecto: e, nem/nem

O lendário físico Niels Bohr disse certa vez que uma verdade comum é aquela cuja antítese é falsa; mas uma *grande* verdade é aquela cujo oposto é também verdadeiro. A Era III, eu diria, é uma grande verdade, pois revela que podemos ser entes presentes *e* onipresentes; individuais *e* coletivos.

Podemos ver essa conjunção de opostos na medicina da Era III. Ela não fará que se abandone a terapêutica mecanicista da medicina da Era I ou a metodologia médica da sinergia mente-corpo, da Era II; ela as engloba e vai além delas. Por exemplo, a cirurgia, método de intervenção mecanicista da Era I, ainda funciona na Era III, mas como parte de um padrão terapêutico mais abrangente. Da mesma forma, nossas faculdades mentais individuais e de atuação imediata, imanente, são realidade também na Era III, mas são complementadas por nossa consciência universal, onipresente, não-localizada. Nossa mente ilimitada, onipresente, não extingue a individualidade. As duas seguem lado a lado; ambas são necessárias na descrição do que é ser consciente, ter uma mente.

Algumas pessoas acham isso ateísta, porém essa idéia está implícita nas religiões do mundo inteiro. Considere, por exemplo, a doutrina cristã da Santíssima Trindade, na qual três entidades — o Pai, o Filho e o Espírito Santo — formam um ente único. Esse conceito faz parte também de certas tradições do Oriente. Vejamos, a esse respeito, as palavras do mestre budista Lama Govinda: "Não há contradição entre a individualidade e a universalidade. É inteiramente equivocada a idéia de se pensar em si mesmo como o próprio mundo, ou, por outro lado, como alguém que não é nada — como mísero pecador ou mera partícula de poeira."[19]

Acostumando-se com a não-localização da mente

Acredito que a não-localização da mente seja uma das mais importantes descobertas da humanidade. Ela distingue a ciência do século 20 de todas as conquistas da ciência das épocas precedentes. Descobri que até mesmo a maioria das pessoas desfamiliarizadas com o termo *não-localizado* tem noção intuitiva da realidade da não-localização da mente, e estou convicto de que essa é uma das razões pelas quais essa idéia magnífica está começando a penetrar a consciência pública. Por exemplo, uma simples pesquisa na Internet fornece como resultado 500 referências à não-localização da mente. Apesar disso, ainda é algo que as pessoas levam algum tempo para se acostumar com ele.

Alice B. Toklas, companheira de Gertrude Stein durante muitos anos, relata em sua autobiografia o interessante fato relacionado com o retrato que Picasso fez de Stein com seu estilo inigualável. Toklas disse a Picasso que, embora ela tivesse gostado do quadro, muitos de seus amigos não gostaram. Eles disseram, invariavelmente, que o retrato não tinha nada que ver com Stein. Picasso replicou: "Não importa; ela terá."[20]

Descobri que a maior parte das pessoas que se opõem à realidade da não-localização da mente são como aquelas que não gostaram do retrato de Stein feito por Picasso: elas acham que a não-localização mental não tem nada que ver com elas. Elas gostam de pensar em si mesmas como criaturas finitas, que têm uma personalidade única, confinada aos limites do cérebro e do corpo. Elas se sentem como se suas mentes estivessem presas em alguma parte do cérebro, atrás dos olhos. Para elas, a idéia de infinitude envolvida na não-localização da mente é difusa, impessoal, ameaçadora demais. Mas, como Picasso disse, isso não importa; nós *somos* infinitos, independentemente de nossa vontade.

Sem dúvida que muitos daqueles que desdenharam o retrato de Gertrude Stein feito por Picasso acabaram gostando dele com o tempo. Assim como no que concerne ao espinafre, a não-localização da mente pode tornar-se gosto adquirido. Da mesma forma, descobri também que, quando as pessoas cogitam pelo menos da idéia da não-localização da mente, elas acabam se tornando, na maioria dos casos, simpáticas a essa idéia, já que percebem quanto os fenômenos envolvidos servem para explicar e esclarecer precisamente os problemas e as questões que lhes dizem respeito.

Para aqueles de nós que acreditam profundamente na ciência, há dois meios de esclarecer questões a respeito da verdadeira natureza das faculdades da não-localização da mente — enfrentar inabalavelmente as evidências, ao invés de contorná-las, e nos permitirmos passar pela experiência de fenômenos da não-localização da mente. Essa estratégia dupla envolve a possibilidade de transformação pessoal, e é por isso que o ensaio dos primeiros passos nos domínios da Era III e da não-localização mental é como manusear "dinamite" espiritual e intelectual.

Nos capítulos que se seguem, pedirei que o leitor examine bem as bases científicas que sustentam a medicina da Era III e a faculdade da não-localização da mente. Mas, ao fazê-lo, espero que entenda que as questões tratadas envolvem mais do que apenas dados.

Outrora, eu pensava diferente. Eu acreditava que, se a não-localização da mente fosse mesmo algo válido ou real, seria possível a realização de experiências incontestáveis e tão persuasivas que aniquilariam toda oposição e anulariam qualquer argumento contrário a ela. Essa atitude refletia minha visão idealizada de ciência — a de que os cientistas são criaturas perfeitamente racionais, que, ante a presença de dados, reagem tão objetivamente quanto os computadores e "fazem a coisa certa". Não acredito mais nisso, porque aprendi que minha visão idealizada de ciência estava errada. Cientistas não são seres frios e insensíveis, como os computadores. Eles podem ser tão preconceituosos e intratáveis como qualquer pessoa, principalmente quando se trata de aventurar-se fora de seu campo de conhecimento. Vejam, por exemplo, o que disse um respeitado cientista quando lhe pediram que examinasse escritos científicos sobre fenômenos da não-localização da mente: "Isso é o tipo de coisa em que eu não acreditaria, mesmo que fosse verdadeiro."

Em alguns meios de tradições espirituais, os mestres falam sempre a respeito dos "olhos" que precisam ser abertos para que se vejam certas coisas. Além dos olhos físicos, que haurem a luz comum, para eles existem também os olhos da mente, que são sensíveis à razão, e os olhos da alma, que apreendem questões mais sublimes. Para que consigamos alcançar a condição de uso pleno das faculdades da não-localização da mente, deveremos abrir todos os nossos olhos. Pois, caso contrário, talvez não enxerguemos a evidência dos fenômenos produzidos pela não-localização da mente, mesmo que eles estejam bem na frente de nossos narizes.

Como podemos abrir nossos olhos para essas questões? O caminho que endosso neste livro é o do desapego — a atitude de pôr de lado nossas idéias da forma pela qual achamos que o mundo *deve* funcionar e deixar que as evidências falem conosco. Isso parece simples, mas pode ser difícil, por causa de nossa tendência inata a pôr limites no universo.

A elaboração deste livro me deu a oportunidade de reviver minha própria experiência nessa área. Minha aventura no campo da não-localização mental não foi um processo suave, ininterrupto, mas uma luta titânica. Conheço a resistência íntima que muitos leitores enfrentarão — a tendência do ego a negar a dimensão transpessoal, onipresente, do eu e protestar: "Estas coisas não podem ocorrer!" É por isso que sempre me senti mais à vontade com os céticos, que exigem provas, do que com crentes verdadeiros, despidos de espírito crítico. Eu mesmo neguei veementemente a evidência de fenômenos da não-localização da mente durante largo tempo de minha vida. Mas, embora eu seja, por natureza e pela educação oficial recebida, um ente racional, fui algumas vezes vítima da razão. Usei a razão irracionalmente — para defender meu ego e minha versão predileta da realidade, em vez de me fazer aberto aos fatos.

Portanto, ao pedir ao leitor que examine imparcialmente o que se segue, sei que estou pedindo muito. Tudo aquilo que encarecemos — nossa identidade, nosso amor-próprio e nosso senso de individualidade — rebela-se diante da perspectiva de ampliação das dimensões do eu. Mas, além do apego ao eu, da atração exercida pela individualidade, um apelo sempre ressoou no íntimo do ser humano — o chamamento do infinito, do universal, do onipresente — e esse é o chamado que examinaremos adiante.

CAPÍTULO 2

Os Pontos a Favor da não-Localização da Mente

O cérebro é muito maior do que o céu —
Coloque-os lado a lado —
Um conterá facilmente o outro
e Você — de quebra.

EMILY DICKINSON
Poem 632

Numa noite fria e tempestuosa em dezembro de 1997, houve um histórico encontro em Boston, no campus da Harvard University. Boston, berço da Revolução Americana, foi outra vez local de uma espécie de revolução, uma conferência denominada "Prece Intercessória e Intenção de Cura a Distância: Pesquisa Laboratorial e Clínica". Cerca de uma centena de pesquisadores de institutos e universidades de medicina dos Estados Unidos se reuniu ali para discutir experiências com terapia pela não-localização da mente que eles estavam realizando em suas respectivas instituições. Todos os seus estudos tinham uma meta em comum — comprovar se as pessoas podiam ou não ajudar a curar mentalmente outras pessoas situadas a distância, incientes de que aquelas estavam tentando fazê-lo. Os pesquisadores denominaram esses esforços de várias formas. Alguns os chamaram de "prece", ao passo que outros preferiram chamá-los de "intencionalidade remota", "preocupação empática", ou dar-lhes outra terminologia de feição secular. Todos esses estudos envolviam, em verdade, o conhecimento dos fundamentos da medicina da Era III e da não-localização mental — a capacidade da consciência humana para atuar fora dos limites do cérebro e do corpo.

Desde as primeiras horas da manhã até a noite, mal pude acreditar que esse evento estava acontecendo. Alguns anos antes, teria sido suicídio profissional para o pesquisador que realizasse experiências que levassem a sério a possibilidade de cura por meio da mente. Mas lá estavam estudiosos de categoria internacional, altamente respeitados em seus campos de atividade, discutindo suas últimas descobertas tão francamente que o tratamento do tema da não-localização da mente parecia mais o de novos meios de cura da Aids (o que, aliás, acabou sendo, conforme veremos). Que contraste em relação aos meus primeiros passos nessa área!

Quando, anos antes, iniciei minhas pesquisas com a não-localização da mente, fiz isso com certo receio. Em minha formação como médico, eu havia sido advertido de que esse campo era "patológico" e que cogitar de coisas como "percepção extra-sensorial" prejudicaria minha carreira. Pesquisar as relações entre a saúde e a devoção religiosa desencadearia o que um de meus colegas chamava de "fator de instabilidade profissional".[1] Mas minha curiosidade me vencera. Como um adolescente que entra sorrateiramente no cinema para assistir a um filme proibido para menores, ignorei as advertências e comecei a explorar avidamente o terreno desse campo desconhecido, mas sempre com algum receio. Agora, era como se finalmente novas luzes estivessem surgindo no horizonte do conhecimento humano.

Foi muito apropriado o fato de que o encontro de Harvard estivesse sendo realizado na Capela de Swedenborg, elegante estrutura gótica em homenagem a Emanuel Swedenborg (1688-1772), o cientista e filósofo sueco e um dos eruditos mais respeitados de sua época. Magnificamente educado em ciências e matemática, ele lecionou em Londres e Oxford. Especializara-se em mineração e metalurgia e fora engenheiro real do rei da Suécia. Ele fundou a primeira sociedade científica da Suécia, recomendou a cunhagem de moedas com base no sistema decimal e deu contribuições originais a várias áreas do conhecimento, como o da álgebra, geologia e cristalografia.[2]

Swedenborg não ignorava a realidade da não-localização da mente. Em julho de 1759, durante um jantar na casa de um rico mercador de Gotemburgo, Swedenborg ficou subitamente transtornado por volta das 18 horas e revelou que em Estocolmo, cerca de 480 quilômetros dali, onde morava, um grande incêndio havia irrompido. Ele descreveu o local do incêndio e quando ele começou. Somente depois de "ver" que o fogo se detivera antes de atingir sua casa, conseguiu recompor-se. No dia seguinte, relatou o fato do incêndio ao governador de Gotemburgo. Notícias sobre o incêndio chegaram à cidade pelas vias normais no dia seguinte e confirmaram os detalhes reportados por Swedenborg.[3] Fenômenos como esses eram banais na vida de Swedenborg. Ele teria ficado à vontade no encontro de Harvard, e seu espírito pairava no ambiente como uma bênção.

Outra relação histórica entre a não-localização da mente e a conferência de Harvard se deu por intermédio de Edgar Mitchell, o astronauta da Apollo 14 que caminhou na lua. Depois de retornar da missão, Mitchell fundou o Institute of Noetic Sciences, do qual a dra. Marilyn Schlitz, que organizou o encontro de Harvard, faz parte como diretora de pesquisas. Com a criação da instituição, o objetivo de Mitchell era perquirir a natureza da consciência, um de seus maiores interesses. Enquanto esteve no espaço, ele realizou sorrateiramente uma experiência para avaliar o fenômeno da não-localização mental, o que ele descreve em seu livro *The Way of the Explorer*. Seus colegas não sabiam que ele estava fazendo isso, e apenas quatro pessoas na Terra estavam cientes da experiência. "Toda noite, quando a tripulação se arranjava para tentar dormir sob gravidade zero e o silêncio dominava a cabine, eu me reservava algum tempo e pegava minha prancheta em cujo papel eu tinha copiado uma tabela com alguns números escolhidos ao acaso juntamente com os cinco símbolos de Zener tornados populares pelo [pesquisador de parapsicologia] dr. J. B. Rhine: um quadrado, um círculo, uma estrela, uma cruz e uma linha ondular ... Enquanto isso, separados de mim por dezenas de milhares de quilômetros, meus colaboradores na Flórida tentavam anotar os símbolos na mesma seqüência em que eu os havia disposto no papel da prancheta."[4] Os resultados foram significativamente diferentes do que seria de esperar, numa indicação de que informações podem ser compartidas não-localizadamente entre pessoas distantes umas das outras, sem qualquer tipo de comunicação sensorial.

Muitos dos estudos que os cientistas apresentaram em Harvard foram publicados em revistas especializadas desde então. Examinaremos alguns deles nas páginas que se seguem.

O encontro de Harvard começou com uma homenagem à história. A sessão de abertura foi dedicada a dois pioneiros pesquisadores da cura a distância, os psicólogos Lawrence LeShan e Bernard Grad. Foi um gesto comovente, honrar os homens que ajudaram a estabelecer essa área do conhecimento.

LeShan é uma lenda da Era II ou da medicina do dualismo mente-corpo. Ele foi um dos primeiros pesquisadores a investigar possíveis relações entre o câncer e a mente. Foi considerada heresia a iniciativa de pesquisar a existência dessas relações quando ele, nos anos subseqüentes à II Guerra Mundial, a tomou, mas os esforços de LeShan acabaram sendo justificados. Hoje, é considerado praticamente inquestionável o fato de haver importantes relações entre a mente e os sistemas neurológico e imunológico. Agora, contamos com a existência de uma nova área de conhecimento, a psiconeuroimunologia, a qual se fundamenta no fruto da intuição de LeShan e nas premissas que ele estabeleceu. A esse respeito, leia-se o que diz Jeanne Achterberg, pesquisadora reconhecida internacionalmente na medicina da sinergia mente-corpo: "Todos os caminhos nesse campo nos levam de volta a LeShan."

LeShan foi também um dos primeiros pesquisadores da cura pela não-localização da mente, campo em que ele penetrou na década de 60. Seu revolucionário livro sobre cura a distância, *The Medium, the Mystic, and the Physicist*, publicado em primeira edição em 1966, influenciou-me muito.[5] Quando minha esposa, Barbara, e eu nos casamos, em 1972, levei o livro de LeShan para a lua-de-mel. Eu não sabia nada a respeito desse ramo, mas fiquei intrigado com o título do livro, e achei que seria uma boa idéia um pouco de leitura sobre assunto algo impertinente. As considerações de LeShan no livro me pareceram enfeitiçantes. Luas-de-mel podem ser memoráveis por muitas razões, mas LeShan, tenho certeza, ajudou a tornar a minha mais memorável que muitas outras.

Evidências de cura pela não-localização da mente

Outro patrono da cura a distância homenageado na sessão de abertura foi o psicólogo e pesquisador Bernard Grad, da McGill University, de Montreal. As pesquisas de Grad, cuja publicação ele iniciou no começo dos anos 60, elevaram a cura pela não-localização da mente à categoria de ciência. Considero suas experiências de qualidade e significância Nobel, pois abriram importante campo para a experimentação e a aplicação prática dos resultados do experimento. Foram feitos engenhosos e profundos e estabeleceram um padrão para todas as experiências com a não-localização da mente que se seguiram.

As grandes descobertas científicas não caducam. Embora as descobertas de Sir Isaac Newton e Galileu tenham ocorrido há mais de 300 anos, ainda são usadas para pôr satélites em órbita. Da mesma forma, as experiências de Grad, apesar de realizadas 30 anos atrás, continuam relevantes e atuais, como se tivessem sido feitas ontem. Todos os estudos atuais se baseiam nos princípios que elas trouxeram à luz. Portanto, antes de examinar algumas das experiências que saíram da conferência de Harvard, detenhamo-nos brevemente no exame das descobertas de Grad para preparar o terreno em que nos possamos situar mais além.

O biólogo Lyall Watson propôs certa vez a idéia de que, às vezes, o mundo inanimado ganha vida, mais ou menos como ocorre nos desenhos animados em que os brinquedos da loja do fabricante parecem ganhar vida subitamente quando ele fecha as portas da loja no fim do expediente. De uma forma estranha e desconhecida, é como se eles, nas palavras de Watson, absorvessem nossas "impressões digitais emocionais", captassem nossos estados de espírito e nossas emoções.[6]

Grad foi um dos primeiros pesquisadores a trabalhar seriamente com a hipótese de que nossos estados de espírito podem influenciar as coisas à nossa volta, tomando como base a proposição de Watson. Grad realizou testes para saber se a depressão mental pode produzir ou não efeitos negativos no desenvolvimento das plantas.[7] Essa idéia coincide com a crença popular de que algumas pessoas têm mãos boas para lidar com plantas e de que os pensamentos e os estados emocionais desempenham papel fundamental no crescimento dos vegetais. Grad formulou a hipótese de que, se as plantas fossem regadas com água em recipiente segurado por pessoas deprimidas, elas cresceriam mais lentamente do que se regadas com água em recipiente segurado por pessoas em bom estado de espírito. Numa experiência controlada, ele testou três pessoas: um homem conhecido como pessoa jeitosa no trato com plantas e dois pacientes de um hospital psiquiátrico, um deles uma mulher com neurose depressiva, e o outro, um homem com depressão psicótica. Cada pessoa segurou uma garrafa hermeticamente fechada nas mãos durante 30 minutos, e a água foi usada depois para regar sementes de cevada. O homem com fama de ter jeito com plantas estava confiante e otimista na ocasião em que segurara sua porção de água, e suas sementes se desenvolveram mais rapidamente do que as dos outros. Inopinadamente, a mulher normalmente deprimida, neurótica, reagiu à oportunidade de participar da experiência positivamente, com mostras de melhora de seu estado de espírito, formulação de perguntas e demonstração de grande interesse. Ela aconchegou sua garrafa com água ao colo como fazem as mães com o filho. Suas sementes também se desenvolveram mais rapidamente do que as dos controles. O homem com depressão psicótica estava agitado e deprimido na ocasião em que segurara sua porção de água; suas sementes se desenvolveram mais lentamente do que as dos controles. Os estudos de Grad indicam que (1) as emoções podem influenciar a cura tanto positivamente quanto negativamente, e (2) os objetos físicos podem servir de intermediários para essa influência, talvez por absorverem algo dos estados de espírito dos humanos, conforme sugeriu Watson, por meio de um mecanismo ainda não explicado pela ciência.

Grad realizou uma experiência semelhante com um curador que usava seus pensamentos e preces para remediar coisas e situações. A qualidade de sementes de cevada foi deliberadamente prejudicada regando-se-lhes com uma solução com 1% de sal. O curador, na tentativa de diminuir o efeito retardante da mistura, tratou o regador com a solução salina com o qual as sementes do grupo experimental haviam sido regadas segurando-o nas mãos. Ele não tratou a solução usada para aguar as sementes. A experiência foi repetida três vezes, com resultados semelhantes: as sementes regadas com a solução tratada germinaram e se desenvolveram melhor do que as aguadas com a solução não-tratada. Verificou-se que o fator casualidade como explicação dos resultados obtidos nos três experimentos equivalia a uma proporção de um em vinte, um em cinqüenta e um em mil em relação ao objetivo da pesquisa. Esses estudos indicam que a intenção de cura pode ser mediada por um veículo ou agente secundário, como se verificou nos estudos do homem com jeito para lidar com plantas.

Quando li sobre essas experiências, lembrei-me dos objetos físicos que médicos e enfermeiras usam como intermediários em suas relações com pacientes — estetoscópios, bandagens, monitores, agulhas e seringas. Esses objetos poderiam "contagiar-se" com os nossos estados de espírito e influenciar a reação de nossos pacientes? Alguns procedimentos de enfermagem serviriam perfeitamente para as experiências de Grad. Por exemplo, as enfermeiras mantêm nas mãos certos tipos de solução antes de "regar" os pacientes com ela. Os pacientes são afetados pelo estado de espírito da enfermeira por meio da solução que administra? Pode o estetoscópio transmitir ao paciente o mau humor do médico se este estiver tendo um dia ruim? E, se os estados de espírito negativos podem ser transmitidos, por que não os positivos? Certa vez conheci um idoso zelador de hospital que era considerado pelas enfermeiras uma espécie de xamã. Esse senhor consertava relógios nas horas vagas; ele simplesmente adorava engenhocas. Muitas vezes, instrumentos danificados voltavam a funcionar em sua presença, sem que ele os tocasse. Em certa ocasião, quando eu atendia um paciente doente no meio da noite, um monitor de acompanhamento da atividade cardíaca apresentou problemas. "Chame o Robert", a enfermeira-chefe aconselhou-me. "Peça-lhe que fique um pouco no quarto." Ele o fez, e o monitor voltou a funcionar.

Em outra experiência, Grad estudou ratos nos quais haviam provocado o desenvolvimento de bócio pela supressão de iodo de sua alimentação e pela administração de uma droga especial. Setenta ratos foram divididos em três grupos: (1) um grupo de controle, a cujo bócio não fora dispensado nenhum tratamento; (2) um grupo de ratos tratados por um agente de cura, os quais foram mantidos em caixas especiais pelo agente de cura durante 15 minutos, duas vezes ao dia, cinco dias por semana e uma vez aos sábados; e (3) um grupo controlado com aquecimento, mantido em gaiolas com a mesma temperatura e durante o mesmo período de tempo do grupo "aprisionado". O grau de desenvolvimento da tireóide foi medido por meio da pesagem das tireóides dos ratos depois de terem sido sacrificados. As tireóides do grupo tratado pelo agente de cura desenvolveram-se bem mais lentamente do que as dos ratos dos controles. A relação de casualidade como explicação dos resultados da experiência foi de menos de um em mil.[8]

Numa variação dessa experiência, Grad distribuiu 37 ratos submetidos a uma alimentação indutora da produção de bócio em grupos de tratamento e de controle. Novamente, a cura foi efetuada usando-se um objeto intermediário, um chumaço de algodão mantido nas mãos do agente de cura durante 15 minutos uma vez no primeiro dia e duas vezes durante os 24 dias seguintes do estudo. Dez gramas de algodão foram postos em cada uma das gaiolas com quatro ou cinco ratos durante uma hora, pela manhã e à noite, seis dias por semana. Os ratos submetidos ao contato com a substância intermediária mantida nas mãos do agente de cura desenvolveram bócio de forma significativamente mais lenta do que os dos grupos de controle. Outra vez, constatou-se que eram menos de uma em mil as chances de os resultados terem sido devidos a casualidade.[9]

Grad foi a primeira pessoa a estudar os efeitos da intenção terapêutica pela não-localização da mente na cura de feridas. Ele anestesiou 48 ratos e efetuou-lhes incisões cirúrgicas nas costas para extrair um pedaço de pele de cerca de 1,5 centímetro de largura por 4,5 centímetros de comprimento. Um agente de cura segurou as gaiolas com um terço dos ratos durante 15 minutos, duas vezes ao dia, enquanto tentava curá-los por meio da mente. Um terço dos ratos foi posto nas gaiolas que foram ambientadas com a mesma temperatura das gaiolas seguradas pelo agente de cura. O terço restante dos ratos serviu como grupo de controle e foi manipulado como os outros dois grupos, mas não recebeu nenhuma intenção de cura e nenhum aquecimento adicional. Os graus de cura das feridas de todos os ratos foram avaliados pela representação de sua forma e dimensão no papel e pelo acompanhamento da cicatrização das feridas com base nos recortes dessa representação. Depois de 14 dias, observou-se que o grupo tratado se havia curado com rapidez consideravelmente maior do que o grupo de controle, e também que era menos de uma em mil a chance de os resultados terem sido obtidos por casualidade.[10]

Depois das experiências de cura de feridas, Grad realizou um estudo mais complexo com a cooperação dos drs. R. J. Cadoret e G. I. Paul, da University of Manitoba. Um total de 300 ratos distribuídos por três grupos de tratamento foi usado: cem ratos foram tratados por um agente de cura; outros cem por estudantes de medicina que alegaram não possuir aptidão especial para curar; e os cem ratos restantes não receberam nenhum tratamento. No que diz respeito a cada grupo de ratos, os procedimentos do estudo foram realizados de modo que nenhuma das pessoas participantes soubesse quais grupos não receberam influências de cura e qual recebeu. Depois de duas semanas de efetuadas as incisões, a área das feridas mostrou-se significativamente menor nos ratos tratados pelo agente de cura, em comparação com a dos ratos do grupo de controle e a dos ratos tratados pelos estudantes de medicina sem aptidões especiais de cura.[11]

Os estudos de Grad não nos dizem *como* esses fenômenos ocorreram, mas eles rebatem o argumento de que os efeitos de cura a distância são sempre devidos ao efeito placebo. Efeitos placebo funcionam como estímulos por causa daquilo que o paciente espera ou acha que ocorrerá — os resultados de uma sugestão, o poder do pensamento positivo. Presumivelmente, sementes, plantas e ratos não pensam positivamente ou negativamente, nem são suscetíveis a sugestão ou a expectativa. Isso significa que o efeito placebo não se aplica a eles. O fato de que Grad demonstrou a ocorrência desses fenômenos em animais tão altamente situados na escala evolutiva, como os ratos, e em seres tão singelamente classificáveis nela, como seja o caso das sementes, indica a natureza fundamental do que quer que tenha produzido os efeitos. Assim, Grad conclui: "[Esses] fenômenos ... lançam nova luz sobre a unidade básica do homem, do animal e dos vegetais ..."[12]

Grad ajudou a transformar a noção popular de que a não-localização mental envolve apenas questões como a da adivinhação pelas cartas e da leitura da mente. Ele demonstrou que nossos pensamentos e intenções afetam os seres vivos remotamente de forma significativamente medicinal, tal como no caso de cura de feridas e de desenvolvimento de tumores. Por isso, Grad é considerado um dos arquitetos da medicina da Era III, e por isso é que foi homenageado em Harvard.

Orando em favor de pacientes com Aids

Os estudos discutidos na conferência de Harvard seguiram as tradições de Grad. Um deles foi feito para lidar com um dos maiores desafios da era moderna: a Aids.

A dra. Elisabeth Targ e seus colegas do California Pacific Medical Center, de São Francisco, realizaram testes para saber se a cura a distância (CD), inclusive a prece, pode produzir efeitos terapêuticos na saúde de pacientes com Aids quando eles ignoram que estão recebendo tratamento. A equipe de quatro membros tinha impressionantes credenciais para a realização da tarefa. Targ, médica e psiquiatra, é diretora do Departamento de Pesquisas sobre Oncologia Psicossociológica e faz parte do quadro de clínicos da University of California School of Medicine, São Francisco; a dra. Helene S. Smith, falecida, foi diretora do Geraldine Brush Cancer Research Institute e professora-assistente do Departamento de Medicina da UC San Francisco School of Medicine; Fred Sicher é diretor do Sausalito Consciousness Research Laboratory; e o dr. Dan Moore II é professor-assistente do Departamento de Estatísticas da UC San Francisco School of Medicine.

Eu conversava freqüentemente com Targ sobre a melhor forma de avaliar os efeitos da cura a distância e tinha acompanhado o progresso de seu estudo desde o início. Quando a dra. Targ me disse que ela e seus colegas tinham escolhido a Aids como a doença com a qual eles desejavam realizar os testes, manifestei-lhe meu ceticismo.

"Por que escolher uma doença para a qual não há nenhuma cura conhecida?", perguntei-lhe. "Isso será injusto para com os agentes de cura. Por que não optar pela gripe?"

"Por que se mostra tão acovardado? Achei que você acreditava nessa coisa!", protestou ela. "A escolha da Aids é perfeita. Pois, assim, os céticos não poderão dizer que escolhemos uma doença que era fácil demais curar. Além disso, agentes de cura gostam de desafios!"

Targ estava certa, conforme mostrou sua experiência.

A experiência, controlada e de seleção aleatória de pacientes, usou os mesmos padrões científicos rigorosos requeridos nos testes de novas drogas. Quarenta pacientes em estágio avançado de Aids — 37 homens e 3 mulheres com idade média de 43 anos — foram escolhidos no complexo comercial da baía de São Francisco por meio de anúncios e panfletos. Eles eram oriundos de vários grupos étnicos e culturais. Todos os pacientes receberam cuidados médicos padrão. Porém, 20 deles foram alvo de intenções de cura a distância, além do tratamento. Esse estudo foi feito também de modo que nenhum dos envolvidos, inclusive os pacientes e os cientistas, soubesse quem no grupo estava sendo submetido a cura a distância.

Quarenta voluntários espalhados pelos Estados Unidos e Canadá realizaram a sessão de cura a distância. Cada agente de cura recebeu um papel com o primeiro nome do paciente e sua fotografia para ajudá-lo a estabelecer uma ligação pessoal com o paciente. Pediu-se aos agentes de cura que concentrassem suas energias mentais na saúde e no bem-estar do paciente durante uma hora por dia, seis dias por semana, durante dez semanas. Os agentes de cura provinham de oito diferentes tradições de cura, inclusive de ambientes cristãos, judaicos, budistas, indígenas americanos e de práticas curandeiristas em si, mas alguns eram também graduados de escolas de bioenergética e cura pela meditação. Os agentes de cura tinham em média experiência de 17 anos com processos de cura. Eles receberam atribuições em sistema de rodízio, para que cada paciente fosse tratado por um agente de cura diferente a cada semana.

A situação dos pacientes foi avaliada com base no resultado de testes sangüíneos e psicológicos no começo do estudo e no fim do período de seis meses de acompanhamento pós-terapêutico. Não se observou nenhuma diferença na contagem de células CD_4^+ (tipo de célula imunológica importante na resistência ao vírus da Aids) do grupo alvo de cura a distância e na do grupo de controle. Mas uma revisão casual de seus prontuários revelou diferenças significativas entre os grupos. Verificou-se que os pacientes que tinham sido submetidos a intenções de cura a distância tiveram um número significativamente menor de doenças associadas com a Aids, de hospitalizações e de dias de internação. Além disso, os que receberam intenções de cura demonstraram estado de espírito significativamente melhor em comparação com o estado dos do grupo de controle. Os testes psicológicos mostraram que os efeitos do tratamento *não foram influenciados pelas crenças dos pacientes a respeito de a qual grupo eles pertenciam*. Essa experiência confirmou resultados semelhantes obtidos num estudo-piloto envolvendo a metade do número de pacientes estudados nela.[13]

Orações em favor de pacientes de cirurgia de ponte de safena em Boston

Um dos estudos mais ambiciosos comentados no encontro de Harvard é uma experiência em andamento encabeçada pelo dr. Herbert Benson, do Mind/Body Medical Institute do Boston's New England Deaconess Hospital. Benson passou anos estudando os efeitos *imediatos* da oração e da meditação — de como o corpo das pessoas reagem quando elas relaxam.

A experiência envolve 1.200 pacientes que estão sendo ou serão submetidos a cirurgia de ponte de safena em três hospitais de Boston. Um terço dos pacientes será alvo de preces de freiras carmelitas e de outros grupos religiosos, sem saber ao certo se alguém está orando por eles; outro terço receberá preces e será informado de sua condição de alvo das preces em favor dele; e o terço restante não receberá preces. Os dois primeiros grupos confirmarão se as preces produzem ou não efeitos e se esses efeitos são intensificados ou não quando o paciente está consciente da realização de preces em seu benefício.

O fato de que efeitos de cura pela não-localização da mente estavam sendo estudados na Harvard Medical School foi de grande importância. Eis, a propósito, o comentário de um pesquisador: "Se você consegue estudar preces em Boston, você pode fazê-lo em qualquer lugar." Esse é um argumento poderoso. Alguns críticos têm afirmado que os estudos sobre cura a distância são feitos em instituições de segunda categoria, por investigadores incompetentes. O fato de que esses estudos estão sendo feitos em instituições de primeira linha, por cientistas respeitados, famosos, extinguiu a resistência cientificista e psicológica à aceitação dessa área de investigação.

Cura "cardioespiritual" em Duke

Logo depois que o cardiologista Mitchell Krucoff e a enfermeira Suzanne Crater apresentaram seu estudo no encontro de Harvard, tornaram-se o centro das atenções nacionais na revista *Time*.[14] Krucoff e Crater têm credenciais impressionantes. Krucoff é professor-assistente de medicina e cardiologia no Duke University Medical Center e diretor dos laboratórios de pesquisa cardiovascular do Durham VA Hospital, um dos principais hospitais de ensino médico de Duke. O campo de atuação de Crater é também o da medicina e da cardiologia. Eles coordenam o projeto Mantra, um programa "cardioespiritual" que combina cardiologia de alta tecnologia e prece intercessória, música, mentalização e procedimentos táteis. Mantra é o acrônimo de "Monitoring and Actualization of Noetic Training". Realizaram-se estudos dos efeitos desse tipo de intervenção em pacientes submetidos a angioplastia, um procedimento de dilatação de artérias coronárias. Resultados preliminares obtidos de experiências com 30 pacientes foram apresentados a cardiologistas no encontro anual do American Heart Association, em 1998. Embora o número de pacientes seja pequeno demais para que se possa tirar estatisticamente conclusões seguras, os resultados obtidos com o grupo alvo de preces foram de 50% a 100% melhores do que os de um grupo de controle que não recebeu preces. A abrangência do estudo está sendo ampliada para que sejam incluídos 1.500 pacientes de cinco centros médicos de San Diego, Washington, D. C., Oklahoma City e Durham.

Gosto do estudo de Krucoff e Crater por um motivo especial. Às vezes, os críticos dizem que os pesquisadores que investigam os efeitos da prece mantêm uma agenda de compromissos ocultos — uma tentativa de revelar a possível existência de suas crenças religiosas. Os coordenadores do projeto MANTRA eliminaram essa objeção pela obtenção de prece intercessória com a colaboração de vários grupos religiosos. Os nomes das pessoas incluídas no grupo alvo das preces são passados às Irmãs Carmelitas de Baltimore, Maryland, e também transmitidos por correio eletrônico ou telefone aos monges budistas do Monastério Kopan, Nepal, e ao Monastério Nalanda, França. Esses nomes são incluídos também no site Virtual Jerusalém, cujos responsáveis, em verdade, inserem preces escritas em favor deles nas fendas do Muro das Lamentações, conforme o antigo costume judaico. Depois, os nomes dos pacientes são enviados para o Silent Unity, grupo de orações do Estado do Missouri formado por membros de várias denominações cristãs, e para igrejas Batistas e dos irmãos Morávios e congregações da Church of Abundant Life, da Carolina do Norte. Todos esses grupos oram pelos pacientes coletivamente, na freqüência e duração costumeiras para eles. Desse modo, nenhuma religião pode reivindicar o mérito de os ter beneficiado, e os experimentadores não podem ser acusados de favorecerem nenhuma delas.[15]

A prece e os oradores

Descobri, nos primórdios de minha investigação da prece, que os membros dos grupamentos religiosos quase nunca realizam estudos científicos para avaliar os efeitos da prece. Seu laboratório é a sua própria vida e as vidas daqueles a quem servem, e acreditam que provas empíricas e científicas são desnecessárias. Aliás, alguns deles vêem a ciência como inimiga de sua crença. Outros vão ainda mais longe e dizem que é pecado "testar a Deus".

Exceção é o padre Seán O'Laoire, sacerdote católico e psicólogo com bacharelado em matemática e doutorado em psicologia transpessoal. O padre Seán trabalha junto ao complexo comercial da baía de São Francisco, onde tem uma clínica particular. Suas pesquisas sobre prece intercessória, cujos resultados foram publicados em 1997, foram apresentadas na conferência de Harvard.[16]

Em seu estudo, O'Laoire distribuiu 406 pessoas em dois grupos, um dos quais recebeu preces, e o outro, não. Ele examinou também os efeitos das preces nas 90 pessoas que as fizeram. Sua experiência, como as relatadas acima, foi também um estudo controlado no qual ninguém sabia quem receberia e quem não receberia preces. O objetivo era verificar os efeitos da prece com base em 11 níveis de amor-próprio, ansiedade e depressão. O'Laoire descobriu que os pacientes alvos das preces apresentaram melhoria nos 11 níveis de avaliação. E eis a característica única da experiência de O'Laoire: em dez dos onze critérios, O'Laoire constatou que os oradores se beneficiaram mais do que os pacientes para os quais eles fizeram as preces.

Essa constatação não é nem um pouco surpreendente para muitas pessoas que oram. Ao discutir o tema da prece com grupos de leigos, costumo perguntar a eles por que oram. Invariavelmente, um deles diz: "Porque isso faz com que *eu* me sinta melhor!" O estudo de O'Laoire demonstra que eles estão certos.

Não consta que a remoção que os cirurgiões fazem do apêndice do paciente resulte em benefício *dos primeiros*. Contudo, O'Laoire demonstrou que a terapia da Era III é boa tanto para o terapeuta como para o paciente — uma das características mais singulares da medicina da Era III.

Intenção remota na Mt. Sinai School of Medicine

Um dos meios mais antigos pelos quais as pessoas têm tentado curar outras a distância é pela técnica do *qigong* (termo pronunciado como "tchîgóng"), usada na China há mais de 3 mil anos. Esse método de cura se baseia na existência de uma força vital, ou *qi*, a qual, acredita-se, permeia todos os sistemas vivos e mesmo o mundo inteiro. A boa saúde, alega-se, envolve o fluxo livre e equilibrado de *qi*.[17]

Com o crescente aumento do intercâmbio cultural entre a China e o Ocidente, os mestres de qigong começaram a conseguir entrar nos Estados Unidos. Dois desses mestres, Ronger Shen e Yi Wu, foram dos primeiros na China a aprender uma técnica denominada Sublimação qigong, apresentada ao público chinês nos anos 80 e que logo atraiu mais de 20 milhões de adeptos. Quando Shen e Wu vieram aos Estados Unidos, colaboraram com uma equipe de pesquisa da Mt. Sinai School of Medicine para testar os efeitos do qigong numa experiência sofisticada e bem controlada, cujos resultados foram publicados em 1994.[18]

Além dos praticantes do qigong, a equipe do Mt. Sinai era composta por David J. Muehsam, M. S. Markov, Patricia A. Muehsam e Arthur A. Pilla. Como "paciente", eles escolheram uma reação bioquímica envolvida na contração de músculos que cobrem os vasos sangüíneos e o trato intestinal. Essa reação bioquímica é muito complexa e ocorre por etapas. Requer a ligação do cálcio a uma proteína chamada calmodulina, o que depois ativa uma enzima chamada cinase de cadeia leve de miosina. Essa enzima ativada faz então com que átomos de fósforo se liguem a moléculas denominadas cadeias leves de miosina. O resultado final é a produção de energia necessária à contração do tecido muscular.

Os pesquisadores pediram que os praticantes de qigong tratassem as amostras de tecido extraído de animais, exatamente como o fariam no tratamento de pacientes na vida real. Eles se mantiveram entre meio e um metro e meio de distância dos tubos de ensaio durante o tratamento, o qual durou seis minutos no caso de cada uma das amostras. Em todas as nove tentativas, os mestres de qigong conseguiram modificar a reação bioquímica numa média de 15%, o qual é efeito de magnitude observável em muitas reações biológicas clinicamente significativas. Verificou-se que era menos de uma em vinte a probabilidade da casualidade como explicação do resultado obtido.

Em outra etapa da experiência, uma amostra foi tratada por uma pessoa sem nenhuma capacidade especial, o que resultou no menor efeito obtido na experiência.

Mas, de um modo geral, os resultados dessa experiência indicam que os efeitos da intenção mental são reais, que a intenção mental pode influenciar biologicamente processos bioquímicos importantes e que nenhum contato físico entre o praticante e a amostra é necessário.

E esses resultados não são únicos. O dr. Garret L. Yount, biólogo especialista em câncer celular do Geraldine Brush Cancer Research Institute do California Pacific Medical Center, de São Francisco, trabalhou também com um mestre de qigong da Ásia. O "paciente" de Yount foi um punhado de células cancerosas cervicais, sobre as quais o mestre de qigong foi solicitado a atuar a distância como tentativa de neutralizá-las ou matá-las. Os resultados preliminares dessa experiência indicaram que o praticante de qigong pode fazer isso.[19]

A experiência de Mt. Sinai e a de Yount revelam um lado da não-localização da mente que, muitas vezes, passa despercebido. Quando pensamos no poder da consciência sobre a saúde, quase sempre o associamos à idéia de tornar algo mais forte ou saudável. Contudo, esses dois estudos demonstram que as intenções mentais, além de aumentar a vitalidade dos seres vivos, podem exercer também influência coercitiva e destruidora sobre eles. Muitas pessoas ficam horrorizadas ao considerar a possibilidade de que a mente pode matar. Mas é comum depararmos situações nas quais é exatamente isso de que precisamos que nossas mentes façam. Por exemplo, quando oramos em favor de uma pessoa para que se recupere da Aids ou de pneumonia, estamos pedindo que os vírus e as bactérias causadoras das infecções sejam eliminadas. Quando oramos para que alguém vença o mal do câncer, queremos que as células cancerígenas morram. Se a não-localização mental *não* for capaz de destruir, não poderá ser tão eficaz na cura quanto desejamos que seja.

Quando comecei a pesquisar o campo da intencionalidade mental, topei com uma série de experiências, tais como as já mencionadas, feitas com células, micróbios, animais ou reações bioquímicas, em vez de com seres humanos. No início, fiquei intrigado com o fato de que os pesquisadores não usavam pessoas em suas experiências, já que eles são os principais objetivos de cura na vida real. Mas percebi rapidamente que o uso desses recursos fazia sentido. Com a confirmação de que as experiências funcionam em seres não-humanos, seus resultados não podem ser rejeitados, como algo devido ao efeito placebo, ao poder do pensamento positivo, pois, teoricamente, micróbios, plantas e animais não pensam positivamente *ou* negativamente. Além disso, estudos com seres não-humanos podem ser feitos com mais precisão do que com humanos, já que isso envolve menos variáveis. Em todo caso, o fato de que animais e micróbios são usados como cobaias não é nem um pouco surpreendente, considerando-se a forma pela qual, rotineiramente, as pesquisas médicas são feitas. Os cientistas da medicina, ao realizar pesquisas e criar novas drogas, tais como um novo antibiótico, testam-nas primeiramente em bactérias, animais e células humanas mantidas em cultura laboratorial. Quando usam entes não-humanos como "pacientes", os pesquisadores da intencionalidade remota estão simplesmente seguindo a mesma lógica.

A visualização protege as células vermelhas do sangue

Um estudo de 1990, feito por William G. Braud na Mind Science Foundation, de San Antonio, Texas, é outro exemplo do uso de tecido humano para testar os efeitos de intenções remotas. Braud usou 32 pessoas sem habilidades especiais para saber se eram capazes de proteger, a distância, células vermelhas humanas de hemólise — intumescimento e destruição celular — quando eram postas numa solução salina. Todas as pessoas tentaram fazê-lo usando técnicas de visualização em dez tubos de ensaio como alvo de seus esforços, enquanto dez outros tubos serviram como controles, sem receber influências. Como auxílio para suas visualizações e intenções, mostrou-se aos participantes uma lâmina de contraste com células vermelhas saudáveis e intactas. O grau de hemólise foi medido fotometricamente, um processo analítico que envolve a passagem de um feixe de luz através de uma solução. Os participantes e os tubos foram colocados em salas diferentes, e os experimentadores e os técnicos responsáveis pelas medições ignoravam quais seriam os tubos tratados e os de controle. Os resultados indicaram que as intenções remotas foram eficazes: o número de células vermelhas dos tubos de teste destruídas foi bem menor do que o das de controle. Verificou-se que as probabilidades de esses resultados terem sido casuais eram menos de uma em cinco mil.[20]

A experiência de Braud lembra a primeira fase de teste de uma nova droga: a confirmação de sua eficácia num tubo de ensaio. Talvez sua descoberta possa ser usada em problemas médicos reais. Há várias doenças denominadas anemias hemolíticas nas quais as células vermelhas se fragmentam e se destroem prontamente. A fase seguinte e lógica no processo experimental de Braud seria realizar um teste para verificar se a anomalia das células poderia ser controlada com intenção de cura, quer pela intervenção do paciente quer pela de outra pessoa.

Preces da unidade de cardiologia

O estudo mais conhecido de cura pela não-localização da mente é o do cardiologista Randolph Byrd, realizado no San Francisco General Hospital.[21] Esse trabalho de Byrd, de 1988, é a mais famosa experiência de cura a distância do século 20, e sua influência tem sido enorme. Ela estendeu o trabalho pioneiro de Grad à esfera humana, e foi feita para lidar com a questão da maior causa de morte entre os humanos: as doenças cardíacas.

Byrd, cristão devoto, acredita que seu experimento foi divinamente inspirado. "Depois de muitas preces", declarou, "ocorreu-me a idéia do que fazer."[22] Certo dia, enquanto passava por um dos corredores do San Francisco General Hospital, ele discutia um caso de câncer com outro médico, quando esse seu colega, num rasgo de desespero por conta da problemática dessa doença, disse: "Gostaria que houvesse algo mais que pudéssemos fazer!" Byrd prossegue: "Com a experiência que eu tinha então, eu deveria saber de antemão da inconveniência em dizer: 'Poderíamos experimentar preces.'" Seu colega fixou o olhar nele e, logo depois, retomou a caminhada, agora a passo acelerado. Por fim, disse: "Eu me referi a algo *científico*, dr. Byrd."

Byrd percebeu, como muitos médicos, que ele estava sendo desafiado por um conflito entre dois de seus maiores compromissos: o da ciência e o da fé. Ele desejava sincera e profundamente atender aos dois. Mas eles poderiam ser conciliados? Poderia alguém fazer um estudo científico sobre a prece? E se a experiência não funcionasse?

"Doutor", disse ele quando se despedia do colega num dos corredores do hospital, "você me deu uma idéia." Voltando de carro para casa à noite pela Highway 101 da Califórnia, a idéia começou a tomar forma em sua mente. Quatro semanas depois, a experiência proposta por ele tinha sido aprovada pelo conselho de pesquisas do hospital. Mas, por questões práticas, ele precisava da aprovação de um dos maiores cardiologistas da unidade de cardiologia do hospital.

"Vejamos se entendi bem, dr. Byrd", disse o cardiologista. "O senhor deseja realizar um estudo sobre o valor terapêutico da *prece*?" Byrd meneou afirmativamente a cabeça. "O senhor publicaria seus resultados num jornal de medicina?" Byrd repetiu o gesto. "E se o senhor orar e isso não fizer nenhuma diferença? O senhor publicaria isso também?"

"Sim", disse Byrd. "Eu publicaria os resultados em ambos os casos."

"Vá em frente então", concordou o cardiologista. "E boa sorte."

Dez meses depois, Byrd entrava para a história da medicina. Byrd e Janet Greene, sua assistente de pesquisas, perguntaram a cada paciente da unidade de cardiologia de seis leitos cujo quadro clínico se mostrava estável se ele ou ela desejava ajudar como voluntário no estudo dos efeitos da prece no tratamento. "As respostas variaram de um eufórico 'Como eu gostaria de fazer isso!' a 'Acho que não me faria mal' e uma recusa indignada", relata Byrd.[23] Durante dez meses, o computador informou que 393 pacientes concordavam em fazer parte ou de um grupo que receberia preces (192 pacientes) ou de um grupo que não as receberia (201 pacientes). O estudo foi cercado das garantias características das boas experiências clínicas, inclusive a dos procedimentos de manipulação aleatória de seus componentes e de precauções para que nem os pacientes, nem as enfermeiras, nem os médicos soubessem qual grupo era esse ou aquele. Byrd selecionou membros de vários grupos protestantes e católicos do país para orar. Eles receberam o primeiro de seus pacientes, bem como breve descrição de seu diagnóstico e quadro clínico. Foi pedido a eles que orassem todos os dias, mas não receberam nenhuma orientação de como deveriam ou poderiam fazê-lo. "Cada uma dessas pessoas orou em favor de muitos pacientes", explica Byrd, e "cada paciente participante da experiência teve entre cinco e sete pessoas orando por ele ou ela."

O quadro clínico dos pacientes que receberam preces passou a diferir de várias formas dos que não a receberam:

1. Esses pacientes se tornaram cinco vezes menos passíveis da necessidade de receber antibióticos (apenas 3 se mostraram mais necessitados em comparação com 16 pacientes do outro grupo).

2. Eles se tornaram três vezes menos suscetíveis de desenvolver edema pulmonar, doença na qual os pulmões se enchem de líquido como conseqüência da incapacidade de o coração bombear sangue adequadamente (6 em comparação com 18 pacientes).

3. Nenhum componente do grupo que recebeu preces precisou de intubação endotraqueal, pela qual um duto artificial de aeração é inserido na garganta e ligado a um ventilador mecânico, ao passo que 12 do grupo que não recebeu preces precisaram de auxílio de respiração artificial.

4. Menos pacientes do grupo que recebeu preces morreram (13 comparados com 17 pacientes do grupo de controle, diferença que, estatisticamente, não foi significativa).

Pelo fato de que o estudo de Byrd tem sido muito influente, cabe aqui uma digressão, para que o examinemos detalhadamente.

Os resultados dos estudos de Byrd foram tão notáveis, que até mesmo alguns céticos ficaram intrigados, tais como o falecido dr. William Nolen, cirurgião que tinha escrito um livro visando desmascarar a cura pela fé. "Parece que esse estudo resistirá a um exame sério", disse ele. Nolen, católico praticante, não orava por seus pacientes, mas disse que, talvez, deveria fazê-lo, pelo que viu no estudo de Byrd. "Se esse é um estudo válido", afirmou, "Deus do céu, talvez nós médicos devêssemos escrever em nossos receituários: 'Ore três vezes por dia.' Se isso funciona, funciona."[24]

O conflito íntimo de Byrd entre a ciência e a religião reflete a aflição sentida por muitos, senão pela maioria dos médicos. A maioria dos profissionais tenta ignorar ou separar os princípios desse dualismo. Isso leva a uma existência esquizofrênica — uma parte da vida dedicada à ciência materialista; outra parte, ao não-localizado ou divino. Byrd acreditava que essa divisão era desnecessária. Certamente, os resultados que obteve com essa experiência corroboram sua crença.

Quando tomei conhecimento do estudo de Byrd, eu estava profundamente envolvido com questões relacionadas com o dualismo mente-corpo, do âmbito da medicina da Era II. Eu tinha pouco interesse pela prece, e realmente jamais me ocorrera orar por meus pacientes. Mas, depois de ler o estudo de Byrd, não consegui tirar isso de minha mente. Pois e se ele estivesse certo? Já que eu não orava em favor de meus pacientes, eu lhes estaria recusando algo valioso? Eu estaria certo por *não* orar? Ponderei essas questões durante meses e fui ficando cada vez mais inquieto. Por fim, decidi resolver esse problema da melhor forma possível — compulsando todos os estudos científicos sobre preces ou cura a distância que tivessem sido feitos. Supus que seria um trabalho rápido, pois eu jamais tinha ouvido falar de estudos desse tipo e talvez, pensei, houvesse apenas um punhado deles. Não percebi que eu estava iniciando uma pesquisa que exigiria de mim vários anos de dedicação e que eu descobriria a existência de quase 150 experiências, além da de Byrd. À medida que minha busca prosseguia, as portas de um novo mundo foram abrindo-se para mim. Em pouco tempo, fiquei convencido de que intenções remotas e preces eram um dos segredos mais bem guardados da medicina. E não apenas comecei a orar por meus pacientes, como também a estudar novas formas pelas quais a consciência se manifesta não-localizadamente em nossas vidas. Portanto, devo algo a Byrd que jamais agradeci. Seu estudo mudou minha vida e minha prática médica, e sou grato por isso.

Críticos de prece intercessória

O estudo de Byrd causou furor entre os críticos da prece. De um modo geral, esse tipo de reação tem origem em pessoas que acreditam que a prece contradiz a visão materialista do mundo, com a qual elas estão profundamente comprometidas. Às vezes, elas insinuam que os pesquisadores dos princípios e efeitos da prece têm uma agenda oculta e que tentam promover suas crenças religiosas pessoais sob o disfarce de ciência.

Freqüentemente, os críticos alegam que é impossível estudar precisamente os efeitos da prece em pacientes que estejam seriamente doentes. Quando as pessoas se encontram em situações de enfrentamento da morte, como no caso de muitos dos pacientes cardíacos de Byrd, elas oram por si mesmas, e seus entes queridos também fazem preces em favor delas. Isso significa que é impossível estabelecer um grupo de controle absoluto, o qual, em princípio, não deve ser alvo do tratamento sob avaliação. O estudo de Byrd, eles dizem, não testou o hipotético poder da prece contra a ausência completa de preces; ao contrário, testou os diferentes graus de preces. Para complicar a questão, a prece não pode ser quantificada; não há como medir uma "dose" de prece. Isso seria o mesmo que testar uma droga quando ninguém soubesse quanto do medicamento os pacientes estivessem ingerindo. Se não se pode determinar quanto de preces os pacientes estejam recebendo, não há como tirar conclusões.

Além disso, os críticos ressaltam as pequenas diferenças favorecedoras do grupo alvo das preces. Embora menos pacientes tenham morrido no grupo alvo das preces (13 em comparação com 17 do grupo de controle), a diferença no índice de mortalidade não foi estatisticamente significativa, conforme mencionado. Mesmo em aspectos nos quais diferenças estatisticamente relevantes foram identificadas, a superioridade da qualidade da prece não foi tanta; apenas 7% menos de pacientes continuaram a requerer o uso de antibióticos; 5% menos precisaram de diuréticos; e houve redução de 5% nos casos de pneumonia, 6% nos de insuficiência cardíaca e 5% nos de parada cardíaca. De um modo geral, 85% dos membros do grupo alvo das preces foram classificados como pacientes de "boa evolução clínica" depois da participação na experiência, contra 73% dos pacientes do grupo de controle. A diferença mais impressionante foi a necessidade de intubação e respiração artificial: nenhum dos pacientes do grupo alvo de preces necessitou desse tipo de recurso, ao passo que 12 membros partícipes do grupo de controle precisaram dessa espécie de intervenção. Portanto, com a exceção de uma categoria de evolução clínica, os pacientes alvo das preces obtiveram meramente de 5% a 7% de melhora em comparação com os pacientes do grupo de controle.

Uma palavra de cautela: Deveríamos evitar a adoção de um padrão dúplice, pelo qual exigíssemos mais das preces do que da penicilina ou fluoxetina. Geralmente, os médicos ignoram por que os efeitos de determinada droga não se revelam mais fortes do que deveriam ou por que faz efeito em certa pessoa e não em outra. Quando uma droga funciona, ficamos satisfeitos com isso; não perdemos tempo condenando-a por não se mostrar cem por cento eficaz. Aliás, nenhuma terapia que a humanidade conhece funciona sempre. Não se pode olhar para um copo e dizer que ele está vazio ou cheio pela metade. Talvez, o aspecto verdadeiramente relevante é o de que a prece funciona *às vezes* e não o de que ela não funciona *sempre*.

Embora, inicialmente, eu me tenha situado como crítico dos "meros" 5%, 7%, de vantagem demonstrada pelos pacientes alvo das preces em muitos aspectos da experiência de Byrd, acredito que essa consideração mereça uma revisão. Comparado com os resultados obtidos em estudos feitos em outras áreas da medicina, esse grau de melhora das condições dos pacientes é impressionante. Algumas descobertas da medicina consideradas relativamente minúsculas foram aclamadas como verdadeiros avanços. Considere, por exemplo, os resultados da meta-análise de 25 estudos médicos feitos para verificar se a aspirina ajuda a prevenir ataques cardíacos, publicado no prestigioso jornal *Science*, em 1990.[25] (Meta-análise é um recurso matemático usado por pesquisadores para descobrir tendências e padrões em grande número de estudos cujos resultados podem não parecer óbvios quando as experiências são analisadas individualmente.) Quando o "grau de confiabilidade" de cada um dos estudos foi avaliado, observou-se que somente cinco dos vinte e cinco estudos comprovavam o valor da aspirina, enquanto 80% deles se revelaram um fiasco. Qualquer cético da capacidade da aspirina para prevenir ataques cardíacos pode ficar impassível diante disso. No entanto, quando os resultados de todos os estudos foram combinados, o efeito da aspirina ficou comprovado, e ela é proclamada hoje como importante avanço na prevenção de ataques cardíacos. Estatisticamente, esses resultados são menos significativos do que os da experiência de Byrd, porém, por não se relacionarem com uma questão tão sensível como a da prece, não hesitamos em abraçar e aclamar os resultados. A magnitude dos efeitos da prece assinalados pelos estudos de Byrd é colossal em comparação com os dos efeitos da aspirina. Algo que não a própria ciência está por trás das críticas à experiência de Byrd.

Quanto à preocupação com o fato de que os pesquisadores não conseguem estabelecer um grupo de controle absoluto no estudo dos efeitos da prece em humanos doentes, conclusões válidas podem ser tiradas em tais situações. Há muitos exemplos de pesquisa médica convencional na qual o grupo de controle recebe o mesmo medicamento do grupo sob tratamento, embora em quantidades diferentes, tal como na em que se realizam testes comparativos entre variadas terapias com altas doses e terapias com baixas doses de medicação. Tenho discutido o problema do grupo de controle participar de experiências dos efeitos da prece com vários epidemiologistas especialistas em *design* experimental. Eles me sugerem a idéia de que "o problema da prece alheia" seja balanceado entre os grupos de tratamento e de controle quando grande número de pacientes esteja envolvido. O grupo de tratamento, dizem eles, deveria ser alvo de preces abundantes, em razão dos grupos de oração designados para orar por ele. Mas como os pesquisadores podem calibrar a *dose* de preces — sua qualidade, intensidade e fervor? Os especialistas reconhecem esse problema, mas afirmam que esse fator deve servir para estabelecer equilíbrio entre os grupos de tratamento e de controle nas experiências envolvendo grande número de pacientes.

É possível superar todas as grandes resistências às pesquisas sobre preces por meio de experiências em que não se usem seres humanos — por exemplo, nas em que se fizessem preces para bactérias em tubos de ensaio com o intuito de fazê-las crescer mais rapidamente do que as do grupo de controle, que não receberia preces. Nessas experiências, podemos supor seguramente que estaríamos lidando com um grupo de controle absoluto — ou seja, as bactérias do grupo de controle não poderiam orar por si mesmas, e, logicamente, as bactérias da experiência ou mesmo as alheias a ela não "contaminariam" o grupo de controle com preces externas. Ou pelo caso das feridas cirúrgicas dos ratos, que cicatrizaram mais rapidamente nos que receberam prece na experiência de Grad mencionada acima, na qual a melhora do estado dos ratos não foi, presumivelmente, devida ao seu próprio pensamento positivo.

A idéia de estender a força da prece, dos pensamentos e das intenções aos seres não-humanos parece muito natural para muitas pessoas. Depois da publicação, em 1993, de *Healing Words*, meu primeiro livro sobre preces e cura, recebi uma enxurrada de cartas de veterinários. Em história após história, eles me falaram a respeito das orações que faziam por seu pacientes como se eles fossem humanos. Recebi cartas também de microbiologistas que descreviam atitudes semelhantes para com micróbios, e de botânicos com relatos de atitudes amistosas para com as plantas. Essas cartas coincidem com minha experiência de ter sido criado numa fazenda na região central do Texas. Todos os fazendeiros que conheci, inclusive meus próprios pais, tinham atitudes da não-localização da mente para com as plantas e os animais. Quando um animal adoecia, eles oravam incessantemente para que ele se recuperasse, ou sempre procuravam influenciar suas plantações com pensamentos e intenções. Portanto, parece-me natural que plantas e animais possam substituir humanos em experiências de cura.

Ironicamente, experiências de cura com entes não-humanos patenteou a existência de diferenças entre os agentes de cura. Esse é um aspecto importante da evidência que favorece a não-localização mental. Se intenções remotas não funcionam, então não deve haver diferenças significativas no grau de sucesso de agentes de cura e oradores nas experiências reais. É presumível que *todos* os agentes de cura fracassem; nenhum deles sobressairia ao outro. Todavia, não é isso o que observamos. Alguns deles obtêm estrondoso sucesso quando postos à prova, ao passo que outros fracassam. Além disso, daqueles que excelem os demais se pode esperar isso mesmo — os que acreditam no poder das intenções de cura e que cultivaram essa aptidão em suas vidas pessoais, como se poderá ver na experiência seguinte.

Estimulando o crescimento de lêvedos

Em 1995, o dr. Erlendur Haraldsson, professor de psicologia da Universidade da Islândia, relatou uma experiência que realizou juntamente com o dr. Thorstein Thorsteinsson, bioquímico da faculdade de medicina da mesma instituição.[26] Sete voluntários participaram da experiência — dois agentes de cura espirituais, um médico que acreditava no poder da prece e que a usava em seu mister e quatro estudantes sem nenhuma experiência ou interesse por cura. Todos os sete voluntários tentaram estimular o crescimento de lêvedos postos em dez tubos de ensaio, com dez como controles. Eles não tinham permissão para tocar os tubos de ensaio ou se porem a menos de meio metro deles. Então, todos os tubos foram armazenados no mesmo lugar durante 24 horas, depois das quais o crescimento do lêvedo de cada tubo foi medido por métodos sofisticados, comumente usados por microbiologistas. A experiência fora bem planejada e adequadamente controlada, sem que os técnicos soubessem quais tubos eram esses ou aqueles. De um modo geral, os lêvedos dos tubos de ensaio tratados apresentaram maior crescimento do que os dos tubos de controle. Contudo, o grosso da influência positiva originou-se dos três voluntários que estavam envolvidos ativamente com a cura de seus males pessoais. Os estudantes, que alegaram não ter nenhuma aptidão com cura nem interesse por ela, produziram resultados pouco confiáveis. Quando se estabeleceu a distinção entre os efeitos produzidos pelos estudantes e os efeitos gerados pelos agentes de cura, verificou-se que eram menos de duas em dez mil as chances de que os últimos os tivessem obtido por acaso.

A experiência da Universidade da Islândia faz sentido. Experiência, aptidão e interesse contam em qualquer empreendimento humano, inclusive as experiências de cura a distância.

Existem agentes de cura natos, assim como há cirurgiões natos? Talvez algum dia produzamos meios de identificá-los. Descobriremos formas de credenciá-los também? Reconheceremos, eventualmente, agentes de cura licenciados, assim como honramos neurocirurgiões e cardiologistas licenciados?

A NÃO-LOCALIZAÇÃO DA MENTE NOS ANIMAIS

Todos nós ouvimos falar das histórias fantásticas de animais perdidos sendo devolvidos a seus donos. Foi o caso de Minosch, um gato alemão, que, segundo consta, viajou 2.400 quilômetros em 61 dias com o intuito de voltar para casa depois de ter se perdido de uma família em férias. Ou o *collie* Bobby, que se perdera numa viagem da família ao Estado de Indiana, mas acabou conseguindo achar o caminho para o novo endereço doméstico em Oregon, onde jamais estivera, a quase 5 mil quilômetros de distância, depois de cruzar as Montanhas Rochosas e vários rios cobertos de gelo no rigor do inverno.[27]

Existem milhares de relatos de casos semelhantes. Indubitavelmente, alguns deles podem ser descartados como casos fantasiosos, mas nem todos. Muitas vezes, o animal perdido traz no pescoço a coleira original, como no caso de Bobby, e também pode ser identificado por sinais e cicatrizes. Certa vez, citei o caso de Bobby, o *collie*, numa palestra sobre consciência na Smithsonian Institution. Quando sugeri que devíamos estar abertos para a comunicação pela não-localização da mente entre humanos e animais, em vista do fato de que não temos mesmo nenhuma explicação materialista para esse tipo de fenômenos, um homem na platéia ficou bastante transtornado. "Isso não é mágica, é feromônio!", disse ele. Feromônios são várias substâncias químicas segregadas por certos animais, tais como as formigas e as mariposas, e lançadas por eles no ambiente para produzir reações específicas.

"O cão captou os feromônios de seu dono", insistiu ele, "que foram transportados pelos ventos predominantes, que sopram do oeste para o leste."

Ele estava certo a respeito da direção do vento, mas equivocado quanto aos feromônios: eles funcionam somente entre os membros da mesma espécie. E, mesmo que admitamos a existência em Bobby de poderoso olfato, ninguém saberia dizer como ele poderia ter distinguido o cheiro de seu dono entre todos os outros cheiros que se misturaram com ele enquanto flutuou pelo ar por três quartos do caminho ao longo do território americano. Além disso, a hipótese dos feromônios e dos ventos predominantes não poderia explicar como animais conseguem voltar para seus donos quando os ventos sopram em direção contrária ao objetivo visado.

A reação do homem foi típica das pessoas que, compreensivelmente, consideram essa misteriosa ligação fator de ameaça àquilo que elas têm como fato incontestável. Ao explicar o comportamento animal, tal como os desses, os mecanicistas radicais preferem recorrer à hipótese da casualidade, de fatos previsíveis, de olfato e de audição apurados, de sofística ou de pensamento veleitário por parte de supostos observadores amantes da magia em detrimento da ciência. Mas há um ponto em que as explicações mecanicistas podem tornar-se tão fantásticas, que parece mais simples propor uma relação alternativa entre os fatos, tal como a da não-localização da mente.

Particularmente fascinantes são os casos em que o animal parece estar respondendo às necessidades físicas e emocionais da pessoa distante. Exemplo disso é o do soldado irlandês na I Guerra Mundial, cuja esposa, junto com seu pequeno cão,

Prince, fixou residência em Hammersmith, Londres, em 1914, enquanto ele era enviado para os campos de batalha da França com um dos primeiros contingentes. Depois de algum tempo de serviço, ele obteve licença para visitar a família, mas, quando retornou para os campos de guerra, Prince ficou inteiramente inconsolável e recusou todo tipo de comida. Algum tempo depois, o cão desapareceu. Durante dez dias, a esposa do soldado, desesperada, tentou achá-lo, em vão. Por fim, ela decidiu transmitir por carta ao marido a má notícia. Ela ficou assombrada quando soube pelo marido que o cão se juntara a ele nas trincheiras de Armentières, sob bombardeio intenso. Não se sabe como, mas o cão transitou pelas ruas de Londres, venceu 11 quilômetros de uma região rural inglesa, atravessou o Canal da Mancha, viajou por quase cem quilômetros de solo francês e, finalmente, "identificou pelo olfato o mestre em meio a um exército de quase meio milhão de ingleses, e isso apesar do fato de que os dois últimos quilômetros de extensão de terra que o separavam do dono fumegavam com a explosão de projéteis, muitos dos quais carregados com gás lacrimogênio!"[28]

Napoleão, em sua campanha italiana, em 1796, caminhava certa noite por um campo de batalha coberto de sangue após a vitória de seu exército, quando, de repente, um cão saltou do cadáver de seu dono sobre ele e, em seguida, retirou-se para lamber a mão do dono falecido, enquanto uivava deploravelmente. O cão repetiu essa atitude várias vezes — corria em direção a Napoleão e se retirava para o dono morto. Essa ligação indissolúvel entre o cão e o soldado morto comoveu Napoleão profundamente: "Nenhum incidente nos campos de batalha", escreveu, "jamais me causou uma impressão tão profunda. Involuntariamente, fiquei contemplando a cena. Esse homem, pensei, tinha amigos naquele campo, ou na sua companhia; e agora ele jazia ali esquecido por todos, exceto por seu cão! Que lição a natureza mostra ali por intermédio de um cão!"[29]

Animais selvagens também reagem às necessidades humanas. Em certo dia do ano de 1980, Rachel Flynn, 82 anos de idade, fazia seu passeio costumeiro em Cape Cod e, em dado instante, falseou e rolou pelo paredão de uma rocha até a praia deserta. Muito ferida para conseguir mover-se, achou que iria morrer. Presa entre as pedras, avistou uma gaivota planando em sua direção. Então, lembrou-se de que ela e a irmã, nas redondezas da casa, costumavam alimentar uma das gaivotas do local, a qual elas chamavam de Nancy. Seria aquele o mesmo pássaro? Mesmo com pouca possibilidade de sucesso, a sra. Flynn clamou: "Pelo amor de Deus, Nancy, vá buscar ajuda!" A gaivota voou para as bandas da casa da acidentada, situada a uns dois quilômetros dali, na qual June, sua irmã, trabalhava na cozinha. Mais tarde, June relatou que ficara irritada com a insistência de uma gaivota em golpear a vidraça com o bico e agitar as asas, com o que "fazia mais barulho que um peru selvagem". Ela não conseguiu afugentá-la. Depois de 15 minutos de frenética agitação da ave, ocorreu a June que o pássaro selvagem — ele não era de estimação — talvez estivesse tentando dizer-lhe algo. Assim, ela saiu de casa e seguiu o pássaro, que revoara. De vez em quando, a ave se detinha pairando no ar, como se para ter certeza de que ela a estava seguindo. A gaivota pousou no rochedo acima do local em que a sra. Flynn havia caído. June chamou uma ambulância, que lhe resgatou a irmã ferida e impotente.[30]

A pesquisa do biólogo britânico Rupert Sheldrake sobre donos de animais domésticos, realizada em 1997 no noroeste da Inglaterra, revelou que 53% das pessoas que têm cães e 33% das que criam gatos achavam que seu animal de estimação reagia aos seus pensamentos ou comandos mudos, e que uma proporção semelhante acreditava que seus animais eram, às vezes, capazes de estabelecer uma espécie de contato telepático com eles. Ainda segundo a pesquisa, 69% dos donos de cães e 48% dos de gatos achavam que seus bichos de estimação sabiam quando seus donos iam sair antes mesmo de demonstrarem quaisquer sinais físicos de que iriam fazê-lo, e porcentagens semelhantes de pessoas acreditavam que seus animais sabiam quando algum membro da família estava a caminho de casa.[31]

Em 1992, depois de anunciar publicamente seu interesse de realizar pesquisas nesse campo, Sheldrake recebeu uma torrente de cartas de donos de animais domésticos, tais como esta, de Louise Gavit, de Morrow, Georgia, que escreveu:[32]

> Em nosso caso, não temos nenhum hábito ou horário costumeiro quanto às nossas saídas e chegadas, embora meu marido me tenha contado que (e também com base em experiências passadas com dois gatos e um cão que faziam o mesmo) nosso cão sempre reage de modo específico quando estou vindo para casa. Aliás, ele parece reagir à minha *intenção e atitude* de vir para casa. Até onde posso avaliar meus movimentos em relação com o comportamento do cão, suas reações às minhas atitudes físicas e mentais são as seguintes: quando deixo o lugar em que eu estou e caminho para o carro com a intenção de vir para casa, nosso cão BJ desperta do sono, aproxima-se da porta, deita-se no chão perto dela e aponta o focinho para ela. E permanece ali. Quando me aproximo da ruela de acesso à garagem, ele se mostra atento e começa a mover-se de um lado para o outro e demonstrar excitação à medida que me aproximo da casa. Ele está sempre lá para meter o focinho na porta semi-aberta, como em saudação, antes que eu a abra totalmente para entrar. A distância não parece limitar essa percepção. Aparentemente, ele não reage minimamente quando saio de um lugar e sigo para outro; sua reação parece óbvia quando formo a idéia de voltar para casa e tomo a atitude de seguir para o carro com o intuito de retornar ao lar.

Sheldrake sugeriu a Gavit que ela tentasse voltar para casa por meios incomuns, tais como ser levada para lá por outra pessoa, num carro desconhecido. Ela respondeu que isso não parecia fazer a mínima diferença:

> Meu meio de transporte é variado: usando meu próprio carro, o do meu marido, um utilitário, qualquer tipo de carro dirigido por pessoas estranhas a BJ, ou mesmo caminhando. Não sabemos como, BJ reage ao meu pensamento e à minha atitude da mesma forma. Mesmo quando BJ vê meu carro dentro da garagem, que fica no porão de nossa casa, ele reage.

Sheldrake tem documentado as reações de animais domésticos por meio de gravações videofônicas, o que faculta uma avaliação objetiva do comportamento do animal por pessoas que não pertencem à família. Assim, ele pode dizer se o animal está agindo costumeiramente, pela variação da hora de saída de casa do dono e de sua chegada. E pode dizer também se o animal está percebendo as expectativas da pessoa que aguarda em casa a chegada da outra, fazendo com que essa pessoa se mantenha ignorante de seus instantes de partida e de chegada. Os dados obtidos por Sheldrake mostram que muitos animais de estimação não podem ser logrados pela manipulação desses fatores. Eles parecem ligar-se, pela não-localização da mente, com os seus donos, como se conseguissem ler os pensamentos deles.

O mistério dos pombos-correio

Um pouco mais sobre Rupert Sheldrake, um dos mais criativos cientistas que conheci. Ele foi bolsista do Clare College, Cambridge, onde estudou ciências naturais, obteve doutorado em bioquímica e foi diretor de estudos sobre bioquímica e biologia celular de 1967 a 1973. Ele estudou também filosofia na Harvard University e, de 1974 a 1978, foi membro do quadro funcional do International Crops Research Institute for the Semi-Arid Tropics, em Hyderabad, Índia.

Conheci Sheldrake em 1980, em conferências, quando nosso interesse comum pela natureza da consciência nos aproximou. Em certa ocasião, ele visitou a mim e minha esposa, Barbara, em Dallas, Texas, onde ele fora convidado a prelecionar. Numa noite memorável, jantamos juntos num restaurante indiano, como recordação de seu trabalho com agricultura alimentícia em favor do povo da Índia. Sheldrake tinha acabado de lançar seu livro revolucionário, *A New Science of Life*,[33] e eu estava escrevendo *Recovering the Soul*. Então, eu me esforçava no campo mental à procura de uma terminologia para esse fator da consciência, que escapa do confinamento cerebral e corporal e se comporta, às vezes, como se espaço e tempo não existissem.

"Que acha da expressão *não-localização da mente*?", lancei-lhe hesitantemente a pergunta por sobre samosas* e arroz com caril. Sheldrake era o cientista perfeito para essa pergunta; ele estava familiarizado com o conceito de não-localidade na física e havia considerado a idéia de como ela se aplicaria aos seres vivos. Depois de ponderar a pergunta, ele disse: "Acho que talvez seja a melhor expressão de que ouvi falar." Sua opinião estimulou-me a estrear o uso da expressão *não-localização da mente* em meu livro publicado em 1989.[34] Se um cientista de sua categoria a considerou adequada, então, acredito, outros também a considerarão.

Desde então, conversei com Sheldrake a respeito da não-localização da mente em muitas ocasiões. Como biólogo, ele sente que tem profundas ligações pessoais com plantas, animais e pássaros e acredita que a realização de experiências com eles pode lançar luz sobre a natureza onipresente da psique. Não fiquei surpreso ao saber que Sheldrake é entusiasta de tudo que envolve pombos-correios desde crian-

* Tipo de pastel crocante da culinária indiana. (N. do T.)

ça. Pombos também foram uma das paixões de Charles Darwin, que criava grande variedade de raças. Darwin ficava intrigado com o fato de os pombos conseguirem retornar para casa depois de vencerem grandes distâncias, geralmente contra as condições mais adversas, e ele chegou mesmo a publicar um artigo sobre o assunto em 1873 na *Nature*. Ele propôs a idéia de que eles conseguem fazer isso por meio de "cálculo de posição" e de gravação e cômputo, não se sabe como, de todos os acidentes, características e curvas da viagem de ida, dos quais se lembram no vôo de retorno ao pombal. Sheldrake analisou isso e todas as outras tentativas dos cientistas de explicar o meio pelo qual os pombos retornam ao ponto de partida em seu desafiante livro *Seven Experiments That Could Change the World*.[35] Embora essa questão tenha sido investigada amplamente por mais de um século, ninguém sabe ainda como os pombos fazem isso.

No caso dos pombos migrantes, a hipótese mais popular é a de que eles se orientam pelas estrelas por meio do que se denominou "programa de navegação vetorial espaço-temporal geneticamente adquirido" — expressão altiloqüente, declara Sheldrake, que simplesmente enuncia o problema, sem resolvê-lo. Parece improvável que os pombos de competição, que têm sido confinados em cestas e transportados por "centenas de quilômetros em trens, caminhões, navios ou aviões, submetidos à injunção dos transcursos de curvas e sinuosidades, sempre conseguiram computar os caminhos de volta ao pombal, com a mais alta precisão".[36] A idéia do pombo matemático parece ter sido refutada também por um pesquisador, que injetou doses substanciais de anestésicos em pombos antes que fossem transportados para o local de soltura. Ao se recuperarem da anestesia, os pombos conseguiram achar o caminho de volta para casa.

Tentativas de desorientar pombos por meio do transporte deles na agitação estonteante de barris rolantes também fracassaram. Além disso, os canais semicirculares do ouvido que estão envolvidos no equilíbrio, aceleração e rotação foram extirpados cirurgicamente, depois do que os pombos submetidos a isso tiveram desempenho tão bom quanto o dos pombos do grupo de controle.

Os pombos se baseiam em pontos de referência terrestres conhecidos para achar o caminho de volta? Talvez até certo ponto, mas isso não explica como os pombos conseguem voltar para o pombal cobrindo centenas de quilômetros de terra que jamais viram ou como eles logram vencer vastas extensões de água oceânica sem nenhum ponto de referência, ou cerração, ou mesmo à noite, quando possíveis pontos de orientação ficam obscurecidos.

A visão é necessária? Chega-se mesmo a pôr neles lentes de contato foscas, para que não enxerguem, e, ainda assim, conseguem voltar para casa tão facilmente quanto os pombos com lentes de contato normais. A hipótese mais aceita por muitos para a explicação do fenômeno é a de que os pombos se baseiam na posição e no ângulo assinalados pelo Sol em relação ao horizonte, auxiliados por uma espécie de cronômetro interior. Mas o "seguimento do percurso do sol" descrito na cúpula celeste não explica como eles conseguem voltar para casa com lentes de contato foscas, e à noite, ou em condições de pouquíssima visibilidade atmosférica.

Os pombos achariam o caminho de volta pelo olfato? Se o cheiro lhes fosse imprescindível, eles não conseguiriam voltar para casa quando o vento lhes soprasse contrariamente ao destino que buscam. Para testar-lhes o papel do olfato em seu senso de direção, alguns experimentadores furam com agulhas a bolsa de ar de seu órgão olfativo, e mesmo assim eles conseguem voltar para casa normalmente. Suas cavidades nasais são bloqueadas com cera, sem que isso cause nenhum prejuízo às suas aptidões de pombo-correio.

Essas aves teriam um sentido magnético altamente desenvolvido? No máximo, isso poderia fornecer apenas uma explicação parcial de sua capacidade, afirma Sheldrake. O campo magnético da Terra está longe de ser uniforme e varia de lugar para lugar, dependendo da existência circunstancial de rochas no solo. Essas anomalias magnéticas podem ter alguns metros ou centenas de quilômetros de extensão. Ademais, o campo magnético da Terra não é constante; oscila diariamente. Mesmo que os pombos conseguissem compensar os efeitos dessas anomalias, o campo magnético da Terra não forneceria nenhuma informação sobre movimentos na direção leste-oeste.

É geral a crença, porém, de que os cientistas têm demonstrado que os pássaros migram e os pombos voltam para o pombal por meio de um senso magnético interno. Isso não é verdadeiro. Sheldrake examinou todas as experiências realizadas para avaliar essa hipótese. Elas fornecem dados conflitantes e não podem ser reproduzidas pelos cientistas que as realizaram. "A hipotese do magnetismo foi a menos aparentemente viável das tentativas de identificação de um mecanismo [físico] que justifique a capacidade dos pombos-correio", conclui Sheldrake. "Muitos se apegaram a ela com a tenacidade com que homens, sob risco de afogamento, se agarram a pedaços de palha. Agora, essa hipótese também afundou", afirma. "Entre os pesquisadores profissionais, a visão convencional atual é a de que o pombo-correio conta com uma série complexa de 'sistemas de gravação'; ou que ele é 'multifatorial', idéia que envolve combinações sutis de mecanismos ... Mas essas expressões de sonância científica simplesmente dissimulam profunda ignorância."[37]

Talvez a resposta para o enigma acabe sendo a não-localização mental. "Proponho a idéia de que o senso de direção dos pombos-correio envolve algo semelhante a um elástico invisível que o liga à sua origem e que o traz de volta para ela", diz Sheldrake. "Quando eles são levados para longe dela, esse elástico é esticado. Se, no vôo de retorno, eles passam do pombal, como foi o caso de alguns pombos em vôos com lentes de contato foscas, essa ligação serve para atraí-los de volta."

Como funciona essa ligação? Sheldrake diz não saber. "Pode ser que tenha alguma relação com as ligações não-locais aventadas pela moderna física quântica ... Talvez a ligação entre o pombo e o pombal tenha fundamento nesses fenômenos quânticos de relação não-local", propõe. "Ou talvez não; ao contrário disso, é possível que dependa de outro tipo de campo ou interligação ainda não reconhecida pela física. Deixo a questão em aberto." Sheldrake ressalta que, no campo da dinâmica moderna, os matemáticos falam de sistemas que se movem dentro do campo em direção a "atratores". "Talvez o pombo pudesse ser comparado com um corpo físico movendo-se num campo vetorial em direção a um atrator, que seria a sua casa ou o seu objetivo."[38]

Se a consciência é capaz de relacionar-se remotamente, temos com isso outra possibilidade. Se um pombo conhece a localização do pombal, esse conhecimento pode ser acessível a outros pombos pela não-localização mental. Isso poderia explicar o intrigante fenômeno que ocorreu na Europa em junho de 1995 numa corrida de pombos.

Uma fêmea de competição pertencente a David Dougal, de Northumberland, Inglaterra, deveria voar de Veau Vois, França, para casa. Em vez disso, ela seguiu para o sudoeste do litoral norte da África e se acomodou num sótão de uma casa no Marrocos, cujo dono era um homem chamado Essoli Mohamed. Em outubro, outro pombo, "sobrinho" do anterior, partiu da casa de Dougal, voou por 2.600 quilômetros e se juntou à tia. "Não acreditei quando recebi outra carta de Essoli", disse Dougal. "Quando perdemos a primeira ave, não ficamos muito surpresos, pois as condições de tempo eram péssimas para a realização da corrida, e isso afeta o instinto de direção do pombo. Mas não há nenhuma explicação que possamos dar no caso do 'sobrinho'. Ele tinha apenas algumas semanas de idade e havia acabado de aprender a voar." Dougal, atônito com o fato de que a segunda ave fora capaz de localizar a casa adotiva da tia, em meio a todos os outros sótãos do mundo, deixou que os pássaros permanecessem no Marrocos.[39]

"O homem tem a capacidade de amar, não apenas sua própria espécie, mas a vida em todas as suas expressões e formas", escreveu o antropólogo e poeta Loren Eiseley. "Essa empatia para com a teia vital é a mais alta expressão espiritual que conheço."[40] Talvez a empatia exista não apenas entre humanos, mas entre outras criaturas também. Nesse caso, a teia da vida pode ser mais ampla do que, comumente, imaginamos. Ela pode ser irrestrita, ilimitada, onipresente. Talvez ela envolva até pintos.

As intenções dos animais podem influenciar o mundo a distância?

Às vezes, os cientistas interessados na natureza da consciência se perguntam se os animais, assim como os humanos, podem influenciar o mundo a distância. Entre eles, está o pesquisador francês René Peoc'h. Na Universidade de Nantes, ele examinou a capacidade de pintinhos influenciar fenômenos físicos aleatórios. Sabe-se muito bem que as aves, ao saírem do ovo, fixam na memória ou adotam como mãe o primeiro ente em movimento que observam. Peoc'h e seus colegas condicionaram pintos a adotarem como mãe um pequeno robô chamado Tychoscope I deixando-os sozinhos, durante uma hora, na presença do robô em movimento, diariamente, por seis dias depois de seu nascimento. O robô era um mecanismo pequeno, automático, projetado para mover-se numa superfície plana, em segmentos e direções sucessivas e aleatórias. Os caminhos percorridos pelo Tychoscope I podiam ser gravados e analisados graficamente por um computador. Depois do condicionamento, os pintos foram postos, um por um, numa gaiola transparente, da qual podiam ver o robô se mover no assoalho. O objetivo da experiência era verificar se o Tychoscope I continuaria a mover-se a esmo ou se ele passaria a fazê-lo mais proximamente aos pintos que se haviam ligado a ele. Verificou-se que o robô se mantinha um período de tempo duas vezes e meia maior na parte do piso próxima aos pintos, em comparação com os movimentos relativos que realizava quando a gaiola ficava vazia. Quando eram usados pintos que *não* tinham sido condicionados a adotar o robô como mãe, o Tychoscope I movia-se sem rumo ao ser posto na presença deles. Portanto, pode-se presumir que o movimento do robô dependia mais do condicionamento — dos sentimentos de ligação e proximidade afetiva? de amor? — dos pintos do que dos processos físicos que impulsionavam o robô. Os experimentadores constataram que era menos de uma em mil a probabilidade de os resultados terem sido devidos à casualidade.[41]

Com base nessa descoberta, Peoc'h e seus colegas empreenderam uma nova série de experiências, cujos resultados foram publicados em 1995. Eles desenvolveram a segunda geração do robô, o Tychoscope II. Esse robô era controlado por computador a distância, e este o fazia mover-se a esmo e lhe gravava e analisava os movimentos. Ao contrário das primeiras séries de experimentações, os pintos usados nesses estudos não tinham sido postos na presença do robô antes dessa experiência. Aliás, eles tinham sido criados num ambiente escuro. O objetivo era verificar se os grupos de tenros pintinhos podiam influenciar os caminhos percorridos pelo Tychoscope II quando este carregava uma vela acesa. Por sua natureza, os pintos não gostam de ficar na escuridão durante o dia. Eles poderiam "atrair" o robô com a vela acesa na direção deles para disporem de mais luz?

Oitenta grupos de 15 pintos foram testados, cada um por sua vez. Observou-se que, em 71% dos casos, o robô passava a maior parte do tempo nas proximidades dos pintos. Na ausência destes, o robô seguia rumos aleatórios. Constatou-se que era menos de uma em cem a chance de esses efeitos terem fundamento no acaso.[42]

O mundo tem "fome" de idéias e pensamentos?

A idéia da não-localização mental, como vimos, sempre nos faz imaginar uma pessoa enviando pensamentos ou intenções ao mundo que a cerca, onde provocam algum fenômeno. Por exemplo, falamos do *envio* de preces a pessoas necessitadas na Terra (e, comumente, às lá de cima). Isso nos sugere a idéia de que somos agentes e de que os beneficiários são os pacientes. Mas evidências indicam que o mundo, e não nós, pode ser o agente desse trabalho. Talvez seja ele que *absorva* nossos pensamentos quando não estamos fazendo absolutamente nada, inclusive não pensando nem desejando que as coisas se transformem. É como se o mundo fosse um ente "sedento de pensamentos", como se *quisesse* que pensássemos e sentíssemos.

Enquanto eu trocava correspondência sobre isso com o médico e escritor Dennis Gersten, de San Diego, aconteceu um fenômeno que me parece ter confirmado isso. Então, Gersten relatou um incidente ocorrido na vida do mestre espiritual indiano Sathya Sai Baba. Em certa ocasião, enquanto dava sáris como presentes a algumas de suas seguidoras, um de seus assistentes percebeu que, de um dos cantos de uma caixa de sáris ainda fechada, caíam gotas de um líquido. Ele chamou a atenção de Sai Baba para o fato. Sai Baba explicou que aquela caixa de sáris ainda não estava com o grau de qualidade suficiente para ser dada. Os sáris estavam chorando, pois não se achavam dignos de serem considerados presentes, e as lágrimas que estavam derramando eram o líquido que gotejava do fundo da caixa.[43]

Em certa manhã, eu transcrevia essa história encantadora da carta de Gersten para um ensaio que eu estava elaborando. Depois de fazer a transcrição, desliguei o computador para cuidar de outra tarefa. Quando voltei a ligá-lo, a tela se iluminou, mas, logo em seguida, tornou a escurecer-se, e tive aquele sentimento de desespero conhecido por todos os escritores que temem que seus esforços se percam com as armadilhas da realidade virtual. Porém, de súbito, surgiu no centro da tela uma imagem que eu jamais tinha visto — um ícone de computador com um semblante entristecido, com a linha formada pelo encontro dos lábios decaída. Minha esposa, Barbara, que estava em meu escritório então, olhou o ícone de relance e observou: "Seu computador está muito triste." Era como se o computador tivesse captado o estado de espírito dos sáris tristonhos, cuja descrição eu tinha acabado de gravar em seus mecanismos internos, e estivesse chorando juntamente com eles. O computador tinha travado. Não consegui apagar o ícone de semblante tristonho da tela e tive que telefonar para a assistência técnica para obter orientação sobre como proceder.

Os céticos dirão que todos os computadores travam mais cedo ou mais tarde e que a série de fatos foi pura coincidência. Os filósofos têm um termo especial, *antropopatia*, para expressar seu desdém com relação à atribuição de sentimentos humanos a seres inanimados. Quando os poetas falam de um mar "enfurecido" ou de ventos "brincalhões" ou quando os médicos se referem a um caso "persistente" de pressão sangüínea alta, essa atitude é injustificável, e eles estão distorcendo a feição verdadeira da natureza. Mas alguns cientistas levaram muito a sério a possibilidade de objetos terem a capacidade de sentir. Niels Bohr, um dos pioneiros da física moderna, observou: "Estou absolutamente preparado para falar sobre a vida espiritual de um computador eletrônico; para declarar que ele está refletindo ou que está de mau humor ..."[44]

Os computadores e os dispositivos eletrônicos *podem* absorver nossos estados de espírito? As respostas que os pesquisadores estão dando a essa pergunta é outra série de evidências favorecedoras da realidade da não-localização mental.

Princeton e o gerador de fenômenos aleatórios

Na época em que me entreguei ao exame de pesquisas sobre a não-localização da mente, visitei o mais famoso laboratório do mundo que investiga atualmente essa área — o PEAR, as instalações do Princeton Engineering Anomalies Research. O laboratório PEAR foi fundado por Robert G. Jahn, ex-diretor da Faculdade de Engenharia de Princeton. Em 1970, um aluno de Jahn propôs realizar como tese de mestrado um estudo para verificar se uma pessoa é capaz de influenciar o funcionamento de dispositivos eletrônicos sensíveis. Jahn, normalmente cético com relação a questões desse tipo, aceitou a escolha do aluno. Para seu espanto, a experiência funcionou. Isso provocou interesse por pesquisas mais profundas sobre a questão, o que deu origem ao PEAR. Nas duas últimas décadas, os pesquisadores do PEAR têm observado *milhões* de tentativas nas quais pessoas procuram provocar mentalmente algum fenômeno físico a distância — o que constitui o maior banco de dados sobre o assunto na história da ciência.

Fiquei surpreso em minha visita às instalações do PEAR. Esperava achar ali um enxame de cientistas de jaleco e um amontoado de sistemas computacionais num ambiente laboratorial de assepsia absoluta. Em vez disso, senti-me como se estivesse entrando num apartamento confortável, com almofadas macias, animais de pelúcia, belas obras de arte e algumas das pessoas mais afáveis que conheci. Embora houvesse dispositivos usados em experiências por todos os lados, eles estavam ali para servir ao homem, não para dominá-lo. Participei de uma experiência e observei várias outras.

Um dos dispositivos favoritos da equipe de pesquisas do PEAR é um aparelho semelhante a um computador chamado de gerador de fenômenos aleatórios, ou GEFA. Aparelhos desse tipo são comumente chamados de caça-níqueis, pois aquilo que proporcionam eventualmente a quem lhes introduz uma moeda é realmente produto de casualidade. Quando o GEFA é deixado operante durante longos períodos de tempo — horas ou dias —, acaba exibindo uma seqüência idêntica de caras ou coroas, uns ou zeros, sinais de mais ou de menos. Há 20 anos que os pesquisadores do PEAR vêm tentando verificar se as pessoas podem ou não influenciar mentalmente a coincidência dos resultados seqüenciais idênticos dos GEFAS.[45] O "operador" senta-se na frente da tela de um computador e observa uma linha flutuar a esmo acima e abaixo de determinado ponto, o que reflete a exibição de sinais de mais e de menos pelo GEFA. Uma vez que ele exibe igual número de cada um dos símbolos, a linha se mantém durante idêntico período de tempo acima ou abaixo do ponto mediano. Depois de enunciar a direção na qual desejam influenciar o resultado no computador, o suposto influenciador põe então sua mente para funcionar com o objetivo de tentar fazer com que a atividade do computador "se intensifique" e, com isso, produza mais sinais de mais, ou "diminua" e exiba mais sinais de menos. Os resultados, obtidos de milhões de tentativas com centenas de operadores, indicam que a mente pode transformar, literalmente, o mundo exterior.

Em seguida, a equipe do PEAR voltou sua atenção para a questão da distância. Se o operador estiver a grande distância, perguntaram-se, produzirá o mesmo efeito? A equipe distanciou os operadores e os computadores uns dos outros o máximo possível, ou seja, os pôs em extremos opostos da Terra. Mas os efeitos das intenções mentais se mostraram tão vigorosos e confiáveis como nunca. A distância, provaram eles, é irrelevante para que o poder da mente influencie aquilo que a cerca.[46]

Mas e quanto ao tempo? A equipe do PEAR demonstrou que os operadores não precisam concentrar-se no GEFA somente quando ele está ligado para exercer influência sobre ele. Mesmo quando eles se concentram nele *antes* de ele ser ligado, conseguem manipular-lhe os resultados como desejam, o que indica que talvez a mente consiga atuar no futuro. E pode a mente influenciar fatos passados? Para testar essa hipótese, eles deixam a máquina funcionando, e os resultados são gravados eletronicamente, mas não são observados. Já que, nesse caso, ninguém os terá influenciado, é de supor que os resultados serão obra do acaso. Mas, toda vez que o operador procura influenciar os resultados do GEFA horas ou dias *depois* de ele ter sido ligado, e os resultados gravados previamente são, *então*, examinados, observa-se que eles obedeceram à intenção do operador. Isso parece indicar que a mente consegue alcançar o passado e influenciar os fatos que já tenham acontecido.[47]

Pessoas ou grupos de pessoas são mais capazes de influenciar os resultados do GEFA? As pontuações mais altas observadas no laboratório do PEAR ocorrem quando duas pessoas do sexo oposto, ligadas emocionalmente, tentam influenciar o GEFA junto.[48]

E se muitas pessoas tentassem influenciar esse dispositivo? Seriam mais substanciais os resultados? Essa pergunta é comumente feita pelas pessoas que oram. As preces coletivas seriam mais eficientes do que as das pessoas que oram individualmente? À procura de uma resposta para isso, a equipe do PEAR desenvolveu um GEFA portátil que podia ser levado a ambientes em que se podem acomodar coletividades. Eles o levaram a dez conferências, puseram o GEFA num recinto próximo e lhe recolheram os dados em várias ocasiões durante as muitas sessões e apresentações, geralmente sem o conhecimento dos participantes de que o GEFA estava ligado. Eles descobriram que, quando os participantes compartiam de alto grau de atenção ou sentiam alguma emoção em comum, o GEFA costumava afastar-se do padrão de casualidade esperado quanto à produção de resultados. Depois de realizarem análises estatísticas sofisticadas, verificaram que eram menos de duas em dez mil as chances de que os resultados tinham sido devidos ao acaso. As experiências com o GEFA suscitaram a hipótese da existência de uma consciência coletiva entre as pessoas que forma uma espécie de campo — daí a expressão *campo* de GEFA que passou a ser usada para designá-las.[49]

Nas experiências em que se usam participantes individualmente, sentados na frente do GEFA, os operadores bem-sucedidos costumam dizer que, inexplicavelmente, eles "se tornam uma coisa só" com o aparelho. Aliás, o participante mais bem-sucedido de todos disse que teve a impressão de ter se apaixonado pela máquina. Mesmo quando grandes grupos influenciam o GEFA, como em encontros e conferências, um fenômeno emocional parece ocorrer também. A equipe do PEAR analisou anotações de diários de bordo e relatos de casos dos membros de dez grupos que testou. Os efeitos mais notáveis produzidos no GEFA ocorreram quando certa coesão ou afinidade emocional permeava os grupos — fenômeno que a equipe do PEAR começou a chamar de "ressonância".

A experiência de ser observado

Uma das questões mais desafiadoras sobre os efeitos remotos da mente envolve a hipótese de os desejos dos experimentadores poderem influenciar ou não a experiência em si. A maioria dos cientistas se mostra embaraçada ao se insinuar essa possibilidade. Estamos acostumados a considerar irrelevante aquilo que se *pensa* a respeito dos resultados de uma experiência. Se experiências diferentes seguem os mesmos métodos, espera-se que o resultado de determinada experiência seja o mesmo, independentemente daquilo em que acreditam seus realizadores. As luzes reveladoras da existência dessa probabilidade emanaram de uma fonte insuspeitada — a experiência corriqueira de sermos observados.

Quase todas as pessoas já tiveram a impressão de estar sendo observadas num restaurante ou em determinado farol de trânsito e olharam em volta para ver se alguém as fitava. Mas podemos mesmo saber quando alguém nos está fitando? Essa pergunta tem sido feita pelos cientistas há mais de cem anos, e suas respostas são dos mais diferentes matizes.[50] As pesquisas científicas sofreram interessante revolução em 1983 com o trabalho de Linda Williams, estudante universitária da University of Adelaide. Ela pôs observadores e observados em recintos diferentes, a cerca de 20 metros de distância um do outro. O observado foi submetido ao olhar atento do observador por meio de um circuito fechado de televisão, o que impedia o uso de sinais sutis que facultassem algum tipo de comunicação. Ora o observador podia ver o observado durante 12 segundos, ora a tela ficava branca, de acordo com uma seqüência aleatória. O observado era informado pela emissão de um sinal sonoro eletrônico quando cada nova sessão de 12 segundos começaria, e lhe pediam que indicasse quando achava que estava sendo ou não fitado pelo observador. Em 28 observados, verificou-se a existência de pequeno, porém significativo efeito positivo.[51]

Em 1990, os pesquisadores William Braud, Donna Shafer e Sperry Andrews, da Mind Science Foundation, de San Antonio, Texas, realizaram, sob a direção de Williams, três experiências nas quais voluntários fitavam atentamente, exibida na tela de um circuito interno de TV, a imagem de uma pessoa situada num recinto distante. Diferentemente de todas as experiências anteriores, não se pediu aos receptores dos olhares atentos dos observadores que indicassem quando achavam que alguém os estava fitando. Ao contrário das outras, um computador mediu seu reflexo cutâneo galvânico, o qual se traduz pela capacidade da pele para conduzir corrente elétrica e é indicador da excitação fisiológica. Várias sessões de observação visual foram entremeadas aleatoriamente com sessões de controle nas quais os observadores não operavam, e o receptor não foi informado a respeito do horário e da ordenação das várias sessões. Os graus de atividade eletrodérmica foram significativamente diferentes entre as sessões que tiveram observação visual e as que não tiveram. Os resultados dessas experiências indicam que é possível influenciar o sistema orgânico de uma pessoa situada a distância por meio da não-localização da mente, simplesmente olhando-se para a *imagem* dela, mesmo que ela não saiba disso. Essas experiências foram reproduzidas pelos pesquisadores Marilyn Schlitz e Stephen LaBerge em 1997 num estudo rigoroso realizado na Cognitive Sciences Laboratory at Science Applications International Corporation, em Palo Alto, Califórnia.[52]

Nessa ocasião, os estudos sobre concentração visual sofreram uma reviravolta fascinante.

Um dos mais famosos céticos dos fenômenos da não-localização mental é o inglês Richard Wiseman, da University of Hertfordshire. Wiseman realizou estudos sobre observação visual em 1994 e não achou nenhuma evidência de fenômenos da não-localização da mente, ao contrário da dra. Marilyn Schlitz, cujas experiências do mesmo tipo foram bem-sucedidas. Por que a diferença? Muitas foram as explicações possíveis. Os estudos de Schlitz podem ter tido alguma falha despercebida, mas ausente nas experiências de Wiseman, ou vice-versa. Ou talvez Schlitz tenha trabalhado com participantes mais bem dotados fisicamente do que os de Wiseman. Ou, ainda, Schlitz pode ter sido mais eficaz que Wiseman na estimulação das faculdades da não-localização da mente de seus participantes. Talvez algum experimentador tenha falseado os resultados das experiências.

Mas outra possibilidade ocorreu tanto a Schlitz quanto a Wiseman: este estava convicto de que fenômenos da não-localização da mente não existiam, ao passo que Schlitz estava convencida de que eles eram reais. Suas crenças inveteradas ou seus preconceitos poderiam ter sido fatores de fenômenos da não-localização da mente que, por isso, influenciaram os resultados de suas experiências?

Em busca de uma resposta, Schlitz e Wiseman decidiram colaborar um com o outro na realização de um estudo sobre concentração visual.[53] Schlitz viajou para a Inglaterra, onde ela e Wiseman trabalharam como experimentadores independentes de duas séries distintas de experimentos. Estes foram realizados ao mesmo tempo e no mesmo local — no laboratório de Wiseman na University of Hertfordshire. Eles usaram a mesma aparelhagem e membros do mesmo grupo de voluntários e empregaram exatamente os mesmos métodos e procedimentos rigorosos que tinham usado anteriormente. Os participantes ficaram num local distante do edifício, enquanto era feita a medição e gravação da resistência de sua pele. Uma imagem televisiva deles era mostrada aos observadores, de acordo com uma seqüência aleatória. A única diferenca entre as duas experiências foi que uma foi realizada por Schlitz, e a outra por Wiseman.

Os voluntários de Wiseman não apresentaram nenhuma alteração fisiológica quando foram e quando não foram fitados. Por outro lado, os organismos dos voluntários de Schlitz se mostraram significativamente excitados quando se lhes fitaram, embora ignorassem que estavam sendo observados.

É improvável que os resultados diferentes entre as duas experiências tenham sido devidos a algum artifício experimental. Os mesmos métodos foram seguidos. Portanto, a mesma falha experimental deveria ter afetado as experiências de Wiseman e de Schlitz igualmente. Os participantes poderiam ter trapaceado? As condições de experimentação foram tão rigorosamente controladas que isso é praticamente impossível. Wiseman ou Schlitz poderiam ter praticado alguma fraude? Os experimentos foram planejados para impossibilitar isso, e nenhuma trapaça foi verificada durante o andamento do processo ou a análise dos dados. Um subgrupo de voluntários poderia ser mais bem "dotado fisicamente" do que o outro? Ambos foram selecionados do mesmo grupo. Isso, pois, é improvável. Schlitz poderia ter sido mais eficaz, mesmo involuntariamente, na influenciação do desempenho de seus voluntários do que Wiseman o fora na dos seus? Os participantes poderiam ter captado a essência da crença de cada um dos dois experimentadores por meio de suas relações com eles e permitiram que isso os influenciasse? Essa possibilidade está sendo avaliada pela análise dos videoteipes, que mostram a forma pela qual Schlitz e Wiseman se relacionaram com os participantes. Ou Wiseman e Schlitz, por meio de suas crenças e intenções pessoais, fizeram remotamente com que as experiências produzissem resultados opostos?

Caso se confirmasse a possibilidade de as nossas intenções, crenças e desejos influenciarem os resultados de experiências científicas, muitos cientistas acreditam que isso significaria o fim da ciência. Talvez esse receio seja um exagero. Alguns fenômenos físicos são tão substanciais, que podemos supor que sua natureza seja imune ao capricho de nossas intenções — tais como as órbitas dos planetas, o comportamento dos vulcões e a formação dos continentes. Outros fenômenos naturais, tais como os processos da física quântica e das relações das partículas subatômicas, podem ser mais sensíveis às carícias das sutilezas da psique.

Somos zumbis?

Descobri que a maioria dos leigos sente-se intrigada com o fato de que pesquisas desse tipo continuam a ser feitas. Eles acham que, no atual estágio do desenvolvimento humano, os cientistas devem ter, seguramente, conhecimento das relações básicas entre a mente e o cérebro. Eles não sabem quanto, em verdade, somos ignorantes a esse respeito.

Nas várias conferências sobre a consciência que se multiplicam por toda parte nos dias atuais, os cientistas costumam envolver-se em calorosas discussões a respeito da questão de ser real ou *não* a sua existência, e mais ainda sobre o fato de ela funcionar ou não. Essa situação evidencia a nossa compreensão primitiva da mente. Daniel Dennett, comentarista eminente sobre as relações entre a mente e o cérebro e autor de *Consciousness Explained*, chegou à conclusão de que não existe aquilo que se chama de consciência — para ele, todos nós somos zumbis e autômatos, que, em razão de algum capricho da natureza, *achamos* que somos conscientes. De opinião semelhante é Francis Crick, que dividiu com outro ganhador um prêmio Nobel em 1953 pela descoberta da estrutura do DNA. Em seu livro de 1994, *The Astonishing Hypothesis*, ele escreveu que "suas alegrias e tristezas, suas lembranças e seus anseios, seu senso de identidade pessoal e livre-arbítrio, são, em verdade, nada mais que vasta aglomeração de células nervosas e suas moléculas correlatas".[54]

Muitas vezes, as pessoas leigas coçam a cabeça com isso, confusas com o fato de um cientista adotar uma atitude desse tipo. Se Crick estiver certo, então ele, assim como todas as outras pessoas, não tem livre-arbítrio, mas é levado por uma "grande aglomeração de células nervosas e suas moléculas correlatas" a dizer o que diz. Nesse caso, ele não chegou a essa conclusão por livre e espontânea vontade, por meio de cuidadosa ponderação de evidências; ao contrário, seu cérebro o *fez* pensar o que ele pensa; ele não teve opção na solução da questão. Por que, então, deveríamos acreditar nele? Se ele funciona "no automático", conforme argumenta, por que não fecha a porta do laboratório, desliga seus aparelhos, fecha os livros e vai para casa? Por que fazer *lobby* junto aos representantes do povo com o intuito de obter fundos para suas pesquisas, já que eles, como todas as outras pessoas, não têm escolha? As pessoas que defendem esse ponto de vista acreditam realmente nele? Como elas podem comungar na esfera da ciência, o que requer liberdade de indagação, se acham que não são livres para indagar?

Se esses teóricos estão certos, então a sinergia mente-corpo é realmente apenas uma relação entre a mente e o corpo, e nós nos estamos iludindo se achamos que podemos influenciar a nós mesmos e a outras pessoas por meio de nossos pensamentos, desejos ou preces. Mas não há razão justificável para encerrar a questão do papel da consciência na saúde. Mesmo que o cérebro seja capaz, de fato, de produzir consciência, para cuja realidade não há nenhuma evidência, ninguém tem a mínima idéia de como o *conteúdo* da mente — pensamentos específicos — seria gerado como resultado disso. "Não", disse Einstein certa vez em resposta a essa idéia, "esse truque não funcionará ... Como conseguiremos explicar, com base na química e na física, um fenômeno biológico tão importante quanto o amor à primeira vista?" Seu contemporâneo, Niels Bohr, cujo nome é sinônimo de física moderna, concordava com o fato de que a física não tinha ainda meios de lançar muita luz sobre a obscura questão da mente. "Devemos admitir que não podemos achar nada na física ou na química", disse ainda, "que explique a questão da consciência, mesmo superficialmente."[55]

Por outro lado, os proponentes da correlação cérebro-mente nos asseguram que, quando soubermos o suficiente — quando formos capazes de explicar os recônditos mecanismos do cérebro em termos equivalentes ao do comportamento das partículas subatômicas e da física quântica, por exemplo —, *então* veremos que as sinergias da consciência são de natureza inteiramente física. Alguns especialistas discordam disso. Sobre essa questão, vejam as palavras de Eugene Wigner, ganhador de um prêmio Nobel de física: "A mecânica quântica está passando o abacaxi adiante ... Atualmente, não temos a mínima idéia de como relacionar os processos físico-químicos com os estados mentais ..."[56] Ele diz ainda:

> Os fenômenos mais importantes, os quais as nossas preocupações teóricas no campo da física ainda não abrangeram, são os que dizem respeito à vida e à consciência ... Mesmo que nossas teorias físicas pudessem descrever perfeitamente os movimentos dos átomos em nosso corpo, elas não serviriam para nos fornecer um quadro do conteúdo de nossa consciência; elas não nos esclareceriam quando estaríamos sentindo dor ou prazer, quando estaríamos pensando em números primos ou em nossas netas. Esse fato é, em minha opinião, o mais óbvio, mas, também, a evidência mais convincente de que a vida e a consciência estão além da esfera da física atual.[57]

O físico e atrônomo David Darling também considera a correlação cérebro-mente algo insolúvel atualmente. Ele escreve:

> Com base nessa suposição [a de que a consciência é produzida pelo cérebro], um número crescente de cientistas se ocupa afanosamente nos dias atuais com "revolver" o cérebro na tentativa de explicar como funciona o truque da consciência. Pesquisadores da estatura de Francis Crick, Daniel Dennett, Gerald Edelman e Roger Penrose vieram a público, recentemente, com uma série de teorias engenhosas. Todos eles tentam explicar, de um modo ou de outro, a consciência como um epifenômeno de processos físicos e químicos que ocorre no cérebro — e todos fracassam completamente. E fracassam não porque seus sistemas sejam imprecisos ou pouco detalhados, mas porque estão tentando fazer algo que é, desde o começo, impossível.
>
> A verdade é que *nenhuma* descrição organicista daquilo que ocorre no âmbito físico do cérebro pode lançar o mínimo de luz sobre o porquê da existência da consciência. Nenhuma teoria pode explicar por que o cérebro não deveria funcionar exatamente como ele o faz e, ao mesmo tempo, evitar a intuição que todos nós temos de "como deve ser isso". E existe, acredito, uma razão muito simples para esse fato. O cérebro não *produz* consciência, absolutamente, assim como um aparelho de televisão não cria o programa que aparece em sua tela. Ao contrário, o cérebro *filtra* e *limita* a consciência, assim como os nossos sentidos limitam a totalidade dos fenômenos que, não fosse isso, poderíamos perceber.[58]

Esse ponto de vista de Darling é decisivo para a Era III — qual seja, o de que a mente é *fundamental*, mas não é a única propriedade do corpo físico. Longe de ser considerada extravagante, essa idéia tem sido abraçada por cientistas da mais alta categoria, tais como o ganhador de um prêmio Nobel de biologia George Wald: "A mente", diz ele, "ao invés de ter surgido como produto tardio da evolução da vida, sempre existiu ..., o princípio e a condição da realidade física."[59]

Uma das objeções mais comuns ao psiquismo não-localizado, remoto, da mente é a sustentada com a hipótese da violação das leis da natureza. Os grandes cientistas têm opinião contrária a esse respeito. Eis o que afirmou o físico Gerald Feinberg: "Se fenômenos desse tipo realmente ocorrem, nenhuma mudança nas equações fundamentais da física será necessária para descrevê-los." E o psicólogo Paul Meel e o filósofo da ciência Michael Scriven ressaltaram que essa objeção se apóia em duas suposições altamente questionáveis: a de que o conhecimento científico atual é completo e a de que os efeitos mentais contrariam os fundamentos dele. O físico

O. Costa de Beauregard afirma: "A física atual admite a existência dos chamados fenômenos paranormais da telepatia, precognição e psicocinese ... Na física contemporânea, o conceito de 'não-localização mental' requer cogitemos da racionalidade desses fenômenos."[60]

Entre os cientistas influentes que têm defendido a realização de debates francos sobre a questão da não-localização da mente está o físico Henry Margenau, professor emérito de física e filosofia natural na Yale University. O professor Margenau lecionou física durante 41 anos em Yale e foi prestigioso membro do Institute for Advanced Study da Princeton University. Durante meio século, Margenau deu, até antes de morrer, aos 96 anos de idade, contribuições fundamentais à física. Ele tinha interesse também pelos fenômenos da não-localização da mente, tais como os que temos estudado, inclusive os que o são pelos parapsicólogos. Cito longamente, a seguir, o ponto de vista do professor Margenau pelo fato de ele resumir bem a nossa situação atual e mostrar por que nos deveríamos manter acessíveis à validez da não-localização da mente.

> Atualmente, parece ser questão de senso comum a toda pessoa de formação científica que a TCP (telepatia, clarividência, precognição) é algo impossível, já que fenômenos tais — se existissem — violariam as leis científicas conhecidas e comprovadas. Com base nisso, podemos prever, seguramente, que relatos de ocorrências desse tipo resultam de pobreza de observação, projetos experimentais mal-elaborados e mera rabulice ...
>
> Essa é a atitude de muitos cientistas modernos ...
>
> Entretanto, deveria ser levantada a questão a respeito de quais leis, precisamente, seriam violadas pela ocorrência de fenômenos de TCP ...
>
> Os fenômenos de TCP violam o cânon que reza a impossibilidade "da ação a distância"? Eles o violariam, talvez, se esse princípio universal existisse. Atualmente, existem conjecturas respeitáveis entre os físicos que enunciam a existência de campos sem massa nos quais os resultados de fenômenos podem ser transmitidos instantaneamente. No campo da mecânica quântica, predomina atualmente o debate da questão do caráter onipresente das interações: a expressão é uma versão pretensiosa de ação a distância ... A questão da TCP não é mais estranha do que algumas das questões discutidas nesse campo.
>
> Curiosamente, não parece possível identificar leis ou princípios violados pela existência de fenômenos de TCP. *Podemos* achar contradições entre fenômenos de TCP e nossa visão atual culturalmente aceita da realidade, mas não — como muitos de nós têm acreditado — entre os fenômenos de TCP e as leis científicas cuja enunciação tem exigido de nós tanto esforço. A menos que identifiquemos essas contradições, talvez seja razoável examinar mais atentamente os relatos desses fenômenos estranhos e inquietantes que nos chegam de cientistas bem-formados e que cumprem as regras básicas da pesquisa científica. Acreditamos que o número desses relatos de alta qualidade é considerável e continua aumentando.[61]

Em vista de nossa ignorância sobre a natureza e origem da consciência, a atitude mais sábia a adotar é, em princípio, a de abertura ao tratamento da questão. No que diz respeito aos mecanismos da consciência, precisamos nos manter acessíveis às idéias que porventura surjam. O astrônomo Carl Sagan, embora nada fã da não-localização mental, defendeu um ponto de vista que endosso entusiastamente, o qual nos será muito útil quando iniciarmos o estudo sobre a Era III. No discurso que fez, em 14 de junho de 1991, na cerimônia inaugural de formatura na University of California at Los Angeles, ele disse: "É responsabilidade dos cientistas jamais censurar o conhecimento, ainda que seja extravagante e independentemente de quanto possa incomodar os que estejam no poder. Não somos tão inteligentes assim para poder decidir quais tipos de conhecimento são permissíveis e quais não são ..."

O quadro embrionário da consciência

Ninguém pode dizer qual será o aspecto final da consciência. Mas, conforme propõem os pesquisadores Dean I. Radin, Janine M. Rebman e Maikwe P. Cross, é quase certo que o modelo final da mente nos mostre o seguinte:

- A consciência é *onipresente*. Ela se estende além dos limites físicos do homem. Não pode ser limitada a pontos específicos do espaço, tais como o cérebro ou o corpo, ou ainda a pontos no tempo, tais como o momento atual.
- A consciência é um princípio ordenador. Ela é capaz de inserir informação em sistemas desorganizados ou com os componentes dispostos aleatoriamente e estabelecer situações de ordenação superior.
- Consciência não é o mesmo que conhecimento, percepção imediata da própria atividade psíquica comum e do meio circundante. O princípio ordenador da consciência pode atuar sob independência completa do estado de vigília, como nos sonhos, por exemplo.
- Tanto a consciência pessoal quanto a coletiva podem estabelecer ordenação e inserir informações no mundo que nos cerca e também obter dados dele.
- A harmonia e a coesão entre as pessoas é importante na questão do poder de ordenação da consciência. Harmonia e coesão podem significar amor, empatia, solicitude, união, unicidade e espírito de coletividade.
- A consciência pode influenciar igualmente humanos e todos os outros seres, animados e inanimados. Até estes podem "vibrar" sob a influência da consciência e responder a isso.[62]

Quando, no século 16, Sir Isaac Newton começou a tentar dar sentido ao seu mundo, ele cunhou novas expressões para ajudá-lo a fazer o seu trabalho. Uma dessas, *gravitação universal*, foi tão controversa, que seus colegas o acusaram de se vender ao misticismo. Queixaram-se de que Newton não tinha como explicar como essa força invisível funcionava e que ele não podia elucidar como objetos sólidos obedeciam aos imperativos da invisível gravidade mesmo que eles quisessem fazê-lo. Inabalável, Newton manteve-se fiel às suas observações e a seus cálculos matemáticos. Os dados que tinha obtido, alegou, tornavam *imperioso* propor a existência da gravidade; como seus oponentes achavam que o mundo *tinha* que funcionar era irrelevante. Eventualmente, os colegas de Newton acabaram superando a indigestão intelectual sobre o princípio da gravitação, e hoje a gravidade conquistou o senso comum. Mas isso não ocorre porque nós a entendemos. Nós *ainda* não sabemos como a gravidade funciona; nós simplesmente nos acostumamos com ela.

Tal é o caso da não-localização da mente. Somos como que instados a propor sua existência, por causa dos dados científicos que temos e de nossas experiências. Os céticos podem resmungar, gritar, vociferar e bufar, assim como fizeram ante a questão da gravidade, mas a não-localização mental é realidade cuja hora de enunciar chegou. E, daqui a alguns anos, quando se dissiparem as trevas da controvérsia em torno dela, consideraremos a não-localização mental algo tão óbvio, natural e *certo* — quanto a gravidade.

CAPÍTULO 3

Sonhos, Preces e Êxtase: Como os Fenômenos da Não-Localização da Mente Ocorrem

O cérebro respira a mente, como os pulmões respiram o ar.
HUSTON SMITH
Forgotten Truth

Normalmente, os fenômenos da não-localização da mente surgem em nossas vidas espontaneamente, sem se anunciarem, estejamos "prontos ou não". E essa manifestação súbita pode ser chocante.

Marilyn Ferguson, autora de *The Aquarian Conspiracy* e editora de *Brain/Mind Bulletin*, ouviu pronunciarem seu nome em voz alta, inopinadamente.[1] Ela relata o fenômeno:

> Logicamente, eu me assustei. Na semana anterior eu estivera lendo um livro sobre percepção extra-sensorial, assunto que sempre evitara. Durante breves instantes, fiquei perguntando-me se aquela voz significava que alguém próximo estava morrendo ou em perigo. E, em seguida, eu me repreendi pelo exagero da imaginação.
>
> Quando, duas horas depois, retornei, meu marido me aguardava para dizer que meu pai, aparentemente saudável, a 1.600 quilômetros de distância de mim, tinha acabado de sofrer um ataque cardíaco fatal. No dia seguinte, quando descobri que outras duas pessoas da família tinham tido também premonições sobre sua morte, fiquei pasma com o fato de que esses fenômenos pudessem ser quase corriqueiros.
>
> Se for esse o caso, ponderei, nossa compreensão de tempo e espaço deve ser incompleta.[2]

A reação inicial de Ferguson — repreender-se por causa da suposta exaltação da imaginação — é uma das reações típicas que muitos de nós têm para com fenômenos da não-localização da mente. À medida que crescemos, aprendemos a pensar pelos padrões tradicionais. Assim, quando atingimos a idade adulta, "sabemos" que nossa mente está confinada em nosso cérebro e que todas as formas de comunicação têm de ser intermediadas pelos sentidos orgânicos. Especialistas de todas as áreas nos fazem acreditar que os fenômenos da não-localização da mente são "coincidências engraçadas", na melhor das hipóteses, e, na pior delas, alucinações, como resultado de pessoas de juízo fraco.

Essas críticas são despropositadas. Pesquisas feitas pelo University of Chicago's National Opinions Research Council (NORC) revelaram que "pessoas que tiveram experiências paranormais, quer as aceitem intelectualmente quer não, são tudo, menos lunáticos religiosos ou casos de psiquiatria. Elas são, em sua maioria, americanos comuns, um tanto *acima* do normal quanto a educação e inteligência e um pouco *abaixo* da média em matéria de envolvimento religioso". O sociólogo Andrew Greeley, do NORC, realizou testes com pessoas que haviam tido profundas experiências místicas, tais como banharem-se numa luz branca. Quando essas pessoas foram submetidas a testes padrão para a medição de seu bem-estar psicológico, a pontuação que obtiveram foi *máxima*. O psicólogo da University of Chicago Norman Bradburn, que desenvolveu o teste, disse que não fora encontrado antes nenhum fator, como a experiência mística, que se correlacionasse tão estreitamente com o equilíbrio psicológico.[3]

Com que freqüência os fenômenos de não-localização mental ocorrem? Os pesquisadores do NORC, que tinham feito pesquisas com americanos a respeito de suas experiências psíquicas desde 1973, relatam que dois terços disseram que tinham tido algum tipo de percepção extra-sensorial e que quase a metade deles informou que havia tido "contato com os mortos". Cerca de 30% havia tido "visões", dois terços haviam passado por situações de *déjà vu* e um terço tinha visto coisas a distância.[4]

Como mostra a experiência de Ferguson, pode ser difícil dar sentido à nossa vida sem reconhecer que nossa mente funciona não-localizadamente. Quando aceitamos a realidade dos fenômenos da não-localização da mente como parte natural de nosso mundo, mais as coisas se encaixam, fazem sentido, mostram ter significado.

Considere, por exemplo, o que aconteceu certa noite com a estudante universitária Emily Wright Jaeger. Ela estava sentada na sala de estar, estudando, na hora do dia em que muitas pessoas costumam ler o jornal. De súbito, veio-lhe à mente a advertência: "Você está morrendo." Isso não fez sentido para ela, pois ela estava aparentemente saudável e bem. Mas, logo depois, ela começou a sentir-se como uma deficiente física — fraca, com dificuldade para respirar e incapaz de mover as pernas. Mulher profundamente espiritual, Jaeger começou a concentrar-se na idéia que tinha do poder de Deus, conforme lhe ensinara sua religião. Ela começou a orar e continuou a fázê-lo até sentir-se "liberta". Sua sensação de vitalidade retornou, e ela voltou-se para os seus estudos.

Quando, no dia seguinte, ela chegou ao escritório, seus colegas ficaram chocados ao vê-la. Eles reagiram como se estivessem vendo um fantasma. Disseram a ela que tinham lido seu nome na coluna de óbitos do jornal no dia anterior. Sem ter percebido que o nome era de outra pessoa, seus colegas no departamento inteiro achavam que ela estava morta. "Percebi", disse ela, "que eu tinha sido como que hipnotizada pelos pensamentos — embora eu não soubesse a origem disso — dos que estavam achando que eu era a mulher cujo nome constava na coluna de óbitos."[5]

Jaeger tinha um lugar na sua visão de mundo para a não-localização da mente. Isso a fez entender aquilo que, não fosse a aceitação prévia da realidade possível do fenômeno, lhe teria sido uma experiência transtornante e assombrosa. Se ela tivesse ido, digamos, ao consultório de um médico que não tivesse conhecimento da medicina da Era III e se houvesse queixado de que estava sentindo-se "fraca, com dificuldade para respirar e incapaz de mover as pernas", e a avaliação médica não tivesse evidenciado nenhum problema físico, seu caso teria sido diagnosticado, praticamente, como neurose, hipocondria ou coisa pior. Talvez, ela tivesse sido encaminhada a um psiquiatra ou submetida a tratamento para ajudá-la a "recuperar o controle de si mesma". Não é raro ver por que a incapacidade de reservar na mente um lugar para a realidade dos fenômenos da não-localização da mente tem resultado em muita descrença por parte dos médicos.

Êxtase de atleta

Fenômenos de não-localização da mente são particularmente comuns nos esportes. A aceitação da possibilidade da existência da não-localização da mente ajuda os atletas a entender o que alguns chamam de "êxtase de atleta" — momentos encantadores nos quais o desempenho atinge o auge e o senso de individualidade é transposto.

Bill Russell foi um dos maiores jogadores de basquete de todos os tempos. Em 1956, ele ganhou a medalha de ouro olímpica como membro da equipe de basquete americana, e uma vaga como profissional no Boston Celtics que resultou em 11 campeonatos em 13 anos de carreira, durante os quais ele obteve o prêmio de melhor jogador da liga cinco vezes.[6]

Russell situa o início de sua grandeza numa "revelação mística" que teve aos 16 anos de idade enquanto caminhava por um dos corredores da escola em que estudava. Subitamente, sentiu-se possuído por uma "sensação calorosa [que] desceu sobre mim como que [vinda] de lugar nenhum", seguida por outra, de bem-estar, de que "tudo está bem". Foi a experiência mais prodigiosa de sua vida. A mãe morrera quando ele tinha 12 anos. Desde então, ele se sentia rejeitado por todos e cercado por hostilidade e sensação de impotência. A experiência no corredor da escola transformou a sua vida literalmente. A magia continuou. "Ao olhar para o passado", relata ele, "vejo toda uma série de fatos improváveis, mas que tinham de ocorrer. Lembro-me também dos momentos nos quais novas aptidões pareciam cair do céu e de que eu me sentia como se tivesse um novo olho ou houvesse criado um novo compartimento em meu cérebro."[7]

Como jogador de basquete colegial, ele era "facilmente descartável". Mas, por sorte, foi escolhido como membro de um time de estrelas do basquete californiano que excursionou pelo noroeste do Pacífico durante um mês. Nessa excursão, o basquete tornou-se-lhe obsessão. Ele assimilou tudo que pôde dos outros jogadores. Depois, passada uma semana de turnê, "aconteceu algo que me abriu os olhos e me fez sentir um calafrio percorrer-me a espinha", diz ele. Ele estava sentado no banco do estádio e observava cada movimento efetuado por dois craques do basquete. Em seguida, fechou os olhos e visualizou a jogada, e a repassou na imaginação como se ele mesmo estivesse fazendo os movimentos. Quando entrou no jogo, ele fez a jogada como se se tivesse tornado seu próprio colega de jogada — como se ele "houvesse entrado num filme e lhe seguisse as placas de sinalização". Durante a turnê, ele ficou como que "quase possuído" pelo basquete. Nas longas viagens de ônibus, ele reproduzia mentalmente as jogadas do jogo de que tinha acabado de participar. "Era algo que não me exigia nenhum esforço; os 'filmes' que eu via na mente pareciam ter seu próprio projetor, e, toda vez que eu fechava os olhos, eles eram exibidos." Algum tempo depois, ele começou a imaginar-se realizando jogadas de defesa. Ele se imaginava mentalmente como a sombra do jogador que estava tentando marcar, uma espécie de imagem de espelho que se movia instantaneamente, como quando se realizam passos de dança. Quando ele pôs sua técnica de treinamento em prática na quadra, ela se mostrou altamente eficaz. Russell tornou-se famoso por suas assombrosas jogadas de defesa, inclusive pelas conhecidas como bloqueios de arremesso, os quais "não eram efetuados" naquela época. As técnicas de defesa "surgiram de minha própria imaginação, e, assim, eu as considerava minhas", relata.[8]

Como jogador profissional da NBA sob a direção do treinador Red Auerbach, Russell nos fornece várias descrições dos momentos excepcionais nos quais a equipe parecia estar no estado de "êxtase atlético". "Acontecia todo tipo de coisas estranhas", declara.

> O jogo entrava num estágio de competição feroz e, ainda assim, não sei como, eu não me sentia agressivo — o que, em si mesmo, é um milagre. Eu punha nas jogadas o máximo de meus esforços, e lutava, e só faltava tossir pela garganta afora pedaços de meus pulmões quando corríamos, mas não sentia nenhuma dor. O jogo corria tão velozmente, que cada finta, interceptação e passe eram surpreendentes, embora não pudesse surpreender-me. Era quase como se estivéssemos jogando em câmara lenta. Nesses momentos mágicos, era como se eu conseguisse adivinhar como seria feita a próxima jogada e de onde o arremesso seguinte seria feito. Mesmo antes de o time adversário entrar em nossa quadra de jogo quicando a bola, eu conseguia pressentir a jogada tão claramente que sentia vontade de gritar para os meus colegas: "É por ali!" — mas eu sabia que tudo mudaria se eu fizesse isso. Minhas premonições se confirmavam com regularidade, e sempre sentia então que eu conhecia muito bem não apenas os jogadores do Celtics, mas também todos os jogadores adversários, e que todos eles me conheciam. Houve muitas ocasiões em minha carreira nas quais me senti comovido ou eufórico, mas aqueles eram momentos nos quais eu chegava a sentir calafrios percorrer-me a espinha ... Nas cinco ou seis ocasiões em que o jogo terminou nesse nível de qualidade e encantamento, eu não me importei, *literalmente*, com quem o havia ganhado. Se perdêssemos, eu ainda me sentiria tão livre e sublimado quanto um falcão.[9]

Vemos, nos relatos de Russell, analogias impressionantes com os fatos relacionados com as eras da medicina. No que respeita à Era I, a medicina organicista, podemos situar a analogia de seus princípios na primeira fase da carreira de Russell, de jogador "facilmente descartável", de jovem alto e rude, que se apoiava apenas no talento físico. A Era II, a medicina da sinergia mente-corpo, encontra semelhança de seus fundamentos na segunda fase da vida do jogador, na qual ele começou a figurar e visualizar os próprios movimentos e também os dos outros e a realizá-los e repeti-los na imaginação antes de traduzi-los para a realidade da quadra. A Era III, a medicina da não-localização da mente, pode ser comparada com a fase final de sua carreira, na qual ele transpôs a própria individualidade, transcendeu a injunção espaço-tempo e passou a conhecer os outros como a si próprio, a antever o que poderia ocorrer, a sentir o jogo como algo que fluía intemporalmente, esquecido da vitória ou da derrota — tudo isso em estado de euforia.

Amor e empatia

Que faculta a alguém passar de uma visão de mundo centrada em si mesmo para outra em que deixe de achar que haja fronteiras entre as pessoas? Como Marilyn Ferguson conseguiu sentir a morte do pai tão distanciado dela, como se ela e ele fossem uma só pessoa? Que permitiu que Bill Russell passasse a sentir-se como se ele e seus colegas do time fossem unos? Li centenas de cartas de leitores nas quais relatam experiências como essas, sempre à procura da chave que torna essa mudança possível. Acho que o componente fundamental disso seja o *amor* — solicitude fraterna e compaixão tão profundas e sinceras que transpomos as barreiras que erguemos em torno do eu.

Muitas vezes, as pessoas percebem quando um ente querido distante delas se encontra numa situação de doença ou de emergência ou de morte iminente. Nesses casos, o sentimento de ligação pode ser tão forte que elas são tomadas da mesma sensação que a pessoa distante esteja tendo — por exemplo, dores torácicas, quando a pessoa distante esteja tendo um ataque do coração, ou dores de parto, se a pessoa for uma mulher que esteja dando à luz. Na maioria dos casos, as pessoas passam por esse tipo de experiência quando fazem parte de uma situação que envolva sentimentos de amor. Até mesmo o "êxtase de atleta" pode ser entendido como uma situação em que há sentimento de amor — amor tão profundo pelo jogo que a vitória ou a derrota se tornam irrelevantes, amor tão forte que a "adversidade" é transposta em favor da unicidade com o oponente.

E o amor está relacionado com a empatia — atitude de pôr-se no lugar dos outros, de sentir o que eles sentem. A empatia foi subestimada na Era I, a fase mecanicista da medicina. Pois se as drogas e os procedimentos cirúrgicos funcionam por si mesmos, quem precisa de empatia? A empatia sofreu recentemente outro golpe com a predominância dos planos ou "gerenciamento da saúde", como se a saúde e os cuidados com ela pudessem ser administrados como um time de beisebol ou uma carteira de títulos e ações. A bonificação nesses sistemas é baseada na eficiência e no corte de custos, não no fomento de relações calorosas e duradouras com o paciente e sua família. Os médicos que trabalham com planos de saúde costumam dizer que não têm tempo para prestar bom atendimento de natureza *organicista*, quanto menos atenção e compaixão. As limitações de tempo que enfrentam é grave. Pesquisas indicam que o tempo médio que os médicos clínicos de sistemas de saúde passam com o paciente é próximo dos 7 minutos, e está diminuindo.

Mas a empatia é como uma rua de mão dupla. Os pacientes, bem como os médicos, precisam fazer cada qual a sua parte para que a empatia flua em ambos os sentidos — questão que tomo como oportunidade para revelar aqui o que mais me irrita. Trabalhei, como clínico geral, com numerosa equipe de médicos em Dallas, Texas, durante muitos anos. Os pacientes se acomodavam numa sala de espera, no aguardo do momento de se consultar com seus médicos costumeiros. Às vezes, ao passar pela sala de espera, eu ouvia trechos de conversas. Lembro-me de um paciente ter dito a outro: "Que médico você usa?" Embora eu tivesse notado prontamente que se tratava de uma expressão inocente, fiquei um pouco constrangido com a idéia de ser *usado*. "Com qual médico você se *consulta* ou qual deles você *prefere*?" teria soado muito melhor. Como médico, eu teria tido dificuldade em ter empatia para com alguém que estivesse tentando *usar-me*.

Consideremos o que ocorre quando vamos ao médico em busca de diagnóstico para um problema específico. *Diagnóstico* deriva de palavras gregas que significam "conhecimento que existe de permeio ou entre". Um diagnóstico correto, em outras palavras, requer a união entre médico e paciente para que o conhecimento flua entre eles e isso resulte em uma solução. Para que esse processo ocorra, o médico deve ser capaz de ter e manifestar empatia — a vontade de pôr-se no lugar de outrem para conhecer os sentimentos dele ou dela. Isso significa que, para ser um bom médico, o profissional deve estar disposto a mobilizar o potencial de suas faculdades da não-localização da mente, a transpor as barreiras da própria individualidade. Se o médico se mostrar muito hesitante, formal, profissional, reservado — *organicista* em demasia — para tornar-se, por assim dizer, o próprio paciente, provavelmente ele será um profissional incompetente.

É verdade, às vezes a necessidade de uma ligação não-localizada entre o médico e o paciente pode ser contornada pelo recurso aos testes de laboratório para a obtenção de diagnóstico. Mas, sem conhecer o interior do paciente, o médico fica, em muitos casos, sem saber que testes realizar. E, mesmo quando lhe chegam às mãos os resultados dos testes, o médico ainda precisa perguntar: "Que *significam* estes dados?" Não se obtêm diagnósticos de números, pura e simplesmente. Ele é obtido quando a não-localização da mente entra em ação, quando médico e paciente se tornam um único ser. Portanto, para ser bom na elaboração de diagnósticos, o médico tem de *entrar* na essência do paciente — processo que dá novo significado à pergunta: "O médico está?"*

* Em inglês: "Is the doctor 'in'?" ["O médico 'entrou', 'chegou'?"] (N. do T.)

Se não fosse assim, os computadores poderiam diagnosticar tão aptamente quanto os médicos. Por enquanto, eles não são capazes de fazer isso. Definitivamente, computadores são entes mecanicistas. Não são capazes de vencer os próprios limites e transcender o espaço, o tempo, para tornar-se uma coisa só com o paciente. Computadores podem ser "usados"; podem ser ou estar "ligados", mas não "penetrar, entrar".*

A neuropsiquiatra e neurocientista Mona Lisa Schulz, em seu livro *Awakening Intuition*, nos dá um exemplo do papel da empatia na composição de diagnósticos por meio da não-localização mental, método que ela chama de "leitura".

> Numa das primeiras ocasiões que fiz leitura, imaginei-me dentro do corpo de uma pessoa, examinando-lhe os órgãos. Eu me pus na cavidade abdominal, próximo à aorta, e olhei para cima. A aorta me pareceu uma árvore. E impressionante. As artérias que se estendiam para o abdome, a bacia, e assim por diante eram seus galhos e raízes, abrindo-se em ângulo reto. Fiquei tão próxima dela em minha imaginação, que cheguei a ver sua textura de "cortiça".
>
> Agora, quando faço leitura de uma pessoa, primeiramente imagino-me de pé em sua frente e examino-lhe a cabeça, os olhos, os ouvidos, o nariz e a garganta. Em seguida, penetro-lhe o interior e sigo para o sul. Entrego-me a uma espécie de passeio, passo pelos vários órgãos e examino-lhes mentalmente as condições. Isso é uma forma de empatia, o imaginar-se no lugar de outra pessoa. Se você tem empatia, se seu coração está aberto para receber informações, verá que consegue tirar mais proveito disso. Jonas Salk forneceu um relato semelhante de seu método intuitivo. Ao trabalhar em suas pesquisas, ele disse que se imaginava um sistema imunológico e tentava figurar a situação em que se empenhava em neutralizar um vírus ou uma célula cancerosa. Essa forma extremosa de empatia facultou-lhe adquirir novos conhecimentos e planejar suas experiências com base neles.[10]

Os princípios que norteiam a medicina da Era III tornam o diagnóstico mais preciso, mas também podem torná-lo mais difícil de elaborar. Apoiado nos conceitos das medicinas da Era I e da Era II, o médico, quando lida com um paciente que apresenta certos sintomas, trabalha com a hipótese de que os sintomas são inteiramente do paciente e não de outrem. Mas, se sensações e sintomas físicos podem ser compartidos ou transferidos entre pessoas distantes, conforme propõe a metodologia da não-localização mental, como o médico pode ter certeza de sua origem?

O psiquiatra da University of Virginia Ian Stevenson estudou 160 dos que se conhecem por casos de telessomática, na qual sintomas são compartilhados entre pessoas situadas a distância umas das outras. Eis alguns dos sintomas e atitudes manifestados por receptores:

- tontura quando o irmão estava morrendo
- choro e inquietação quando a esposa estava morrendo

* Em inglês: "They can be 'on' ['Eles podem ser ou estar ligados'], but not 'in' ['mas não estar dentro, entrar, penetrar']." Relação que o autor estabeleceu com a idéia do parágrafo anterior, no original. (N. do T.)

- cometimento de suicídio quando o filho estava morrendo
- mau pressentimento quando a filha estava morrendo
- tristeza, choro, tremedeira quando a esposa foi vítima de acidente
- ataque de icterícia quando o irmão gêmeo estava morrendo
- sentimento de pavor quando o filho estava morrendo
- sensação de choque elétrico quando a esposa perdeu dinheiro
- pavor e arrepio quando a tia estava num local em chamas
- golpe forte na cabeça quando a irmã foi ferida na cabeça[11]

Às vezes, grupos de pessoas podem sentir os mesmos sintomas, o que pode resultar na disseminação de pequenas epidemias. Em 6% desses casos, duas ou mais pessoas sentiram os mesmos sintomas que estavam sendo transmitidos, tais como o de duas irmãs distantes uma da outra e que, simultaneamente, tiveram arrepios quando sua mãe estava morrendo.

INTERNOS E ETERNOS

Quando, pela primeira vez, examinei a lista de sintomas que as pessoas tiveram nesses 160 casos, isso me fez lembrar das queixas que ouvi de centenas de pacientes no início de minha carreira, como residente — queixas cuja causa não consegui descobrir. Então, eu não professava ainda os princípios da Era III e não estava familiarizado com sintomas transmitidos pela não-localização da mente. Alguns desses casos ainda estão vivos na minha lembrança. Ao examinar o passado, tenho a forte impressão de que podem ter tido relação com fenômenos da não-localização da mente. Mas eu estava apegado à metodologia das Era I e Era II. Depois de eliminar as causas físicas, acabava restando-me, quase sempre, uma explicação de feição psicossomática, com base na medicina da Era II. Se eu tivesse conseguido dar um salto em direção à Era III, eu poderia ter sido um médico melhor para os meus pacientes.

A neuropsiquiatra Schulz relata como seu problema físico — ser atropelada por um caminhão enquanto fazia *jogging* — foi transmitido à sua mãe por meio da não-localização da mente. No momento em que ela se preparava para atravessar a ponte no Estado de Oregon na qual o acidente ocorreu, seus pais estavam participando de um encontro da sociedade histórica na terra natal deles, na Costa Leste. De repente, no meio do encontro, sua mãe se levantou e disse: "Ed, algo acabou de acontecer com a Mona Lisa." Seu rasgo de emoção foi anotado nas minutas da reunião pela secretária da sociedade histórica, inclusive a hora do fato, a qual correspondia ao do momento em que o caminhão atropelara a filha, a 4.800 quilômetros dali.[12]

O psiquiatra Ian Stevenson afirma: "Parece-me muito provável que muitos dos exemplos de sintomas produzidos por processos extra-sensoriais são desprezados porque a possibilidade de sua existência não é nem mesmo considerada." A chave da questão, disse um de meus colegas, é pensar como "eterno", não como "interno". O profissional da medicina interna sempre busca interiormente, dentro do paciente, a origem do problema, no momento atual. O "eterno" faz exames de toda extensão de tempo e espaço possível, tanto dentro como fora do paciente, na busca de soluções.

A aplicação dessa abordagem estabeleceria melhores relações entre os pacientes e os médicos. Muitos médicos consideram os pacientes hipocondríacos o pior de seus tormentos, e manifestam seu desdém por eles. Essas pessoas consomem boa parte do tempo dos médicos (e os médicos consomem quantidades consideráveis do dinheiro deles), em vão. No fim das contas, ambas as partes sentem-se, na maioria das vezes, insatisfeitas com os resultados — uma série frustrante de testes com resultados normais, nenhum diagnóstico e uma enorme despesa de tratamento. Caso se considerasse, no que concerne a esses tipos de problemas, a razoabilidade da aceitação de causas de natureza telessomática, não-localizada, isso poderia justificar uma estratégia de esperar para ver, e não haveria a necessidade da realização imediata de exames caros e minuciosos. Já outros médicos preferem considerar doenças telessomáticas problemas cujo diagnóstico merece recurso "alternativo" somente quando todas as outras possibilidades razoáveis de tratamento são eliminadas. Em ambos os casos, o médico poderia discutir a situação francamente com o paciente, o qual poderia participar da decisão sobre a intensidade e complexidade das medidas terapêuticas. A cautela é boa conselheira, pois a doença telessomática pode coexistir com doenças de natureza exclusivamente pertinente ao sistema orgânico do paciente.

Demais, os pacientes precisam fazer sua parte na aplicação dessa metodologia. Atualmente, os pacientes costumam considerar os médicos que prescrevem longas séries de testes profissionais mais competentes e "científicos" do que os que não fazem isso. Se, em muitos casos, pacientes como esses saem da sala de consulta sem a solicitação de testes, eles ficam desapontados. Isso é mentalidade típica da medicina da Era I — o corpo é uma máquina e deve ser levado à oficina de quando em vez para a realização de testes e ajustes, antes que enguice. Certamente, não há nada errado em se usar abordagens da medicina da Era I se isso for feito com sabedoria; sou inteiramente a favor da prática judiciosa de realização de exames, mamogramas e testes sangüíneos anuais. É problemática, porém, a situação em que o paciente espera que se lhe submetam o cérebro a tomografia computadorizada quando ele tem uma simples dor de cabeça, ou aquela em que o médico prescreve rotineiramente exames colonoscópicos para avaliar dores estomacais. Esse tipo de exagero já não é tão freqüente como era até recentemente — desde o advento dos HMOs*, os quais bonificam os médicos que *não* prescrevem a realização de exames —, mas a prática continua.

Os médicos que fazem a transição para a medicina da Era III deveriam acomodar-se bem em seus assentos, pois o percurso pode ser acidentado. Transposta a distância que o separa dela, os próprios médicos passam a sentir os sintomas do paciente por meio da não-localização da mente, e isso pode ser desagradável.

* De Health Maintenance Organization (s). São sistemas de saúde privada. (N. do T.)

A dra. Schulz nos dá um exemplo disso. Ela estava fazendo a "leitura" de uma mulher por telefone, ocasião em que entrou no corpo da paciente intuitivamente, na tentativa de "ver" o que estava errado. Embora não tivesse conseguido descobrir nada de anormal, ela começou a sentir um mal-estar crescente, calor e congestão facial. Ela tirou o suéter, levantou-se e, ao mexer no aquecedor, viu que ele estava ajustado em temperatura normal. Ela voltou a falar com a paciente ao telefone: "Acho que vou cair de cama, por causa de um resfriado, pois sinto-me como se estivesse com uma febre incrível." Quando disse essas palavras, ela percebeu que era a própria mulher que estava febril. "Assim que a paciente confirmou isso, o calor que eu estava sentindo extinguiu-se", relata Schulz.[13]

Na opinião de Schulz, essa não é uma aptidão rara, incomum. "Quer chamemos isso de fenômenos ou empatia telessomáticos", ela afirma, "um cordão umbilical sentimental existe entre as pessoas, e, por meio dele, captamos mensagens uns dos outros. Algumas pessoas", acrescenta, "são capazes de se tornarem mais aptas nisso do que outras, e elas chamam essa aptidão de intuição medicinal. Algumas pessoas têm maior capacidade intuitiva inata do que outras, da mesma forma que algumas têm talento inato para a música e outras não. Mas a maioria das pessoas", conclui a psiquiatra, "tem a facilidade de desenvolver mais aptidão em qualquer coisa a cujo aprendizado se dediquem. Isso é tão verdadeiro com relação à intuição quanto no que diz respeito a tocar piano."[14]

Mas devemos ser cautelosos. O excesso de empatia pode prejudicar o médico. Soube em certa ocasião que um oncologista pediátrico se identificou tão profundamente com seus jovens pacientes de câncer, que chegou a comparecer a seus funerais e enlutar-se junto com os pais. Ele ficou tão deprimido que teve de suspender a prática da medicina e procurar ajuda profissional.

Muitos médicos têm consciência dos perigos do excesso de empatia e se resguardam deles procurando estabelecer uma barreira entre si mesmos e seus pacientes. Porém, pouca empatia também gera problemas. Esse tipo de atitude, além de ser tido pelos pacientes como frieza e arrogância, dificulta a comunicação e bloqueia os caminhos de acesso a diagnósticos, como vimos anteriormente.

Vejo a empatia e o compartilhamento de sintomas com o paciente como um tipo de dor. A capacidade para sentir dor é um dom maravilhoso, que nos ajuda a sobreviver. Quando tocamos uma parte quente do fogão, a sensação de desconforto é valiosa fonte de informação. Existem doenças que reduzem a sensibilidade à dor, e as pessoas que sofrem dessas doenças costumam perder os dedos e as mãos, pois não conseguem perceber quando estão em perigo. Mas dores intensas demais podem ser algo devastador e, em casos extremos, levar ao suicídio.

Da mesma forma, podemos ser ou sensíveis ou insensíveis demais às dores de outrem. Ajudar o jovem médico para que desenvolva "equilíbrio empático" é tarefa das escolas de medicina da Era III.

Sonhos

Os sonhos, dizemos, são experiências pessoais. A menos que, voluntariamente, contemos nossos sonhos a outras pessoas ou falemos durante o sono, ninguém consegue penetrar nossa vida onírica e conhecer nossos pensamentos do período de sono. Contudo, os sonhos nem sempre são a fortaleza pessoal que imaginamos que seja. A não-localização mental não tem limites; ela não se restringe à fase diurna, da luz cotidiana de nossas vidas; ela se estende ao sono e aos sonhos. Assim como a não-localização mental nos reúne durante o estado de vigília, ela nos une enquanto dormimos. É por isso que a esfera do relacionamento humano abrange os sonhos.

CRIATIVIDADE E SOLUÇÃO DE PROBLEMAS

A ligação com outras pessoas por meio da não-localização mental durante os sonhos nos pode gerar benefícios surpreendentes. Por exemplo, a solução de problemas e idéias criativas costumam fluir entre as pessoas enquanto sonhamos. Elas parecem ocorrer, como vimos acima, entre pessoas que mantêm atitudes de amor e empatia mútuas.

Para a composição de seu livro *Writers Dreaming*, a escritora e pesquisadora Naomi Epel entrevistou mais de 20 escritores americanos famosos a respeito do papel dos sonhos em seus processos de criação. O romancista Leonard Michaels relata como ele e uma grande amiga sua influenciaram um ao outro não-localizadamente pelo compartilhamento de sonhos:

> Isso parecerá um tanto místico, mas eu tinha uma amiga que, solidária com os problemas que apareceram em minha vida, problemas que diziam respeito somente a mim, procurou sonhar com soluções ou idéias para eles. Quero dizer com isso que ela reproduzia o problema em seus próprios sonhos sem que eu lhe tivesse dito quais eram os meus problemas.
>
> Eu estava escrevendo algo — eu estivera trabalhando nisso com todo o empenho possível — que tinha a ver com música latina, salsa. Eu não tinha conversado com ela sobre isso nem com ninguém mais, exceto com o editor da revista para a qual eu estava escrevendo o artigo. No meio do ensaio, quando ele se tornou realmente complicado e muito problemático, resolvemos jantar juntos e ela disse: "Tive um sonho assim e assado e ele estava cheio de acordes." Ela começou a descrever os acordes e vi que eram exatamente aquilo a respeito do qual eu estava escrevendo! Mas onde ela tinha conseguido isso? Ela jamais havia tido um sonho como aquele em sua vida. Ela nem mesmo conhecia música.
>
> Acho perfeitamente possível que os sonhos sejam um meio de expressão das coisas dos níveis mais profundos da ligação entre duas pessoas. Pelo menos, aquele parece ter sido o caso em minha vida. Quando digo "entre pessoas" não me refiro apenas a uma ligação entre um homem e uma mulher, mas até mesmo entre você e você mesmo. Você, em dado momento de sua vida, e você, num instante muito adiante no futuro, quando talvez você seja uma pessoa bem diferente da

que você é atualmente. Lá atrás, você estaria numa encarnação anterior, na qual sonhava com o futuro, com o seu destino.[15]

O RITUAL DOS AJUDANTES ONÍRICOS

Robert L. Van de Castle, ex-diretor do Laboratório de Estudos do Sono e do Sonho da University of Virginia e professor de seu Departamento de Medicina Comportamental, desenvolveu métodos para o uso sistemático da não-localização da mente nos sonhos, com o fim de ajudar as pessoas a solucionar problemas.

O interesse de Van de Castle por sonhos compartilhados começou quando ele participou como voluntário de uma série de experiências realizadas no Maimonides Hospital, no Brooklyn, na década de 60. O objetivo dessas experiências, dirigidas pelos pesquisadores Stanley Krippner e Montague Ullman durante mais de uma década, era determinar se as pessoas, enquanto dormem, conseguem receber informações específicas de outra. Pedia-se aos voluntários que sonhassem com um quadro que era escolhido aleatoriamente depois de eles terem ido dormir, quadro que seria alvo da concentração mental de um "remetente" distante. Ou que a pessoa procurasse sonhar com um cartão postal que era escolhido somente no dia seguinte. Os sonhadores eram acordados quando suas ondas cerebrais e seus movimentos oculares indicavam que estavam sonhando. Algum tempo depois, árbitros independentes decidiam se houvera correlações entre a imagem enviada mentalmente e as dos sonhos. Era freqüente a comprovação de semelhanças surpreendentes entre elas. Numa das experiências, o quadro "O Repasto do Leão", no qual um leão morde o corpo de um animal menor, foi escolhido como objeto do sonho. O voluntário teve vários sonhos sobre violência e animais. Num deles, envolvendo cães, "os dois estiveram lutando antes. Tive a impressão de que abriram a boca e de que vi seus dentes ... Era como se sangue estivesse gotejando de seus dentes". No que diz respeito a esse sonhador, os árbitros confirmaram que o conteúdo de cinco de oito sonhos corresponderam à imagem enviada mentalmente. Os experimentadores concluíram que era uma em mais de mil a chance de esse resultado ter sido obtido por casualidade. Os estudos de Maimonides são os clássicos das pesquisas sobre sonho, e elas parecem indicar claramente que os sonhos são um canal de comunicação entre pessoas separadas, distantes.[16]

"Há mais formas de comunicação entre as pessoas do que as consagradas pela ciência atual ... [Todos nós somos] nadadores noturnos no mesmo oceano cósmico", o pesquisador Van de Castle concluiu de sua participação nas experiências de Maimonides.[17] Junto com Henry Reed, outrora psicólogo na Princeton University, Van de Castle concebeu o "ritual de ajuda onírica", para que as pessoas pudessem ajudar umas às outras por meio de sonhos.

Van de Castle e Reed queriam dar a cada voluntário a oportunidade de aprender e evoluir como resultado de sua participação no processo. Eles desaconselhavam atitudes frívolas e, ao invés disso, ressaltavam a importância de um sentimento de reverência pelo poder da não-localização da mente durante o ritual. O objetivo era fazer dos sonhos telepáticos grupais um meio útil de beneficiar outros.

No ritual de ajuda onírica, em vez da concentração do pensamento em determinado quadro, como nas experiências de Maimonides, os "ajudantes oníricos" se concentram numa pessoa específica. Esta sabe que tem um problema, mas não fala sobre ele com ninguém nem fornece nenhum indício quanto à sua natureza. À noite, antes de se recolherem, os ajudantes oníricos se reúnem em torno do voluntário designado e começam a esforçar-se para criar um sentimento de proximidade e ligação afetiva — por meio de meditação, cânticos, entrelaçamento silencioso de mãos entre eles ou prece coletiva. O voluntário alvo da atenção deles pode pegar algum objeto pessoal, tal como uma fotografia, uma roupa ou uma jóia, algo que permita aos ajudantes oníricos formar uma psicosfera de união. Nessa noite, os ajudantes oníricos abdicam do direito de terem sonhos pessoais e dedicam todas as forças desses instantes de sua vida à pessoa necessitada, e pedem para serem usados como veículos de cura e entendimento. Eles têm autorização para gravar os sonhos que tenham tido a fim de fornecer à pessoa alvo de sua benevolência toda informação obtida. Na manhã seguinte, os ajudantes oníricos se reúnem e discutem detalhadamente os sonhos da noite anterior. "Forma-se um fascinante desenho à medida que a trama das imagens de um sonhador enleia-se na urdidura da imagem do outro, e os fios oníricos se entretecem, um após outro, na formação de uma rica, coletiva tapeçaria", descreve Van de Castle.

Nas muitas ocasiões em que dirigiram rituais de ajuda onírica, Reed e Van de Castle ficaram impressionados com a precisão geral dos ajudantes oníricos na identificação do problema para o qual se estava buscando ajuda e, na maioria delas, com o aparecimento de uma solução promissora.

Numa delas, situações e objetos em preto e branco prevaleceram nos sonhos dos ajudantes oníricos. Um dos voluntários relatou ter entrado com um carro preto na cidade de White Hall. Outros sonhos tiveram algo a ver com a hesitação de alguém em aceitar um biscoito de chocolate com recheio branco; com o pedido de um sorvete de casquinha com uma bola de chocolate e uma de baunilha; com as teclas pretas e brancas de um piano; com Martin Luther King, Jr. discursando em frente à Casa Branca. Vários outros sonhos envolveram conflitos familiares, dissensões e sermões paternos sobre obediência. A pessoa alvo, uma mulher branca, ficou surpresa com esses sonhos, pois não conhecia nenhum dos sonhadores, e nenhum deles sabia que ela estava namorando um negro e que lutava com o problema de como lidar com as reações negativas e inevitáveis que seus familiares teriam. Um ajudante onírico sonhou que o relógio dele estava atrasado, e outro sonhou com um filme exibido em câmara lenta. Em suas discussões, os ajudantes sugeriram à pessoa alvo que prosseguisse no trato da questão lentamente e falasse do assunto com a família somente depois de ter certeza de seu desejo de continuar o relacionamento.

Em outro ritual de ajuda onírica, depois que todos os sonhos haviam sido relatados, a pessoa alvo revelou que precisava de inspiração relacionada com os seus planos de seguir nova, porém indefinida, vocação. Em quase todos os casos, eles noticiaram a existência de um tema envolvendo violência em seus sonhos — animais selvagens, alguém golpeado na cabeça com um martelo e outros atos de agressão. Alguns dos sonhos violentos diziam respeito a relacionamentos entre mãe e filha. Em um desses, havia uma pata e vários filhotes afogados. Quando Van de Castle perguntou à pessoa alvo por que ela achava que houve tanta violência nos sonhos e por que eles se relacionavam a mães e filhas, ela irrompeu em lágrimas e revelou que a mãe, outrora doente mental, tinha sido violenta e cruel com ela na infância. Sua mãe tinha tentado afogá-la uma vez numa banheira com água fervente, o que podia estar relacionado com os filhotes de pato afogados. Em suas conversas, os ajudantes aconselharam à pessoa alvo que considerasse a possibilidade de resolver o conflito pendente de longa data com a mãe por meio da ajuda de um terapeuta, antes de tentar mudar de profissão.

Os céticos costumam dizer que os sonhos são tão genéricos que podem ser aplicados à situação de qualquer pessoa e ter uma infinidade de interpretações. Van de Castle e Reed discordam disso. A especificidade dos sonhos foi demonstrada num seminário realizado num fim de semana, no qual Reed trabalhou com um grupo, e Van de Castle com outro. Embora os receptores da ação de cada um dos grupos fossem mulheres com quase a mesma idade, educação e condição socioeconômica, os sonhos de ambos os grupos foram consideravelmente diferentes. Os sonhos tidos para a pessoa "A" foram precisos e não tiveram nenhuma relação com a pessoa "B". Os sonhos para a pessoa "B" foram especificamente dela. "Pareceu-nos que cada pessoa alvo foi como que um ímã que atraiu a limalha de um metal muito específico", disse Van de Castle.

Stanley Krippner acompanha os trabalhos de um grupo de estudos oníricos que se reúne mensalmente em Berkeley, Califórnia. Krippner foi diretor do Laboratório de Estudos do Sonho do Maimonides Medical Center e, atualmente, ocupa o cargo de diretor de estudos de pós-graduação do Saybrook Institute, de São Francisco. Krippner ressalta a grande diferença existente entre seus métodos e a maneira pela qual a questão dos sonhos tem sido tratada no campo da psicanálise, no qual se presume convencionalmente que o analista entenda os símbolos do sonho do paciente melhor do que este, cujas "defesas" o impedem de interpretá-los adequadamente. Diferentemente disso, o método de Krippner, com sua "equipe de facilitação onírica", transfere o poder das mãos do terapeuta e o coloca nas mãos do sonhador. Nesse contexto grupal, o sonhador pode compartir, a seu critério, o máximo ou o mínimo com a equipe aquilo que apreender no processo de interpretação e pode interrompê-lo quando quiser. A função do grupo é apenas a de estimular e apoiar o sonhador em seu esforço de compreensão, jamais a de ditar algo.[18]

Os rituais de ajuda onírica unem as pessoas em torno da causa comum de ajudar alguém necessitado. Os ajudantes oníricos doam-se abnegadamente nas sessões de sonho e não recebem nada em troca. Um sentimento de amor, de interesse e empatia envolve todos os participantes — sinal distintivo das terapias da Era III. Raramente algum sonhador percebe toda a extensão do problema da pessoa alvo. Mas quando os resultados de todas as percepções são combinados, geralmente se consegue entrever uma solução próxima para ele.

A SELEÇÃO E O TREINAMENTO DOS SONHADORES

Superdotados e prodígios existem em todos os âmbitos da atividade humana, do atletismo à matemática, à música. Eles existem também na esfera de interesse da não-localização mental. Na Era III, deveriam ser desenvolvidos processos de seleção para identificar essas pessoas altamente talentosas. Não há nada de elitista nisso. Como explica o pesquisador de parapsicologia e escritor Dean Radin, usamos esse critério em muitas áreas, geralmente para o bem comum, tal como no caso do complexo processo de seleção usado com pilotos de caça. Não escolhemos pessoas aleatoriamente nas ruas e esperamos que sejam capazes de pilotar aviões de caça. Precisamos começar com pessoas que tenham aptidões naturais, e que possam ser aprimoradas ao máximo com treinamentos.[19]

O físico Russell Targ e a agente de cura Jane Katra descrevem, em seu livro *Miracles of Mind: Exploring Nonlocal Consciousness and Spiritual Healing*, as qualidades que deveríamos procurar com a seleção de pessoas para participar dos programas de treinamento da Era III e os fatores cuja melhoria esses programas deveriam objetivar:

> A harmonia [é] ... fundamental ... A comunidade de propósitos e a confiança mútua são pré-requisitos essenciais ... Esse acordo e união entre as pessoas é, muitas vezes, difícil de alcançar e manter. Todavia, numa situação em que não se busca nenhum benefício pessoal nem resultado específico, uma espécie de fusão de mentes, ou ressonância mental, pode ocorrer facilmente. Geralmente, músicos de *jazz*, tocando juntos, com a compreensão mútua de que a música produzida é uma criação improvisada do grupo, sentem essa união psíquica. Meditação ou preces coletivas, feitas com o propósito de curar, são outros exemplos nos quais a fusão da consciência das pessoas é facilmente atingida, pois ninguém ali cogita ganhos pessoais ...
>
> A liberação do ser dos limites da própria consciência pode ser alcançada também toda vez que as pessoas abandonam suas identidades pessoais e reúnem suas mentes num todo único, para concentrar sua atenção na criação de um objetivo comum ou para beneficiar alguém. A confiança e a harmonia ... podem então ser alcançadas rapidamente.[20]

Targ e Katra merecem a nossa atenção. Targ foi um dos primeiros físicos a estudar a "visão remota" no Stanford Research Institute e, depois, na CIA, e Katra é agente de cura muito experimentada.

UM TIME DE SONHOS NACIONAL

No que respeita à Era III, uma das tarefas prioritárias seria identificar pessoas com talento onírico, às quais pediríamos que sonhassem coletivamente para a nação. O Time de Sonhos Nacional faria a mesma coisa que os ajudantes oníricos mencionados acima, que se reuniram para obter, por meio de sonhos, soluções para problemas individuais, de uma pessoa por vez; apenas, o escopo de sua tarefa seria mais amplo — um que englobasse questões sociais, econômicas e internacionais. Seus membros poderiam ser recrutados praticamente da mesma forma como o fazemos no caso da seleção de atletas profissionais, com bolsas de estudos e outros incentivos. Programas de treinamento, bem como políticas de exame de qualificação e concessão de certificados, poderiam ser desenvolvidos. Os sonhadores exerceriam a mesma função dos oráculos da Grécia antiga, mas com muito mais precisão, como resultado de seu treinamento e da comparação cruzada de seus sonhos com outras fontes de dados.

São muitos os casos de pessoas que, por meio dos sonhos, têm obtido informações que poderiam ter influenciado os rumos de uma nação e da história. O presidente Lincoln sonhou com o próprio assassinato duas semanas antes de ele ser cometido. Alguns dias antes de seu pai ser morto, em 1972, George Wallace, Jr., sonhou com o acontecimento. Em 1914, Joseph Lanyi, bispo de Grosswardein, Hungria, sonhou em detalhes com o assassinato do arquiduque austríaco Franz Ferdinand durante a visita deste a Sarajevo. O bispo tinha sido tutor do arquiduque e o conhecia bem. Se o seu sonho tivesse sido tomado a sério, a viagem do arquiduque poderia ter sido cancelada, ou ele poderia ter sido aconselhado a não deslocar-se num carro aberto; ou a segurança poderia ter sido reforçada — e a morte de 12 milhões de militares e de 20 milhões de civis na I Guerra Mundial poderia ter sido evitada.

Se um time de sonhos britânico fosse criado, um de seus membros poderia ser Barbara Garwell, dona de casa em Hull, Inglaterra, que parece especialmente talentosa para lidar com sonhos envolvendo assassinatos. Em 1981, ela teve um sonho em que um ator muito conhecido era assassinado por dois homens do SS com uma pistola enquanto saía de sua limusine. Três semanas depois, John Hinckley, que havia sido membro de um grupo neo-nazista, atirou no ex-ator e então presidente Ronald Reagan. Embora seu sonho tenha sido ambíguo, poderia ter servido como fator de suspeita suficiente para evitar a tentativa de assassinato se tivesse sido levado a sério. Nesse mesmo ano, 1981, Garwell sonhou claramente com homens ocupando uma fileira inteira das cadeiras de um estádio. Os homens tinham "pele cor de café", trajavam ternos escuros e estavam no Oriente Médio. De repente, dois soldados acometeram a fileira de cadeiras ocupada pelos homens e os crivaram com o fogo de fuzis automáticos. Três semanas depois, o presidente do Egito Anwar Sadat foi assassinado por quatro homens num local em nada diferente do cenário do sonho dela. Mais uma vez, o sonho dela, embora não tão exato, teve detalhes suficientes para que uma tragédia pudesse ser evitada. Garwell relatou seus sonhos a outras pessoas antes de os acontecimentos fatais ocorrerem, e testemunhas assinaram declarações confirmando a seqüência de seus sonhos e as ocorrências posteriores.[21]

Líderes políticos e chefes de estado *estão usando* atualmente meios baseados na não-localização da mente para obter informações. Muitos deles dizem que alcançam soluções de problemas por meio da prece, da meditação e do recolhimento. Um Time de Sonhos Nacional apenas formalizaria esses esforços, e os aprimoraria e disciplinaria. Isso não significa que tomaríamos decisões de importância nacional exclusivamente com base no sonho de alguém, conforme, às vezes, faziam os antigos imperadores, em resposta à visão de um único oráculo. Na tomada de qualquer decisão, contaríamos com o concurso de múltiplas fontes de dados; os sonhos seriam apenas uma fonte de informações, entre muitas.

EXPERIÊNCIAS ANTERIORES

Alguns anos atrás, tivemos algumas experiências semelhantes a um Time de Sonhos Nacional. De 1973 a 1989, um programa sobre Fenômenos Mentais Anormais foi implementado pelo SRI International (antigo Stanford Research Institute) e levado avante pela Science Applications International Corporation (SAIC) de 1992 a 1994. Numa série de experiências, voluntários tentavam obter informações de uma pessoa alvo e ter a intuição de acontecimentos futuros. Com elas, os pesquisadores tinham por objetivo determinar se eram úteis a propósitos nacionais. Elas seriam? Num relatório encomendado pela CIA por solicitação do Congresso americano, a dra. Jessica Utts, do Departamento de Estatística da University of California, chegou à seguinte conclusão:

> Com o uso dos padrões aplicados a todas as outras áreas da ciência, concluí que as funções psíquicas foram bem fundamentadas. Os resultados estatísticos dos estudos examinados estão muito além do que se pode esperar da casualidade. Os argumentos de que esses resultados poderiam ser devidos a falhas metodológicas nas experiências podem ser seguramente refutados. Efeitos de magnitude semelhante aos verificados nas pesquisas patrocinadas pelo governo no SRI e no SAIC foram obtidos também em alguns laboratórios espalhados pelo mundo. Essa regularidade não pode ser explicada pelas alegações de falhas ou fraude.
>
> A magnitude das funções psíquicas verificada parece classificável entre o que os cientistas sociais chamam de efeitos pequenos e médios. Isso significa que elas são bastante confiáveis para serem repetidas em experiências conduzidas adequadamente, com tentativas suficientes para alcançar os resultados estatísticos regulares necessários à reprodução das experiências.
>
> ... A pré-cognição, pela qual determinada resposta é conhecida somente em algum momento do futuro, parece funcionar muito bem. Experiências recentes indicam que, se existe um sentido psíquico, então ele funciona como os nossos outros cinco sentidos, pela percepção de mudanças. Já que alguns físicos se esforçam atualmente para entender a questão do tempo, pode ser que exista mesmo um sentido psíquico que escrutine o futuro em busca de mudanças importantes, assim como nossos olhos sondam o ambiente à procura de transformações visuais, ou como nossos ouvidos, que nos permitem reagir a súbitas mudanças sonoras.
>
> É recomendável que experiências futuras se concentrem na compreensão do funcionamento desses fenômenos e na concepção dos meios de torná-los tão úteis quanto possível. Há pouco proveito na continuação de experiências criadas para obtenção de comprovações científicas, já que há menos ainda a ser oferecido a todos que não aceitam a legitimidade do conjunto de dados atuais.[22]

Ficou bem claro nessas experiências que algumas pessoas eram mais talentosas que outras. Algumas delas foram capazes de descrever lugares distantes com detalhe fotográfico. Essas são as pessoas que seriam identificadas como promissores candidatos a uma vaga no Time dos Sonhos futuro.

Hal Puthoff, do Institute for Advanced Studies de Austin, é um físico muito respeitado que participou também dos primeiros trabalhos sobre visão a distância iniciados pela CIA no Stanford Research Institute. Na avaliação que faz dessas experiências, ele concorda com Utts, e diz: "Em todos estes anos, as críticas generalizadas a procedimentos, refinamento de métodos e reprodução bem-sucedida de experiências com esse tipo de visão a distância em laboratórios independentes ... contribuiu para a obtenção de consideráveis provas científicas da validez do fenômeno. Outra contribuição para o aumento da força dos resultados dessas experiências foi a descoberta de que uma vez submetidas a elas, um número crescente de pessoas poderia revelar dons de visão a distância de alta qualidade, para a surpresa delas, em sua maioria ..."[23]

O ex-presidente Carter, num discurso feito a alunos universitários em Atlanta, em setembro de 1995, revelou que, na sua administração, um avião caiu no Zaire, e uma meticulosa varredura das terras africanas empreendida com satélites de espionagem americanos não foi suficiente para identificar qualquer sinal do desastre. Sem o conhecimento do presidente, o almirante Stansfield Turner, chefe da CIA, recorreu à ajuda de uma mulher tida como pessoa possuidora de poderes psíquicos. "Ela nos forneceu coordenadas geográficas. Focalizamos as câmeras fotográficas de nossos satélites no ponto indicado por ela, e o avião foi encontrado", relatou o presidente Carter. Informalmente, o próprio Turner admitiu também o uso que a CIA fez de uma pessoa com visão a distância.[24]

Na descrição que faz das centenas de experiências de visão a distância realizadas no SRI de 1972 a 1986, o físico Targ afirma: "Aprendemos que a precisão e confiabilidade da visão remota não era absolutamente afetada por fatores de distância, tamanho ou campos eletromagnéticos ..."[25]

É muito natural a preocupação de líderes governamentais com a influência possível da não-localização da mente sobre a segurança nacional. Mas se a visão remota não é de nenhum modo afetada pelo fator distância ou tamanho, conforme afirma Targ, seu uso vai muito além da questão da segurança nacional. Talvez não haja limite para sua aplicação; o infinitamente grande e o infinitamente pequeno, o passado e assim também o futuro, tudo isso pode ser objeto de sua aplicabilidade. Eis o que nos diz a pesquisadora de parapsicologia Dean Radin em seu livro *The Conscious Universe*:

> Poderíamos imaginar uma "Comissão Militar de Clarividentes" incumbida de explorar galáxias distantes. Da mesma forma ... poderíamos imaginar equipes de historiadores *à la* Indiana Jones, "viajores do tempo", que empreenderiam a busca de civilizações antigas e futuras. Achamos também que forças geradas por relações psicomateriais poderão ser usadas, algum dia, para manipular átomos, acionar abridores de garagem psíquicos e operar cadeiras de rodas.[26]

Que dizem os céticos? O dr. Ray Hyman, do Departamento de Psicologia da Universidade de Oregon, que rejeita a validez das faculdades psíquicas de um modo geral, manifestou opinião discordante das pessoas mencionadas acima sobre a questão da visão remota. Mas, apesar de suas objeções, ele admite que "a situação das faculdades psíquicas parece melhor do que nunca". Todavia, diz que "não tenho uma explicação imediata para esses efeitos observados. Porém, mesmo a inexplicável distância entre as estatísticas e o acaso está muito longe de provas incontestáveis de cognição anômala".[27] Essa última observação me parece uma atitude estranha, de alguém que, supostamente, respeita os métodos científicos. Indica que somos livres para tratar dados arbitrariamente, como seja o de aceitar as descobertas que nos aprazem e rejeitar as que não nos agradam.

Algumas das objeções à percepção pela não-localização da mente são engraçadas. Em 1974, a CIA desafiou a equipe de visão remota de Puthoff a fornecer dados sobre uma localidade soviética de "significância operacional crescente", em Semipalatinsk, na então União Soviética. O visualizador remoto selecionado para "ver" a localidade forneceu uma descrição surpreendentemente precisa. (Esses resultados, agora tornados públicos, podem ser avaliados por qualquer pessoa.) Quando Puthoff e seus colegas repassaram os resultados para serem analisados, uma equipe científica recusou-se a se envolver com a experiência, pois, para seus membros, embora os resultados pudessem ser reais, possivelmente o fenômeno era demoníaco.[28]

Os críticos costumam dizer que os visualizadores remotos são bem-sucedidos somente na identificação de alvos simples a respeito dos quais eles possam fazer declarações genéricas, o que cria a aparência de sucesso. Não é bem assim, afirma o físico Targ: "Descobrimos que, quanto mais excitante ou exigente a tarefa, maior a possibilidade de obtermos sucesso."[29]

As artes

Cresci sendo outra pessoa — irmão de um gêmeo idêntico. Meu irmão e eu éramos praticamente indistinguíveis pelas outras pessoas e, muitas vezes, pelos nossos pais também. Certa vez, quando tínhamos dois anos de idade, adoeci e prostrei-me com intensa febre. Morávamos numa fazenda longe da cidade, e os medicamentos caseiros eram a tradição então. Quando viram que não faziam efeito, meus pais, receosos de algo pior, empreenderam a longa viagem para o médico, com a intenção de deixar meu irmão gêmeo na casa de fazenda de meus avós, no caminho. Quando, por fim, chegaram ao consultório médico, notaram que a febre tinha cessado — mas porque eles tinham trocado as crianças. Eles tinham levado o filho saudável, e eu havia sido deixado com os meus avós.

Esse foi apenas um dos muitos incidentes semelhantes, e todos os gêmeos univitelinos passam por coisas desse tipo. Os gêmeos idênticos aprendem automaticamente como é se parecer e sentir como outra pessoa. Tenho certeza de que essa é uma das razões pelas quais a empatia, o ato de se pôr moral ou psicologicamente no lugar do outro, exerce tanto fascínio sobre mim.

Porém, próximo da época em que terminei meu curso de medicina, eu tinha aprendido que, se alguém sente que é outra pessoa, algo de patológico está ocorrendo; esse alguém é esquizofrênico, uma pessoa de personalidade dupla. Mas nós nos tornamos outras pessoas todas as noites, em nossos sonhos. O romancista e filósofo Arthur Koestler observou que uma das características mais notáveis do sonho é a capacidade da pessoa que sonha de ser mais de uma pessoa.[30] Em nossos sonhos, as fronteiras do eu são frágeis e indistintas. Assim, representamos vários papéis — Koestler chama isso de "personificação" —, tais como o de alguém que assiste a uma execução em dado momento e, em outro, é a própria vítima. Mas a "personificação" não se limita aos sonhos. Quando um pai ou uma mãe diligente admoesta o filho, ele ou ela procura pôr a criança em seu devido lugar, para ver como a disciplina será recebida e qual efeito ela terá sobre o infante. Quando o cirurgião recomenda a submissão do cliente a uma mastectomia, ele (teoricamente) se põe no lugar do paciente e tenta ver as coisas pelo ponto de vista deste. Assumimos papéis duplos muitas vezes todos os dias sem percebê-lo.

Tornar-se outra pessoa é especialmente importante nas artes do espetáculo. Quando o ator cria para a platéia a impressão de que ele é o Rei Lear, está assumindo uma identidade dupla. Os artistas verdadeiramente grandiosos têm a capacidade para nos fazer achar que são, *realmente*, a personagem que estão representando. Quando são bem-sucedidos, sentimo-nos como se, também nós, fôssemos a personagem; por isso nossos corações disparam e nossa pulsação se acelera durante uma dramatização excitante, e é por isso também que uma tragédia faz nos sentirmos tristes.

Deixamos o ambiente de um grande espetáculo nos sentindo esgotados, inspirados, tristes ou eufóricos porque passamos pelo fenômeno da não-localização da mente de nos termos tornado outra pessoa. Nós não *decidimos* nos tornar o artista no palco ou na tela: o processo é inconsciente, o que Koestler chama de "jogo oculto". Racionalmente, consideramo-nos criaturas organicistas, isoladas, que, teoricamente, não podem ser o próprio artista, mas o inconsciente pensa de outra forma. Nós deparamos esse processo anteriormente no tratamento da questão da empatia. "Empatia é um termo brilhantemente forjado, neutro, para designar os processos algo misteriosos que nos capacitam transcender os limites da individualidade", diz Koestler, "abandonar o próprio corpo, por assim dizer, e nos pormos no lugar de outrem."

Desde os tempos dos antigos xamãs, os terapeutas têm concebido meios para romper o jugo dos comportamentos e dos hábitos mal sãos gerados pelo eu. Na maioria dos casos, isso é feito ajudando-se as pessoas a verem a si mesmas como as outras as vêem. Os grandes agentes de cura, estou convencido disto, fazem isso intuitivamente. Esses métodos foram formalizados na psicologia moderna, tais como as terapias que envolvem a representação de papéis, nas quais o paciente é estimulado a assumir o caráter e os sentimentos de outra pessoa, como um ator o faz no palco. Se você quiser entender por que sua mãe sempre o criticou injustamente, ponha-se no lugar dela — e não apenas "agindo" como ela, mas *tornando-se* ela. Comporte-se e fale como ela. Incorpore-lhe completamente o jeito de ser sem controlar ou censurar os seus sentimentos. Talvez veja que sua mãe, assim como você, deixou-se apanhar na armadilha de comportamentos da qual a libertação é extremamente difícil. É possível que descubra que ela tratava você da mesma maneira que a mãe dela o fazia. Essa percepção pode tornar o comportamento dela compreensível e, quiçá, perdoável, e talvez ajude a remediar o relacionamento desagradável que existiu entre você e ela. A representação de papéis pode ser um recurso transformador e curativo. É um exemplo de como a medicina tem relação com as artes e da razão pela qual ela pode ser considerada uma arte.

Os grandes terapeutas sempre vislumbraram a existência de ligações estabelecidas pela não-localização mental com seus pacientes. "Alguns psiquiatras eminentes — entre eles Charcot, Freud, Jung e Theodor Reik — declararam, ou pelo menos aventaram sua crença nisto, que não apenas a empatia, mas também algo próximo da telepatia age entre o médico e o paciente na profícua atmosfera da sessão de análise", observa Koestler.[31]

Os maiores agentes de cura, acredito, são os maiores atores — não no sentido de simulação de comportamentos e sentimentos na entrevista com o paciente, mas no sentido mesmo de *se tornarem* o próprio paciente, assim como um ator se torna a personagem que ele representa. Todavia, isso é simplesmente outra forma de descrever a empatia — a de pôr-se no lugar de outra pessoa e sentir o que ela sente.

Aprendemos a usar a representação de papéis artísticos sem percebê-lo. Quando nos sentimos deprimidos ou indispostos, geralmente assistimos a um filme, uma peça ou um concerto e passamos a nos sentir melhor depois. Mas, às vezes, sentimo-nos *pior* ao fazer isso; tudo depende da natureza e da intensidade das experiências das personagens com as quais nos imiscuímos. Assim também, alguns terapeutas fazem seus pacientes passarem a sentir-se piores. Portanto, não basta que *nos tornemos* outrem; a personificação tem seus efeitos colaterais, e precisamos ter cuidado com quem nos mesclamos.

O ESTÚDIO DOS ATORES DA ERA III

Quando os atores assumem seus papéis, a maioria deles faz isso com base numa espécie de faz-de-conta. Eles sabem que estão representando um papel, usando uma máscara. A não-localização da mente, ao contrário, não tem nada que ver com um faz-de-conta; é uma característica intrínseca do próprio mundo, inclusive do mundo do teatro e do cinema. Em certo sentido, o ator *é* o próprio personagem que ele representa. Poderíamos imaginar um estúdio para atores da Era III no qual eles desenvolvessem ligações com outros pela não-localização da mente? No qual permitissem a si mesmos *ser* outra pessoa, em vez de meramente *representar* determinado papel?

Um passo nessa direção foi dado pelos Turtle Studios, organização cultural e educacional, sem fins lucrativos, de Alexandria, Virgínia.[32] Várias vezes por ano, os Turtle Studios patrocinam sessões de "Spielraum" para atores e artistas. Spielraum é uma combinação metodológica de criatividade e dramaturgia que permite que os participantes das sessões "reconheçam e sintam prontamente a espiritualidade criativa e artística que existe dentro das pessoas, o que resulta em despertar no imo do ser o gosto pela estesia e criação sublime". Durante um período de treinamento intenso, de seis a doze pessoas e dois instrutores se reúnem por três dias. Os participantes e, principalmente, os instrutores costumam relatar a ocorrência de fortes reações emotivas quando eles se põem em profunda harmonia e sintonia uns com os outros. A maioria deles chama essas experiências de "reunião e concentração de energia".

O pesquisador William D. Rowe realizou uma experiência para verificar se essa energia que os atores e instrutores reportam é real. Ele empregou um gerador de números aleatórios aplicável a campos de energia (GENUACE) do Princeton Engineering Anomalies Research Laboratory (PEAR). Conhecemos uma máquina como essa, um gerador de fenômenos aleatórios (GEFA) no capítulo anterior; como o GEFA, o GENUACE gera séries de números iguais de uns e zeros quando funciona automaticamente. Assim como no caso do GEFA, várias experiências indicaram que seus resultados podem ser influenciados num ou noutro sentido por intenções mentais específicas de pessoas distantes ou pela concentração emocional de grupos. O pesquisador Rowe fez com que o dispositivo eletrônico funcionasse antes, durante e depois de várias sessões nos Turtle Studios. Pediu-se aos dois instrutores que indicassem quando eles achavam que a energia do grupo estava concentrada, e seus relatos foram comparados com os efeitos produzidos pelo GENUACE. Foram realizadas 11 experiências formais. Oito delas mostraram que, quando os instrutores achavam que os membros do grupo se juntavam como que num corpo único e concentravam suas energias, os resultados do GENUACE realmente se afastavam da casualidade e se tornavam mais ordenados e menos confusos.[33]

Era como se o dispositivo eletrônico funcionasse como um "detector de empatia" e reagisse às experiências emocionais sublimadas dos atores e instrutores quando eles alcançavam um estado de harmonia e união uns com os outros. Esses sentimentos pareciam gerar efeitos remediadores no mundo, fazendo com que os mecanismos de produção de efeitos desordenados da máquina se tornassem geradores de efeitos mais harmoniosos e homogêneos, o que é o princípio da cura. Os instrutores revelaram que o momento da ocorrência desses fenômenos coincidia com o aumento de desempenho dos atores. Essas descobertas não são únicas; elas foram reproduzidas pela equipe de Princeton e por outras.[34]

Essas experiências sugerem a idéia de que a empatia pode ser ensinada e que ela produz transformações no mundo.

Os atores costumam usar câmeras de vídeo para gravar seu desempenho e refinar a forma pela qual *se apresentam* no palco. O GENUACE faculta-lhes estabelecer correlação entre o tipo ou a qualidade de sua apresentação com aquilo que *sentem*. O GENUACE é, basicamente, um dispositivo de desenvolvimento da empatia. Ele mostra aos atores que suas emoções transcendem os limites do palco e que suas apresentações não precisam restringir-se a nada — que, quando Shakespeare disse que "o mundo é um grande palco", ele não estava brincando.

MAIS DO QUE ATOS

Evidências indicam que as emoções, ainda que sejam, na verdade, simples "atos", estão associadas a transformações no corpo significativas do ponto de vista da medicina. O pesquisador Paul Ekman, da University of California, São Francisco, demonstrou que as pessoas, pela contorção premeditada dos músculos faciais para expressar felicidade, medo ou raiva, acabam *sentindo* felicidade, medo ou raiva.[35]

O imunologista Nicholas Hall e seus colegas identificaram a existência de fenômenos de alteração do sistema imunológico associados à arte de representar. Suas descobertas sugerem a idéia de que a representação é mais que um simples conjunto de atos; ela exerce influências sobre o corpo que podem ter implicações importantes para a saúde. Eles mediram alterações nos sistemas imunológicos de dois atores antes, durante e depois de eles terem se apresentado em duas peças teatrais. Uma delas foi uma comédia, *Lucy Does a TV Commercial*. A outra foi uma peça séria cujo tema principal era a depressão, *It's Cold, Wanderer, It's Cold*, de Peter Barnes, ambientada na Rússia dos primeiros anos do século, durante os dias da revolução. Tudo transcorre numa cela de prisão na véspera da execução de um assassino. Os pesquisadores extraíam sangue e mediam seus ritmos cardíacos antes mesmo de os dois receberem os *scripts*. Eles monitoravam os atores durante os ensaios e todas as apresentações subseqüentes. As peças foram apresentadas no mesmo horário todos os dias, sempre diante de uma platéia diferente, durante duas semanas. Hall e seus colegas mediam a reação das células imunológicas denominadas linfócitos T e B. Os dados obtidos indicaram a existência de correlação entre o tipo de personalidade representada e a resposta imunológica. Depois que participava da comédia *Lucy*, a atriz apresentava aumento de suas funções imunológicas. Quando passou a representar um papel deprimente no drama, as medições, comparadas com as verificadas na outra peça, diminuíram. Tanto na comédia quanto no drama, o ator assumiu uma personalidade marcada pela ansiedade. As funções de seu sistema imunológico diminuíam de intensidade depois de sua participação em ambas as peças.[36]

Se nos identificarmos com atores que estejam representando papéis de pessoas ansiosas ou deprimidas, sofreremos redução das funções de nosso sistema imunológico? Comediantes são mais saudáveis que atores trágicos? Que eu saiba, ninguém se interessou ainda por essas questões, e o estudo de Hall nos diz que deveríamos tomá-las a sério. Embora *não dependa* de nós escolher entre nos mantermos ou não unidos com os outros não-localizadamente — a não-localização da mente é um fato, não uma opção — podemos desenvolver nosso *grau* de participação em muitos fenômenos da não-localização da mente, assim como os atores decidem quão profundamente lhes convém assumir os papéis que representam.

Se Shakespeare estava certo quando disse que o mundo é um grande palco, então somos todos nós atores e toda a vida um ato. Mas a questão é: que papel representar? O escritor e médico Bernie S. Siegel cita em um de seus livros uma conversa com o antropólogo Ashley Montagu, na qual Siegel perguntou a ele como uma pessoa poderia ser mais amorosa. Montagu respondeu-lhe: "Aja como se você estivesse amando".[37] Fiquei surpreso quando li a resposta de Montagu, pois que me pareceu uma recomendação para adotar conduta hipócrita. Os escritos de Montagu me têm inspirado durante anos, e essa sua observação soou falsa em relação à visão sublime do potencial humano da qual estão repassadas as páginas de seu livro. Agora acho que entendo o que Montagu quis dizer com isso. Para ele, a arte de representar era mais que um conjunto de atitudes; era um exercício de ser. Isso implica a idéia de que devemos escolher nossos papéis cuidadosamente e usar de cautela para com quem nos identificamos. "Com o tempo, a máscara acaba tornando-se o próprio rosto", diz a escritora Marguerite Yourcenar em seu livro *Memórias de Adriano.*

A Era III testemunhará a fusão da medicina com as artes, por uma razão fundamental: *Os fenômenos imanentes geram conseqüências transcendentes.* Os fenômenos transcendentes deixam suas marcas no corpo. Seus efeitos são reais. As artes são mais do que simples entretenimento; elas afetam o corpo, e é por isso que não podem dissociar-se da medicina.

A palavra *arte* deriva do termo latino *artis*, que significa "ajuntar" ou "encaixar". A essência da não-localização mental é o ajuntamento e encaixe de coisas que parecem separadas. A não-localização mental é arte, e a arte, não-localização mental.

Relações não-humanas

Talvez os animais levem vantagem sobre os seres humanos quando se trata de comunicação pela não-localização da mente. Nós humanos somos obcecados pela idéia de um eu que se mantém confinado em nosso cérebro e em nosso corpo físico. Isso funciona como prevenção contra muitos fenômenos da não-localização da mente, pois sabemos antecipadamente que eles são impossíveis. Já que, presumivelmente, os animais não estão capacitados a cogitar de um eu e não raciocinam, é possível que não sejam influenciáveis, como nós, pelas proibições contra a não-localização da mente.

É possível que uma das razões pelas quais nos sentimos atraídos pelos animais é o fato de que percebemos que, neles, a forma não-localizada da consciência ainda é francamente acessível pelas impressões exteriores. Talvez precisemos da companhia de animais porque nos cabe recuperar a feição não-localizada de nossas mentes e percebamos que, de algum modo, eles nos podem ensinar como fazer isso.

O QUE É O ELO ENTRE OS HUMANOS E OS ANIMAIS?

Quando desenvolvemos uma relação especial com um animal de estimação, sentimos algo de misterioso, algo que não pode ser compreendido facilmente — o "elo entre os humanos e os animais", conforme denominação dos pesquisadores. Que elo é esse? Que significa estar ligado por um elo? Por que essa ligação parece boa, e por que é benéfica à saúde?

Os animais de estimação nos facultam a oportunidade de nos unirmos incondicionalmente a outro ser vivo. Eles nos ensinam a amar. O amor, de um modo geral, envolve o afrouxamento do espírito de prevenção e a disposição em nos "tornarmos unos" com outrem. O amor, para florescer, requer a renúncia de nosso rígido senso de individualidade, o qual cria distanciamento e separatividade.

A impressão que tenho é que nós não "desenvolvemos" uma ligação com os animais ou uns com os outros; nossa ligação com eles é algo essencial, natural, imanente, como tudo na natureza. Logicamente, esse não nos parece ser o caso na maior parte do tempo, pois, por meio dos processos de individuação e socialização da personalidade, aprendemos a desvalorizar e ignorar nossa ligação com os outros. Os animais de estimação nos reaproximam da idéia de união com os outros seres vivos e nos ajudam a lembrar-nos de quem somos. Uma das razões pelas quais eles conseguem fazer isso está, acredito, na capacidade excepcional que têm para nos encorajar a remover nossas máscaras e a nos comportarmos naturalmente. Disse Samuel Butler (1835-1902): "A grande alegria do cão está no fato de que você se permite comportar como criança diante dele. E ele, além de não repreendê-lo, se comporta como criança também com você."

UMA LIGAÇÃO ESPIRITUAL?

"Há, nos olhos de todo animal", disse o reformista inglês John Ruskin, "uma imagem vaga e um laivo de humanidade, o brilho de uma luz estranha, com os quais a vida que os anima percebe e venera o grande mistério de nossa imperiosidade sobre eles, mas também pleiteia a irmandade da criatura, quando não da própria alma."[38] Ruskin insinua a existência de uma ligação espiritual entre os animais e os seres humanos, e alguns cientistas modernos concordam com ele.

Aaron H. Katcher, médico da University of Pennsylvania School of Veterinary Medicine, propõe que, talvez, os animais de estimação acrescentem algum componente espiritual aos processos de cura. Ele e seus colegas descobriram que 98% das pessoas gastam algum tempo conversando com seus cães, 75% acham que seus cães são sensíveis a seus estados de espírito e sentimentos, e 28% chegam a fazer confidências a seus cães. Katcher acredita que os benefícios que as pessoas obtêm desse tipo de relação não diferem dos que conseguem com a oração. "Sem querer ser irreverente", afirma ele, "é possível pensar na semelhança entre os benefícios da prece e os benefícios de conversas com um animal. A prece é sempre acompanhada pelo auxílio sensório do incenso, da música, das posturas corporais especiais, do toque de mãos ou de terços, assim como a conversa com um animal é acompanhada pelo auxílio do toque, do aconchego e do odor. Em ambos os casos", ele conclui, "tem-se a impressão de que a conversa é 'compreendida'."[39]

Kathleen MacInnis, enfermeira-chefe da unidade cardiovascular do Northern Michigan Hospital de Petoskey, Michigan, nos dá um exemplo disso. MacInnis nos conta sua experiência dos cuidados que teve com Dorothy, uma menina que estava morrendo. A normalidade da pressão sangüínea de Dorothy era mantida por medicação intravenosa, e sua dor era controlada com freqüentes injeções de morfina. O que a equipe de enfermagem poderia fazer para tornar as horas finais de Dorothy mais felizes? Eles resolveram trazer seu adorado cão, Blackie, um labrador de pêlo negro, para uma visita. Dorothy sorriu com a idéia, mas advertiu que Blackie era um cão de 18 meses de idade, um "adolescente traquinas e desordeiro" que bagunçaria tudo, enquanto farejasse as coisas ao redor. Quando foi levado à unidade de tratamento cardíaco, com o piso estalidando aos golpes de suas unhas, Blackie pareceu fascinado com tantos odores novos. Enquanto ele e a enfermeira passavam pelo corredor, os olhos mágicos e remediantes de Blackie ganhavam mais vida quando as pessoas lhe sorriam e estendiam a mão para acariciá-lo e brincar com ele. Quando entraram no quarto de Dorothy, o cão olhou para sua dona, com as pontas das orelhas rebaixadas, a cabeça inclinada, deu uma fungada de satisfação e subiu na cama para pôr-se ao lado dela. Em seguida, cavucou com as patas e farejou a dona da cintura à axila, conforme aprendera a fazê-lo antes. Dorothy estava doente demais para coçar-lhe próximo às orelhas, como era seu costume. Mas ela pediu às enfermeiras que o fizessem por ela, pois sabia o que Blackie queria. "Quando lhe coçamos as orelhas", MacInnis disse, "ele revirou os olhos para cima de satisfação; isso deixou Dorothy muito contente." Alguns dias depois, nessa mesma semana, Dorothy morreu enquanto dormia — depois de um coma, de uma angioplastia de desobstrução coronariana e da visita de Blackie. "Sentimo-nos bem com essa visita", afirmou MacInnis, "mas nos perguntamos se não havíamos esperado tempo demais para que ela desfrutasse dessa visita e pudesse afagar as orelhas peludas do cão. Muito — ou talvez quase tudo — do que a ciência médica faz pelas pessoas não é realmente *bom* para elas. Pelo menos", prosseguiu, "não lhes traz felicidade. Não as conforta de fato." E acrescenta: "Tudo parece redutível a uma questão de semântica: a diferença entre um miocárdio moribundo e um coração partido e solitário." Ela conclui: "Reflito sobre todas as coisas que não consigo mudar ou com as quais não posso ajudar meus pacientes. Mas me lembrarei com orgulho da noite que Blackie passou com Dorothy. E da cura de seu coração quebrantado, mesmo diante de uma doença incurável."[40]

Um caso que demonstra a capacidade que tem o animal de estimação para provocar uma reviravolta no quadro clínico do paciente foi o de T. S., 39 anos de idade, escritor em tempo integral e professor de inglês durante algumas horas por dia, que fora internado numa unidade de tratamento intensivo com febre, fraqueza muscular generalizada, mal-estar e hipersensibilidade a dores e inchaço nas extremidades do corpo. Os problemas apareceram depois que ele iniciou vigoroso programa de exercícios físicos uma semana antes, inclusive com levantamento de peso e *jogging*, por meio do qual ele estava determinado a tornar-se "esguio e atraente". Ele estava sofrendo de insuficiência renal aguda pelo excesso de exercícios físicos, rabdomiólise (dissolução dos tecidos musculares) e desidratação. Logo depois de ser internado, foi submetido a hemodiálise (diálise dos rins).

T. S. não suportou muito bem a experiência de ter que ficar no hospital. Depois da internação, ficou transtornado e retraído. Jamais adoecera antes e se perguntava se sobreviveria. À medida que seu desespero foi piorando, seu estado de espírito tornou-se contagiante, pois sua esposa começou a ficar desesperada também. Num esforço para tentar fazê-lo achar esperança e motivação, as enfermeiras que cuidavam dele começaram a ter idéias criativas sobre como mudar as coisas. Elas descobriram que uma de suas principais fontes de alegria era Mike, o seu cão, uma raça de buldogue anão, de três anos de idade. Quando lhe indagaram a respeito dele, T. S. demonstrou grande preocupação com seu animal de estimação.

Mike lhe havia sido um companheiro de todas as horas, inclusive durante seu programa de exercícios. Que aconteceria com o Mike? Ele também ficaria doente, já que os dois estiveram correndo juntos? Então, as enfermeiras de T. S. concluíram que era fundamental que Mike fosse trazido para uma visita ao dono, idéia com a qual os chefes da equipe médica e de enfermagem da unidade de tratamento concordaram. Antes que Mike pudesse entrar, a equipe responsável por doenças infecciosas foi consultada.

Quando Mike viu o dono, ficou tão feliz, que quase conseguiu desvencilhar-se dos braços da esposa de T. S. Os dois amigos se felicitaram e tiraram uma soneca juntos. Um por um, os membros do quadro de enfermeiros acharam um pretexto para passar no quarto para uma visita e conversar. T. S. ficou visivelmente mais relaxado e refeito. A visita foi tão benéfica que a equipe médica permitiu que tornasse a ocorrer em dias alternados. Depois de 36 dias de internação, T. S. recebeu alta para voltar para casa.

Nos ambientes de tratamento médico de alta tecnologia atuais, é irônico o fato de que lambidas melosas possam gerar benefícios significativos à saúde. As evidências que reforçam o valor medicinal de animais de estimação são tão empolgantes que, se terapias com animais domésticos pudessem ser acondicionadas em pílulas, não seríamos capazes de produzi-las com rapidez suficiente. Elas estariam presentes em todos os hospitais, clínicas e casas de repouso do país. Quando um paciente fosse internado num lugar desses, a oportunidade de ter contato com um animal carinhoso seria rotineira. Em vista dos dados de que dispomos, podemos perguntar: que nos impede de adotá-las?

Ouvimos em toda parte que a medicina está em decadência e que nosso sistema de saúde caminha para a ruína.* Que assim seja. Literalmente.

* Não estranhe o leitor a tradução. O autor faz um jogo de palavras impossível de reproduzir em português. No original, ele diz que "... our system of health care is going to the dogs". A tradução literal da expressão idiomática seria algo como: "... nosso sistema de saúde está indo para os cães." Ou seja, passando ao "controle" deles. (N. do T.)

CAPÍTULO 4

A ERA III NA CURA DO DIA-A-DIA

Depois do êxtase, o bem-estar.
DITADO ZEN-BUDISTA

Como poderíamos aplicar as lições da Era III às nossas vidas? O primeiro passo envolve a necessidade de aprender a confiar na não-localização da mente, o princípio em que se fundamenta a medicina da Era III.

Como exemplo, consideremos o problema trágico da síndrome da morte súbita do lactente (SIMIS), na qual o infante morre durante o sono por causa desconhecida. Em 1993, pesquisadores do Southwest Research Institute, de Lake Jackson, Texas, realizaram uma pesquisa com pais que tinham perdido filhos por conta da SIMIS. A pesquisa envolveu também pais de filhos normais. Os pesquisadores perguntaram a cada um dos dois tipos de pares de pais se haviam "percebido" alguma vez que algo iria acontecer a seus bebês. Dos pais cujos filhos morreram por SIMIS, 21% relatou que realmente teve a premonição de que algo iria ocorrer com seu bebê. Apenas 2,1% do grupo de controle disse que teve essa sensação. Para se certificar de que suas descobertas tinham fundamento sólido, os pesquisadores perguntaram a outro grupo de controle, formado com 200 pacientes de uma clínica pediátrica, se alguma vez tinham pressentido que seu bebê iria morrer e isso acabou não ocorrendo. Apenas 3,5% deles responderam afirmativamente.

Os pais de filhos mortos por conta da SIMIS disseram que, quando relatavam a um médico, ao cônjuge ou a um amigo a premonição que tinham da morte iminente de seus bebês, raramente eram levados a sério. Apesar das solicitações de avaliações médicas e intervenção adicionais que faziam aos médicos, nada além de providências rotineiras era aconselhado quanto aos cuidados com *todos* os infantes eventualmente vitimados pela SIMIS. Quando os médicos recebiam o pedido de precauções especiais para a criança aparentemente saudável, suas reações iam da "indignação" a "recusas apaziguantes".[1]

Esse é um triste exemplo de como a falta de confiança na realidade da não-localização da mente pode levar à desgraça. Se os pais tivessem tido confiança suficiente em suas premonições, não teriam aceitado não como resposta. Eles não se haveriam deixado levar por seus médicos e teriam procurado outros. Os pais não podem ser culpados por isso. O problema maior está com os médicos. Estes foram formados com base na metodologia da Era I, que considera impossível a previsão do futuro. Cristalizados nos princípios da Era I, consideraram repugnante a idéia das premonições e reagiram contra elas com veemência. Eles se comportaram da pior forma possível — despejaram seus preconceitos e suas hostilidades sobre os que esperavam deles serviço e compreensão. Incapazes de pensar fora das limitações da Era I, esses médicos agravaram a angústia dos pais, já que, por causa dessa incapacidade, não podiam discutir o problema das premonições deles depois da morte de seus filhos. Isso acrescentou peso desnecessário ao fardo dos pais, que passaram a atormentar-se com a questão da possível sobrevivência dos filhos caso pelo menos eles tivessem sido mais exigentes ou houvessem procurado outro médico.

Se os médicos tivessem sido sensíveis aos princípios da Era III, eles poderiam ter levado a sério as premonições dos pais e alguns dos casos de SIMIS talvez tivessem sido evitados. Não estou querendo dizer que todas as preocupações de todos os pais foram válidas, mas também nem todas eram falsas. O desafio que cabe ao médico enfrentar é o do desenvolvimento da sensibilidade para discernir as premonições genuínas das falsas. Talvez os médicos insistam em que a tomada de decisões medicinais devem basear-se em provas concretas, não em premonições. Mas, em verdade, somente cerca de 15% das intervenções médicas são apoiadas por provas científicas sólidas.[2] No que toca à porcentagem restante, nós médicos confiamos em causas subjetivas — inclusive em pressentimentos e premonições — para fazer diagnósticos, decidir quais testes devem ser solicitados e escolher o tratamento.

É fácil, porém, culpar os médicos. Os pesquisadores também descobriram que as premonições dos pais foram rejeitadas pelos próprios companheiros e amigos. Não é preciso ser médico para nos confinarmos nos limites da Era I. Qualquer um pode ficar preso na rede de cristalizações mentais da Era I.

O desafio dos pacientes e dos pais é aprender a confiar em suas faculdades de cognição pela não-localização da mente e refiná-las. A menos que elas *sejam* refinadas, a pessoa pode tornar-se presa fácil do excesso de imaginação. A *confiabilidade* da informação é fundamental, quer a informação seja de natureza imanente, quer seja de feição não-localizada. E a confiabilidade pode ser fomentada pela atenção aos incontáveis exemplos de transcendência da mente que surgem em nosso cotidiano.

Quando os pesquisadores indagaram os pais dos casos de SIMIS a respeito de sua experiência, eles revelaram que, eventualmente, chegaram a confiar em sua intuição, apesar de ter sido rejeitada pelos médicos, companheiros e amigos. É assim que a maioria das pessoas aprende a aplicar os princípios da não-localização mental em suas vidas. Por tentativas e erros, filtramos informações válidas e inválidas que nos chegam na forma de pressentimentos, intuições, premonições e sonhos. O aprendizado do uso da não-localização da mente é, no entanto, surpreendentemente simples. Ninguém precisa freqüentar seminários e cursos práticos para desenvolver essa faculdade; ninguém tem que tornar-se fluente na linguagem científica ou tornar-se especialista no que se refere às últimas experiências sobre o assunto. A pessoa precisa apenas manter-se atenta ao fluxo de acontecimentos da própria vida. Toda vez que tivermos uma premonição, um pressentimento ou um sonho, passemos a anotá-lo e compará-lo com o resultado. Nossa vida se transforma em nosso laboratório, e cada experiência se torna aquilo que os cientistas chamam de "caso isolado". Muitas pessoas acham que a anotação regular dessas experiências aguça-lhes a capacidade de percebê-las e aprimora-lhes a sensibilidade aos mecanismos da não-localização da mente. Assim como os cantores, precisamos de prática para aprender a cantar afinadamente, e não fora de tom, quando usamos o potencial harmonioso de nossa não-localização mental.

Agora vejamos outros exemplos da não-localização da mente em nossa vida diária. Classifiquei os fenômenos de acordo com certas categorias, mas essa divisão é artificial. Não há distinção absoluta entre premonição, introspecção, intuição, sonhos, pressentimentos, coincidências, revelações, telepatia e clarividência. O denominador comum é a não-localização da mente — um meio de conhecimento que opera fora do espaço e do tempo.

Telepatia

Telepatia é um termo que foi cunhado em 1882 pelo pesquisador britânico F. W. H. Myers para descrever fenômenos de comunicação entre mentes por alguns meios que não os dos sentidos comuns. A telepatia é outra designação para a não-localização da mente — a manifestação da mente além dos limites do cérebro e do corpo.

É comum a manifestação clara de ligações telepáticas, não-localizadas, quando um ente querido está doente. Terry Partington, de Billings, Montana, teve a seguinte experiência quando seu filho adoeceu:

> Ao chegar a Montana, local do cumprimento da nova tarefa a mim incumbida, telefonei para minha esposa no Texas, onde minha família permanecia temporariamente, para dizer a ela que a viagem fora segura. Fiquei chocado ao saber que meu filho de 14 anos de idade, Ben, tinha sido internado na unidade de tratamento intensivo horas antes, nesse mesmo dia, por causa de altas taxas de açúcar no sangue, mais tarde constatando-se ser diabetes. Retornei imediatamente para o Texas, e quando, eventualmente, a situação se estabilizou, voltei para Montana com objetivo de fazer o meu trabalho.
>
> Algum tempo depois, nesse mesmo mês, minha esposa deixou Ben numa locadora de vídeo por volta das 20 horas e disse a ele para estar de volta em casa até pelo menos as 21 horas. Quando, às 22 horas, ele ainda não tinha voltado para casa, ela começou a ficar preocupada e saiu à sua procura. Ela voltou sem tê-lo encontrado e telefonou para mim; eu procurei assegurar-lhe que tudo ficaria bem.
>
> Não consegui voltar a dormir, ficando acordado durante algum tempo. De repente, uma espécie de pensamento altamente perturbador e emotivo invadiu-me a mente incitando-me a dizer a Ben que acordasse. Comecei a repetir o pedido sem parar e não consegui pensar em mais nada. Em pouco tempo, eu estava em lágri-

mas sem nenhuma razão aparente. Isso foi e voltou durante pelo menos uma hora. Depois disso, fiquei sonolento e voltei para a cama.

Próximo das 3 horas, minha esposa telefonou para dizer que Ben tinha acabado de voltar e estava um pouco tonto, mas, sob outros aspectos, parecia bem. Soubemos mais tarde que ele tinha voltado a pé através de uma floresta perto de nossa casa e sentiu-se mal repentinamente, sentou-se num tronco para descansar e desmaiou por conta da baixa taxa de açúcar no sangue provocada pelo excesso de insulina. Depois de um período de tempo que não soube precisar, ele se levantou, tomou imediatamente uma das pastilhas de glicose que sempre tinha consigo de reserva, e voltou para casa.

Alguns dirão que minha atitude e o despertar de Ben foram fenômenos distintos e independentes. Tenho um sentimento profundo dentro de mim, certeza mesmo, de que esse não foi o caso.[3]

Sonhos com doenças

Intuições envolvendo ocorrência de doença são comuns em sonhos. Contudo, não sonhamos com luminosos de néon anunciando: "Você está com câncer." Geralmente, as mensagens são veladas, com metáforas e símbolos. A neuropsiquiatra e neurocientista Mona Lisa Schulz relata em seu livro *Awakening Intuition* vários sonhos reveladores de problemas de saúde. As imagens nesses sonhos ilustram a linguagem do mundo onírico.[4] Um homem, fumante inveterado, sonhou que tinha voltado para o exército. Sob ataque, procurou abrigar-se num tronco de árvore oco. As balas do inimigo perfuraram o tronco e penetraram-lhe na parte inferior esquerda do tórax. Mais tarde, ele soube que tinha um pequeno tumor no lóbulo inferior do pulmão esquerdo, onde a bala do sonho o havia atingido.[5] Em outro caso, uma mulher sonhou que estava deitada no chão quando a terra começou a ceder debaixo dela e formou uma cavidade, na qual ela começou a sufocar. Dois meses depois, descobriram que ela tinha cavidades nos pulmões causadas pela tuberculose, que, então, estava dificultando-lhe a respiração.[6] Em outro caso, uma mulher teve o mesmo sonho várias vezes, durante quase um ano, no qual uma enfermeira segurava uma vela acesa próximo à sua perna, como se tentando mostrar-lhe algo. Eventualmente, a mulher começou a sentir dores na tíbia da perna esquerda; algum tempo depois, verificaram a existência de infecção nesse osso, exigindo uma cirurgia.[7]

Essa imagem do sonho da mulher, de uma enfermeira segurando uma vela, é lendária. Lembra Florence Nightingale (1820-1910), fundadora da enfermagem moderna secular, mulher que revolucionou o tratamento hospitalar, introduziu o uso da estatística nos cuidados com a saúde e promoveu a adoção de metodologia de saúde pública na prevenção de doenças. Nightingale carregava uma lanterna em suas rondas hospitalares enquanto cuidava dos soldados britânicos na Turquia, durante a Guerra da Criméia (1854-1856), conforme descrito na biografia ilustrada de Barbara Montgomery Dossey, *Florence Nightingale: Mystic, Visionary, Healer*.

A imagem inesquecível da "dama da lanterna" foi imortalizada num poema sobre Nightingale composto por Henry Wadsworth Longfellow.[8]

Às vezes, os sonhos parecem aconselhar-nos a mudar alguns hábitos de saúde antes que a doença se desenvolva. William Dement, que fez um trabalho pioneiro relacionado com o sono e os sonhos, tinha sido fumante de dois maços de cigarros por dia. Certa noite, ele viu, num sonho, uma radiografia de seu próprio tórax. Todo o pulmão direito estava tomado pelo câncer. Um colega no sonho o examinou e confirmou que o câncer se havia espalhado para os nodos linfáticos. Dement ficou profundamente angustiado durante o sonho. Ele achava que sua vida estava acabada e que jamais veria os filhos crescerem. Ao acordar, ele sentiu inefável alegria quando viu que não passava de um sonho. Para ele, isso foi como voltar a viver. Ele parou de fumar.[9]

Alguns argumentam que os sonhos não são fenômenos da não-localização da mente, mas meros "ruídos do cérebro", invocação noturna de lembranças que são misturadas e que resultam em insignificante nonada. Mas há mais coisas aí do que se possa imaginar. As teorias dos "ruídos cerebrais" não são capazes de explicar como uma pessoa saudável poderia conhecer problemas de saúde cuja ocorrência se situa meses ou anos no futuro.

Alguns sonhos relacionados com doenças são fenômenos característicos da Era II nos quais a mente e o corpo mantêm íntima comunicação. Exemplo disso é o de um homem que sonhava com um rato a roer-lhe a parte superior direita do abdome. Durante o dia, ele sentia certa indigestão, mas isso melhorou quando ele mudou a alimentação. Uma semana depois, ele voltou a sonhar com o rato a roer-lhe o estômago, e, no dia seguinte, ele começou a sentir fortes dores na parte do corpo que o rato do sonho lhe atacara. Ele procurou seu médico, e testes revelaram a existência de úlcera no local exato do ataque.[10]

A intermediação de objetos na cura

A possibilidade de objetos físicos atuarem como intermediários na transmissão dos princípios das intenções de cura é uma idéia antiga. Durante milhares de anos, xamãs e curandeiros das mais diversas culturas têm benzido amuletos e talismãs da mais variada espécie antes de dá-los ao doente, na crença de que eles são capazes de intermediar a vontade do agente de cura.

Nós médicos modernos temos nossos próprios e singulares talismãs, que talvez transmitam nossas intenções de cura sem que percebamos isso. Esses objetos intermediários tomam a forma de jalecos brancos, estetoscópios, dispositivos imponentes e pílulas coloridas e de formato exótico. Eles estão impregnados de significação simbólica para os pacientes. No âmbito formal da genuína Era I, nega-se a possibilidade de esses objetos se impregnarem dos princípios de nossas intenções terapêuticas e curar quando nossos pacientes são submetidos à intermediação deles, mas evidências indicam o contrário. O dr. Bernard Grad, da McGill University, demonstrou que as intenções do agente de cura podiam influenciar o crescimento de tumores e a cura de ferimentos em animais e que o mesmo efeito podia ser obtido se o agente de cura benzesse um pedaço de algodão e o pusesse nas gaiolas dos animais, sem mesmo se aproximar delas.[11] Não se sabe como, o objeto físico parecia capaz de mediar princípios de cura na ausência do próprio agente.

A capacidade de objetos físicos para transmitir intenções de cura é outro meio pelo qual a medicina da Era III se mostra útil às nossas vidas. Considere a experiência da adolescente Lisa, enteada de Meredith Goodman, de Columbus, Ohio.[12] Em julho de 1991, Lisa foi vítima de um acidente automobilístico que lhe fraturou o pescoço à altura da segunda e terceira vértebra cervical, com lesão da medula espinhal. O neurologista encarregado de cuidar dela estava tão convicto de que ela iria morrer, que suspendeu o pedido de exame de ressonância magnética. Puseram-lhe um colete cervical, submeteram-na a respiração artificial, inseriram-lhe um tubo de alimentação e a transferiram para a unidade de tratamento intensivo, de modo que sua família pudesse fazer-lhe uma última visita antes de ela morrer.

Disseram à família que, talvez, Lisa não sobreviveria até a noite. Ela não conseguia ingerir alimentos, respirar por si só e não sentia nada nem se movimentava do pescoço para baixo. Um dos médicos explicou que Lisa tinha apenas tênue fio de medula espinhal ainda não completamente partido e que admirava o fato de que tivesse sobrevivido à viagem para o hospital e à transferência para a unidade de tratamento intensivo. O médico aconselhou a família a orar por um milagre, mas acrescentou: "Jamais presenciei um milagre."

Lisa não morreu como havia sido previsto. Assim, foi submetida a uma traqueotomia. Embora não apresentasse nenhuma melhora, ela continuou alerta e tentava falar. A família aprendeu a fazer leitura de lábios, mas Lisa ficava irritada quando não conseguia fazer-se entendida. Ela detestava o aparelho de respiração artificial, e seu único desejo era livrar-se dele. Goodman descreve o que aconteceu:

> Existe uma antiga tradição entre os adeptos de algumas religiões envolvendo um pano de oração. Um grupo cristão, geralmente de uma igreja ou congregação, faz circular entre seus membros um pedaço de pano. Cada participante segura-o nas mãos e recita uma prece de cura. O pano é, em seguida, passado à pessoa para cuja cura a oração está sendo feita. Ele deve ser posto na parte do corpo onde a cura é desejada. No caso de Lisa, o pessoal da igreja de meu pai ungiu o pano de oração para ela. Papai o trouxe para o hospital e o amarrou no braço direito de Lisa.
>
> E ela não deixou que lhe removessem o pano, embora ele se houvesse sujado com os respingos por conta do sistema de alimentação artificial e da ministração de medicamentos. Ela chegou mesmo a recusar que o lavassem, pois tinha medo de que os efeitos das preces se perdessem no processo.
>
> Lisa pediu a papai que orasse especialmente em favor de sua respiração. Mais uma vez, um pano de oração foi ungido e submetido a intenções de prece, dessa vez para que ela recuperasse a capacidade para respirar normalmente. Nesse mesmo entretempo, o grupo cristão da igreja de sua avó materna ungiu também um pano de oração em seu benefício. Papai amarrou um segundo pano no braço esquerdo de Lisa, e o de sua avó foi posto sobre o seu tórax.

A cura de Lisa não se deu da noite para o dia. Em verdade, passados quatro anos, ainda está progredindo. Hoje, Lisa respira sem precisar de aparelhos, alimenta-se normalmente, locomove-se sozinha, sustentada por um andador, e, uma vez de pé, consegue dar alguns passos apoiada nele. Ela sabe usar o computador e operar sua cadeira de rodas elétrica. Além disso, está aprendendo a dirigir uma caminhonete especialmente equipada e freqüenta a universidade sozinha. Seu progresso assombra qualquer um que ouve sua história. A única coisa que seu cirurgião consegue fazer, diante de cada nova conquista dela, é abanar a cabeça, em sinal de admiração. Acho que agora sim, talvez ele diga que viu um milagre.

Fico grandemente surpresa com o fato de Lisa não ver a si mesma como uma pessoa aleijada — uma moça com algumas limitações, certamente, mas, de nenhum modo, anormal. Desde o primeiro dia após o acidente, Lisa tem demonstrado calma aceitação das transformações em sua vida. Sua fé é a minha idéia de verdadeiro milagre. Oro para ter a fé que ela tem.

Outro caso relacionado com a intermediação de objetos é o de Tim, jovem de 18 anos de idade, que, depois de sofrer também um acidente automobilístico, foi hospitalizado com ferimentos graves no tórax.[13] O quadro de saúde de seus pulmões se deteriorou, e ele desenvolveu a síndrome de angústia respiratória aguda. Eventualmente, Tim foi submetido a intubação e respiração artificial. Impossibilitado de falar, ele escreveu o nome *Willie* para a sua mãe. Ela entendeu imediatamente que ele se referia a Willie Nelson, seu cantor de música sertaneja favorito. A mãe de Tim trouxe prontamente para o hospital a coleção de fitas de Willie Nelson e o gravador do filho e os pôs próximo à cama dele, juntamente com duas bandanas vermelhas, acessório predileto de Willie Nelson. Tim conseguiu fazer a mãe entender o desejo de que lhe prendesse uma bandana na cabeça e outra na palma da mão direita. O rapaz se manteve profundamente apegado aos objetos e não permitiu que lhe removessem, mesmo quando seu estado clínico começou a piorar. Pouco antes de morrer, ele ergueu a mão com a bandana vermelha e fez ao pai um aceno com a mão aberta e a palma voltada para a frente, gesto que tinha significado especial entre eles. Seus pais perceberam que com esse sinal Tim queria dizer que tudo estava bem com ele e que eles deveriam deixá-lo partir.

Os dois exemplos ilustram diferentes formas de emprego de objetos de intermediação — a tentativa deliberada de impregná-los de princípios especiais, como no caso do pano de oração, ou o fato de permitir que objetos tivessem uma função simbólica, qual o caso das bandanas. Esses não são casos raros. Qualquer pessoa que trabalha em unidades de tratamento intensivo sabe que as famílias sempre levam para o leito do doente objetos que tenham significado especial tanto para o paciente quanto para seus parentes — bichinhos de pelúcia, fotografias, crucifixos, e assim por diante. Sob a perspectiva da Era I, a prática desse tipo de coisa seria tida como mera tolice. Mas, para os adeptos da medicina da Era III, isso deve ser estimulado, e as famílias deveriam ser aconselhadas a impregnar objetos específicos com suas intenções de cura, como no caso dos panos de oração de Lisa.

Sonhos de cura

É comum a ocorrência de sugestões de cura nos sonhos. Ken Engler, 36 anos de idade, de Kenosha, Wisconsin, teve um sonho de cura típico quando, em seu caso, todos os tratamentos convencionais fracassaram:

> Em junho de 1993, meu neurologista descobriu a existência de um tumor no lóbulo temporal direito do meu cérebro — um astrocitoma, benigno, mas um tanto agressivo. No mês de julho, fui submetido à minha primeira cirurgia cerebral, à qual se seguiu, em agosto, um tratamento radiológico que durou seis semanas. Com exceção de algumas convulsões, provocadas pelo tecido fibroso gerado pelos procedimentos cirúrgicos, tive boa recuperação. Em janeiro de 1994, passei por uma segunda cirurgia, para remover o tecido fibroso de meu lóbulo temporal direito. Dessa vez, a recuperação foi bem mais lenta. Em maio de 1994, o diagnóstico de meu caso revelou a existência de um tumor cerebral inextirpável e terminal — inextirpável porque estava localizado numa região do cérebro inacessível, sem que a instrumentação humana lhe causasse danos permanentes em caso de intervenção, e terminal porque não havia nenhum outro tratamento que pudesse ser adotado. Eu já tinha sido exposto à radiação ao máximo, e a quimioterapia não representava mais esperança para mim. Meu neurocirurgião aconselhou-me a ultimar os cuidados com os meus assuntos pessoais o mais cedo possível.
>
> Logo depois disso, comecei a consumir a água de Lourdes. Eu tinha como que improvisado uma tubulação para "receber" essa água sagrada diretamente da fonte francesa. Eu umedecia a cabeça com a água, massageava-a e elevava uma prece em voz baixa a Maria, nossa querida Mãe de Lourdes, pedindo sua intervenção em meu caso. Eu fazia isso uma ou duas vezes por dia, todos os dias. Eu acreditava sinceramente que aquela água era sagrada e que tinha poder de cura. Trinta dias depois, o resultado do exame de ressonância magnética revelou que o tumor tinha começado a diminuir. Eu continuei a usar a água sagrada, e a diminuição prosseguiu.
>
> Antes de meu último exame de ressonância magnética, em novembro de 1995, tive um sonho muito incomum. Nele, apareceu-me uma mulher chamada Maria (a mãe de Jesus?). A mulher estava vestida com simplicidade e tinha mais ou menos a minha idade (36 anos). O aspecto incomum desse sonho foi o amor incrível que eu sentia emanar dessa mulher. Foi o sentimento mais extraordinário que eu já havia tido. Não era sentimento sensual, mas um que lembra o amor de uma mãe pelo filho. Eu não acreditava que era possível sentir um amor e um calor humano tão profundos como aqueles. A última coisa de que me lembro que Maria me disse antes de eu acordar foi: "Ken, seja feliz." Acordei do sonho com uma sensação de enorme bem-estar e ausência total de ansiedade, tal qual não me ocorrera em dois anos de doença. Esse sonho e as sensações associadas a ele duraram vários dias. Eu não conseguia pensar em outra coisa.
>
> No dia 23 de novembro de 1995, entrei na câmara de ressonância magnética, com o amor de Maria ainda aquecendo-me o coração. Horas depois, os resultados revelaram que o tumor tinha praticamente desaparecido![14]

Elaine Haire, de Las Vegas, Nevada, também teve um sonho em que um agente de cura a visitou, o que pode ter salvado a sua vida:

> Eu havia sido uma pessoa cronicamente deprimida durante a maior parte da minha vida. A depressão foi um mal que afetou toda a minha família; meu irmão mais novo cometeu suicídio, e eu tinha tentado me suicidar duas vezes, aos 12 e aos 30 anos de idade. Fiz análise e lutei desesperadamente, atormentada. À noite, desenhava símbolos no meu corpo e gritava: "Não posso mudar se não posso ver!" Certo dia, tive um sonho/experiência com um curandeiro indígena, que realizou um ritual comigo com cantoria, danças e a agitação de um chocalho. Não me lembro de suas palavras, mas quando acordei eu sabia que jamais teria que enfrentar todo aquele tormento psicológico novamente. Não tenho mais depressão crônica, e minha vida está cada vez mais cheia de alegria.[15]

Intuição e revelação

Joseph Campbell, o grande mitólogo, disse uma vez que adquirimos sabedoria por meio de uma entre duas formas possíveis. Podemos ter uma *revelação* e nos tornarmos mais sábios subitamente, ou *sofremos* e adquirimos sabedoria gradualmente. É comum termos a compreensão súbita de certas realidades — a forma mais comum de aquisição de sabedoria, segundo Campbell — por meio de sonhos. E o fenômeno é tão profundo, que parece de origem não-localizada, fora do eu, de uma fonte infinitamente sábia. O exemplo a seguir foi relatado por Harold McKinney, de Miami, Flórida:

> Eu estava sonhando e sabia disso. Que eu me lembre, nada estava acontecendo no sonho. Assim, comecei a orar para que Jesus voltasse. Enquanto eu orava, um lago formou-se na minha frente. Desse lago, surgiu uma gansa coberta de penugem. (Minha irmã tinha a síndrome de Down* e tinha quase um ano de idade quando eu tive o sonho.) A gansa se aproximou e sentou-se no meu colo. Ela era calorosa e agradável de abraçar. Gostei muito realmente de abraçar a gansa, mas logo percebi que ela era grande demais e que eu não conseguia mover-me ou levantar-me com aquele fardo pesado em meu colo. Enquanto me perguntava o que eu poderia fazer em seguida, olhei para baixo e percebi, embora a gansa não estivesse batendo as asas, que ambos estávamos suspensos no ar. Talvez seja desnecessário dizer que, a essa altura, eu já não achava que a gansa fosse para mim um fardo e a agarrei pelo pescoço e me segurei ali com todas as forças para salvar a minha vida. Eu estava consciente de que, se eu caísse, apenas um de nós sabia voar, e não era eu.
>
> Despertei do sonho, e a gansa tem me ensinado a voar desde então. Eu não tinha percebido antes do sonho e da prece que eu era o fardo da gansa, e não ela um peso para mim.[16]

* Penugem, em inglês, é "down". (N. do T.)

Muitas vezes, os céticos dizem: "Se a não-localização da mente é real, por que as pessoas não ficam ricas? Se elas são capazes de conhecer o futuro, por que não ganham na loteria?" Irene Spencer, de Hamburg, Nova York, fez exatamente isso. Ela sonhou com os números sorteados da loteria — e não apenas uma, mas duas vezes. Em fevereiro de 1996, ela escreveu:

> Minha vida é (e tem sido) cheia de milagres ... Sonhei com um número com quatro algarismos e apostei na milhar de quatro algarismos da loteria do Estado de Nova York. Ganhei 2.600 dólares e paguei minhas contas. Isso foi há alguns anos. Sonhei com outro número e tenho feito apostas com ele há cerca de três anos, embora ele ainda não tenha sido sorteado. Talvez, já que o número é 1.225 (que representa, logicamente, a data na qual comemoramos o Natal), a mensagem do sonho signifique que eu devo apostar minha vida em Jesus.

Em outubro de 1997, Spencer voltou a falar de sua experiência com o tal número:

> Espero poder, um dia desses, informar a vocês o fato de ter ganhado dinheiro apostando no número 1.225. E, sim, eu *também* oro para que isso aconteça. Quando eu ganhar, não serão apenas preces, mas sonho também!

Ela mostrou que era mesmo uma profetiza. Em seu bilhete de abril de 1998, ela disse:

> O número 1.225 foi sorteado na loteria de quatro algarismos de Nova York. Estou pagando minhas contas agora, e vou pôr um telhado novo em minha casa.[17]

Isabel Allende, a aclamada romancista sul-americana, guarda saudável respeito pelas revelações resultantes da não-localização da mente. Ela relata:

> Sonhar com cobras no Chile significa dinheiro. Tive esse sonho duas vezes, embora eu não costume apostar. Na primeira vez, toda a família, toda a tribo, estava passando parte das férias numa praia chilena antes do golpe militar, e tive o tal sonho, no qual 19 cobras subiam pelas pernas de meu cunhado. Assim, no dia seguinte, eu disse a ele: "Você deveria ir ao cassino e apostar, pois você ganhará muito dinheiro se apostar no número 19." E ele me respondeu: "Não, sou muito ruim nisso." Eu insisti: "Bem, dividamos tudo, o que você perder e o que você ganhar." Ele foi, pois, ao cassino. Comprei uma revista de história em quadrinhos e sentei-me do lado de fora para ler enquanto ele ficava lá dentro. Depois de alguns instantes, ele saiu e disse: "Perdi tudo. O seu sonho foi um fiasco." Eu perguntei: "Mas você apostou no 19?" Ele respondeu: "Não. Você não disse isso." Eu protestei: "Sim, eu disse. Eram 19 cobras!" Então, entramos lá juntos, ele apostou no 19 e ganhou! Ficamos tão surpresos e tão maravilhados ao mesmo tempo, que começamos a gritar e comemorar. Apostamos todo o dinheiro que tínhamos ganhado e deu 19 outra vez. Ganhamos uma cesta cheia de cédulas, o que, com a inflação, não é nada, mas então era suficiente para podermos convidar toda a tribo, 13 pessoas, para jantar no melhor restaurante da cidade. E, mais tarde, ganhei 300 dólares num cassino em Aruba com meu padrasto depois de ter sonhado que cobras estavam subindo por seu corpo também.[18]

Previsão de perigo

Os fenômenos de percepção pela não-localização da mente podem manifestar-se durante a ocorrência de qualquer tipo de perigo, quando um crime está sendo cometido contra uma pessoa ou contra seus bens particulares. A experiência relatada a seguir deu-se com Bonnie Johansson, colunista de turismo em Sydney, Austrália:

> Vários anos atrás, um físico convidou-me a participar de uma experiência, a qual requeria que eu mantivesse um diário durante um ano. Todas as manhãs eu transcrevia ali os meus sonhos, telefonava para duas pessoas sem participação na experiência com o intuito de contar-lhes o sonho e, por fim, ver o que acontecia. Descobri, assombrado, que eu estava tendo sonhos de precognição regularmente [sonhos sobre acontecimentos futuros], e com tantos detalhes e precisão, que casualidade ou coincidência pareciam impensáveis.
>
> Exemplo disso foi um sonho que tive na noite de uma terça-feira. Sonhei que estávamos no sul da Califórnia e que tínhamos saído para passar a noite fora, quando dois homens arrombaram a casa para roubá-la. Eles tiraram todas as minhas roupas do armário e das gavetas e as jogaram no corredor, de tal modo que ele ficou parecendo um mar de panos coloridos, até a altura do tornozelo. Eles não levaram nem danificaram nada. Eles entraram pela porta dos fundos, e a cerca do quintal gotejava sangue. No sonho, quando chegamos em casa, chamamos a polícia, e um capitão excepcionalmente charmoso e bem-apessoado atendeu ao chamado. Fiquei surpresa com tanto charme e disse várias vezes ao meu marido, Peter: "Ele não é encantador?" Ele tinha cabelos escuros e usava bigode. Eu [anotei] os acontecimentos do sonho, telefonei para meus colaboradores independentes (um dos quais é um amigo psicanalista), e tentamos decifrar o significado psicológico disso na minha vida então, mas, simplesmente, nada fez sentido.
>
> Na sexta-feira da semana seguinte, Peter e eu tínhamos planejado ir ao cinema. O filme, não anunciado pela mídia, era um documentário turístico de pequena duração sobre o sul da Califórnia. Por volta das 21 horas, senti o impulso repentino de falar a Peter a respeito do sonho, o que eu não tinha feito antes.
>
> Isso coincidiu mais ou menos com a hora em que os intrusos estavam invadindo nossa casa. Ao chegarmos em casa depois do cinema, encontramos o corredor coberto, até os tornozelos, por um mar de panos coloridos, formado pelo ajuntamento de todas as nossas roupas jogadas ali. Então, Peter perguntou: "Mas como eles conseguiram entrar?" Eu respondi que, no sonho, eles haviam feito isso pelos fundos. Ao dizer isso, lembrei-me subitamente do sangue gotejando na cerca do quintal e fiquei preocupada. Assim, fomos ao quintal e vimos que fora realmente ali que eles tinham forçado a entrada. Estivera chovendo e, portanto, havia água gotejando da cerca, e não sangue. Eles não tinham levado nem danificado nada, embora houvesse um videocassete e uma câmera de vídeo cara abandonados ao ar livre. Foi um arrombamento estranho. Em seguida, chamamos a polícia, e vejam só, adivinhem quem apareceu — o capitão charmoso e de cabelos escuros do sonho que eu havia tido. Tive uma sensação muito estranha; fiquei achando que ele devia conhecer-me, pois eu mesma sentia como se o conhecesse do sonho.

Logicamente, ele não demonstrou nenhum sinal de reconhecimento! (Óbvio, ele não tinha sonhado comigo!)[19]

Profecias

Fenômenos como esses, ocasiões em que as pessoas prevêem o futuro em sonhos e visões, assemelham-se a profecias. A profecia — termo derivado de uma expressão latina com o significado de "dizer antecipadamente" — é uma das faculdades da não-localização da mente cuja realidade tem sido reconhecida ao longo de toda a história da civilização. A palavra *profeta* faz aflorar à mente imagens dos anciões barbados e severos do Velho Testamento, mas isso é apenas um estereótipo dos profetas estabelecido através das eras. Pois eles ainda existem; e Bonnie Johansson é somente um entre incontáveis exemplos. Essas pessoas não se consideram profetas, e, normalmente, elas não medem esforços para ocultar seus dons, pois temem ser ridicularizadas ou o "tratamento" da psiquiatria oficial. Um dos benefícios da Era III é a oportunidade que elas têm de sair de seu esconderijo, à medida que os princípios da não-localização da mente vão ganhando maior aceitação.

Um dos exemplos mais comuns de profecia no âmbito da medicina é a ocasião em que pacientes vêem o advento de sua própria morte, mesmo quando os médicos que cuidam deles acham que não há motivos para eles morrerem. Vejamos o relato dos médicos A. N. Exton-Smith e M. D. Cantaub no prestigioso jornal de medicina *Lancet*:

> Sete pacientes tiveram a premonição da própria morte, e isso foi comunicado às enfermeiras por meio de observações como "Adeus, estou indo" uma hora antes de sua morte. Outro agradeceu à enfermeira encarregada das rondas de ministração de medicamentos por tudo que ela tinha feito e disse que não iria precisar mais de comprimidos a partir do dia seguinte. Um homem com insuficiência cardíaca também agradeceu a todas as enfermeiras por sua atenção um dia antes de sua morte, e uma mulher com artrite reumática, meia hora antes de morrer, pediu que uma amiga sua fosse chamada. Não há dúvida de que esses pacientes tornaram-se conscientes de que estavam prestes a morrer, mas a forma pela qual o conhecimento disso chegou até eles não pôde ser identificada.[20]

Simpatia

Às vezes, tudo indica que nos ligamos, pela não-localização da mente, não apenas a seres humanos, mas também a objetos. Nossos ancestrais chamavam isso de "ligações" simpáticas, já que elas revelam que, de algum modo, às vezes nos sentimos sob o efeito de "simpatia" ou atração para com determinado objeto. Esse tipo de fenômeno aconteceu com a dra. Connie Hernandez, naturopata de Mountain View, Califórnia:

Quando eu tinha 28 anos de idade, meu marido e eu começamos a tentar ter um filho e a orar para que isso ocorresse. Antes disso, eu tinha passado por um tratamento para suprimir uma inflamação pelviana crônica, e me haviam aconselhado a submeter-me à histerectomia. Testes revelaram que minhas trompas de Falópio estavam obstruídas. Enquanto viajávamos pelo Japão e pela Ásia, buscamos ajuda de várias formas, inclusive a prática de fotografar bonecas da fertilidade e visitar curandeiros locais. Os resultados dos testes feitos após essa viagem mostraram que minhas trompas de Falópio estavam desobstruídas, mas, mesmo assim, eu ainda não conseguia engravidar.

No verão de 1986, viajamos para a Indonésia e acabamos parando numa pequena loja de antiguidades indonésia na ilha de Lombok. Na loja, localizamos uma boneca da fertilidade surpreendente. Ela era esculpida em madeira e tinha quase 60 centímetros de altura, aspecto de mulher grávida, cabelos e pêlos púbicos humanos e genitália proeminente. Disseram-nos que seu nome era Jujuk e que ela tinha sido feita havia mais de cem anos e estivera num templo da fertilidade do povo das montanhas. Os donos da loja lhe encareceram o caráter de raridade, já que ela estava em perfeito estado, sem nenhum dano. Os donos da loja me deram permissão para fotografá-la. Quando voltei a câmera para ela, senti-me de certo modo ligada a ela e simplesmente não pude deixar de comprá-la ... uma atitude um tanto ridícula, pois estávamos passeando de mochilas, tínhamos acabado de iniciar o passeio e teríamos que carregá-la conosco aonde fôssemos. No entanto, nós a compramos, a embrulhamos em jornal e seguimos pela rua abaixo.

A rua estava cheia de pessoas, animais e motocicletas, conforme ocorre rotineiramente nas ruas da Ásia. Não estávamos muito longe quando um motoqueiro passou com a roda de seu veículo por cima de meu pé direito. Houve um momento de dor e um ruído horroroso de esmigalhamento. Nisto, eu me senti como se tivesse sido catapultada para fora do corpo. Vi meu marido virar-se em minha direção e o motoqueiro frear ruidosamente — foi como um momento de congelamento do tempo. Talvez apenas alguns segundos depois, reentrei no corpo e fiquei assombrada ao perceber que não estava sentindo dor e que era capaz de caminhar normalmente. Voltamos para o nosso quarto de hotel, desembrulhamos nossa compra e notamos que o pé direito da boneca tinha sido esmagado.

De volta à loja de antiguidades, explicaram-nos que as bonecas como a Jujuk eram feitas para ligar-se com um tipo específico de ser humano. Jujuk tinha sido feita quase um século antes de eu nascer. As pessoas da loja acharam muito auspicioso o fato de Jujuk ter demonstrado tão cedo sua ligação para comigo, e fui aconselhada a dormir com ela perto de mim. Além disso, deram-me uma poção feita com ervas especialmente preparada pela avó dos donos da loja.

Ocorreu que levamos Jujuk de volta conosco para Seattle, para onde nos havíamos mudado com o intuito de realizar o curso de naturopatia. Quando, em 1987, estávamos mudando para outra casa, um negociante de antiguidades veio até o nosso bazar de garagem. Ele se dirigiu diretamente a mim, olhou-me nos olhos e perguntou-me se eu tinha bonecas da fertilidade para vender. Sem hesitar, entrei em casa, peguei a boneca Jujuk e a vendi. Enquanto o homem saía pela ruela de acesso à garagem, percebi que eu estava grávida. Já que fazia nove anos que eu

> vinha tentando engravidar, com a contagem de tantos dias e muitos ciclos menstruais, não me havia ocorrido que eu conseguiria engravidar.
> Gabriel, meu filho, tem 11 anos de idade atualmente.[21]

A magia simpática tem sido usada ao longo da história da humanidade para influenciar outras pessoas. De acordo com essa tradição, quando alguém quer controlar uma pessoa situada a distância, basta manipular um objeto que pertença a essa pessoa — um cacho de cabelos, aparas de unhas ou mesmo um pedaço de uma peça de seu vestuário. Pelo fato de que o objeto e a pessoa tiveram algum contato antes, acredita-se que esse objeto atua como agente de intermediação e transmite influências à pessoa visada, como no caso dos objetos intermediadores de cura examinados acima. Essa é uma das formas mais antigas de manifestação da não-localização da mente — a consciência atuando fora dos limites do corpo para influenciar outra pessoa, por intermédio de um objeto. Nós nos orgulhamos de ter posto de lado as crenças antigas, mas elas ainda continuam conosco. Quando uma moça corta um cacho de cabelos para seu amado que está prestes a partir para a guerra, ela está fazendo uso de um objeto físico na esperança de poder manter o casal ligado não-localizadamente. E que é *magia simpática* senão outra expressão para designar fotografia? Quando os pais levam fotografias dos filhos na carteira, eles nutrem a idéia de que elas têm o poder de mantê-los ligados àqueles que amam. A enxurrada de fotografias permutadas entre pessoas distantes umas das outras pelo mundo afora é a prova de que nós ainda acreditamos, até certo ponto, que objetos têm o poder de nos unir não-localizadamente.

Ligações telessomáticas

Experiências nas quais compartilhamos sensações físicas com uma pessoa distante, como se duas pessoas estivessem dividindo os préstimos de um único corpo, são muito comuns. Isso tem sido chamado de fenômenos "telessomáticos", termo derivado dos elementos de composição gregos *tele*, que significa "longe", e *somatikos*, que significa "do corpo".[22]

Linda Whitson, de Mansfield, Texas, profissional licenciada que trabalha como enfermeira particular, teve uma experiência de ligação telessomática típica com um de seus pacientes:

> Tenho tido várias experiências com fenômenos telessomáticos nos últimos anos. Esses fenômenos envolveram meus filhos, amigos íntimos ou pacientes aos quais me sinto muito ligada. Todas as ocorrências têm tido relação com morte ou perigos fatais.
>
> Por exemplo, recebi um telefonema por volta de 1 hora relacionado com uma paciente que eu vinha visitando semanalmente. Sua filha já tinha telefonado para o serviço de emergências médicas. Fui à casa de minha paciente e, ao chegar lá, percebi que seu aspecto era de gravidade tal que eu jamais tinha visto antes. Sua

pressão sangüínea estava muito baixa, e ela sentia dores no tórax e tinha dificuldade para respirar, o que indicava que os medicamentos ministrados pela equipe de emergências médicas não tinham sido suficientes. Depois que a ambulância partiu com ela, voltei para casa e fui dormir. De repente, fui acordada por violenta sacudidela em todo o corpo. Enquanto eu tentava entender o que tinha acontecido comigo, o telefone tocou. A filha de minha paciente disse-me ao telefone que sua mãe tinha acabado de sofrer uma parada cardíaca, mas o médico conseguiu trazê-la de volta com choques elétricos — procedimento médico que causa exatamente o mesmo tipo de sacudidela que eu tive.

Embora eu sempre tenha sido religiosa ou espiritualista, experiências como essa me têm feito reverenciar mais o "desconhecido". Acho que fiquei mais ligada a tudo que é visível e invisível.[23]

Às vezes, conhecemos a realidade de um fato tão profundamente, que ele chega a acompanhar-se por verdadeiros sintomas físicos. Dos fenômenos telessomáticos, esses são os mais comuns. Um exemplo ocorreu na vida de Mary B. Boardman, antiga hematologista de Willseyville, Nova York:

Um dos fenômenos telessomáticos mais marcantes que aconteceu comigo foi o do dia em que meu pai morreu. Acordei num estado de agitação tão intensa, que fui trabalhar doente. Andei de um lado para o outro o dia inteiro, irritada e transtornada por motivos ignorados. Uma voz íntima me aconselhava a "telefonar para casa", mas eu a ignorava (não faço isso hoje em dia!). Por volta das 17 horas, eu estava tão transtornada, que resolvi deitar-me. Assim que o fiz, a voz que me ecoava na cabeça exortou-me, tonante: *Telefone para casa! Agora!* Minha mãe atendeu ao telefone com a voz repassada de desespero, pânico mesmo. Ela disse que meu pai tinha acabado de lhe cair dos braços e que ela tinha chamado a equipe de socorro médico. Então, entendi tudo. Eu sabia que ele estava morto. Telefonei para os meus irmãos em Seattle e na Filadélfia e contei a eles o que tinha acontecido, antes mesmo de ouvir a palavra dos médicos. Eles entendiam o conhecimento mútuo que eu e meu pai sempre compartilháramos, e tomaram suas providências. Uma hora depois, telefonaram-me para dizer que meu pai havia morrido.

O chiste preferido da família era o de que ele e eu não precisávamos de telefone para nos comunicarmos um com o outro. É verdade. E ainda não precisamos.

Coincidência

Certo dia, na época da elaboração de meu livro de 1989, *Recovering the Soul*,[24] eu estava sentado em minha secretária procurando desenvolver a idéia das implicações espirituais da não-localização da mente. Minha concentração estava voltada para a prece intercessória a distância e a proposição da infinitude dos princípios da oração. Barbara, minha esposa, trouxe para minha mesa um grande arranjo de cosmos, uma de nossas flores favoritas que ela tinha acabado de colher no jardim. Enquanto eu as admirava, uma das hastes começou a mover-se — um louva-a-deus, na verdade, o qual minha esposa não tinha notado e que resolveu dar o ar de sua graça. *Mantis** deriva de um termo grego que significa "profeta", e a profecia, o ato ou a capacidade de predizer o futuro, era outro tema que eu vinha explorando. Foi como se o louva-a-deus fosse um profeta cósmico que tinha vindo dizer: "Você está no caminho certo. Não se detenha!"[25]

INTUIÇÃO

Barbara Mathews é diretora do curso de Aprendizagem Multisensorial, em Toronto, Canadá, no qual ela organiza seminários personalizados e desenvolve diretrizes temáticas para homens de negócio. A meta ali é ajudar os participantes a transcender métodos intelectuais nas lides cotidianas e práticas com suas ocupações e ramo de atividade e no relacionamento com os colegas de trabalho. A metodologia de Mathew se baseia em pesquisas que demonstram que, quando as pessoas usam todos os seus sentidos, elas têm mais chances de lograr progresso considerável na compreensão da realidade e dos fenômenos da vida, e seu patrimônio de conceitos e aptidões inveterados é ampliado. Ela emprega representação teatral, simulações, exemplificações visuais, diálogos e exercícios tácteis e cinestésicos para estimular seus clientes e conduzi-los a novos caminhos de aprendizagem. Ela pode convidar um gerente, por exemplo, a reviver simuladamente um acesso de raiva e expressá-la não com palavras, mas com rodopios e assoprando um brinquedo musical. As pessoas desenvolvem sensibilidade e compreensão no que respeita aos seus "detonadores psicológicos" e tornam-se capazes de exprimir seus conflitos com segurança. O resultado disso é o aprimoramento da dinâmica de grupo, dos meios de solução de conflitos e da criatividade no ambiente de trabalho.

As técnicas de Matthew têm atraído muita atenção, e seu negócio prospera. Como ela conseguiu fazer isso? Ela obteve tudo isso sonhando — literalmente. "Há seis anos venho desenvolvendo meu negócio amplamente inspirada por sonhos e preces", ela afirma. "Todo mundo me dizia: 'Esqueça isso, você está louca', mas minhas visões íntimas simplesmente me pareceram muito empolgantes, reais e imensamente compensadoras."

Mathews é também inventora, e ela cria os instrumentos de treinamento interativos que usa nos seminários. Uma de suas invenções, algo que ela chama de máscara interativa, tinha uma peça que cobria a cabeça e se prendia por meio de tiras de velcro. Isso permitia que o usuário ajustasse a tensão da tira de elástico a gosto. O problema, porém, era que os cabelos do usuário prendiam no velcro. Mathews experimentou várias idéias, mas nada parecia funcionar. No dia em que tinha de levar 200 partes inferiores da máscara para a confecção fazer a costura da peça superior, ela ainda não tinha resolvido o problema das tiras de velcro. Por fim, na hora de dormir, ela disse: "Forças sagradas, preciso de uma solução pela

* O autor faz associação de idéias com o nome inglês do inseto. *Mantis religiosa* é o nome científico dele. Em inglês, ele é conhecido como *praying mantis*. (N. do T.)

manhã." Em seguida, ela adormeceu. "Eu tive um sonho", ela conta, "com 200 belos pássaros brancos em graciosa revoada pelo céu. Quando fixei mais o olhar para examiná-los melhor, vi que os pássaros se haviam transformado em 200 sutiãs brancos voadores." Então, ela acordou e começou a vestir-se. "Enquanto eu prendia o meu sutiã, percebi que a fivela de ajuste de uma de suas alças de ombro era a solução que eu estava procurando para a peça superior de minha máscara. Isso não apenas solucionou o problema original, mas os usuários passaram a poder ajustar também a peça da cabeça enquanto usavam a máscara." Entusiasmada com essa nova possibilidade, ela levou rapidamente para a confecção a base das máscaras. "A costureira-chefe examinou o novo método de fixação e o aprovou. E isso me fez economizar 25 centavos por unidade!"[26]

O aparecimento de soluções criativas em sonhos é muitas vezes facilitado pelo caráter de urgência do problema, como no caso de Mathews. E de onde se originam essas soluções? Mathews estava elaborando a solução do problema inconscientemente? Talvez, mas, geralmente, as soluções obtidas em sonhos são tão terminantes e perfeitamente formadas, e tão dissociadas de nossas experiências e lembranças pessoais, que parecem vir de uma fonte de sabedoria maior do que a que possivelmente tenhamos. Isso sugere a idéia de que o conhecimento pode ser compatilhado por meio da não-localização da mente entre pessoas distantes umas das outras que tenham a resposta de que precisamos; ou talvez a de que o conhecimento possa ser extraído de uma fonte intemporal de informações.

Dando sentido à cura

Não podemos fazer com que a nossa vida tenha sentido a menos que reconheçamos que nossa mente opera não-localizadamente. Quando aceitamos os fenômenos da não-localização da mente como parte natural do mundo, mais coisas se encaixam ao nosso patrimônio consciencial e fazem sentido.

O fenômeno do mecanismo causador de doenças é um dos que mais desejamos entender. Quando, logo depois de formado, comecei a praticar medicina clínica, supus que, com o tempo, eu teria uma compreensão cada vez mais racional da razão pela qual as pessoas adoecem e melhoram. Mas não foi isso o que aconteceu. No meu caso, os mistérios da cura tornaram-se mais profundos no transcurso de cada ano. Somente quando comecei a explorar o âmbito da medicina da Era III, as aparentes extravagâncias da cura começaram a fazer sentido para mim. Não me arvoro em conhecedor profundo desses enigmas, mas minha ignorância pós-Era I é menor que antes. Acho que a Era III pode ajudar qualquer um a entender os processos de cura, principalmente aquelas que classificamos como milagrosas. Temos todas as razões para nos concentrarmos no objetivo de compreender-lhe os processos, pois, se realmente os entendermos, poderemos então agir para que seus efeitos se tornem mais freqüentes.

A literatura médica sugere a idéia de que qualquer doença, independentemente de sua gravidade, pode surgir e desaparecer.[27] Nós médicos achamos desconcertantes os casos de cura inexplicáveis e, às vezes, irritantes, pois eles são lições de humildade; eles cumprem a função de nos dizer que há muita coisa que não compreendemos e não podemos controlar. Para se sentirem à vontade diante de milagres, os médicos devem ter grande tolerância pelo imprevisível e pelo aparentemente irracional, o que, aliás, desdenhamos.

A Era III é solo fértil para os chamados milagres. Estes se produzem, geralmente, por alguns meios da não-localização da mente — como, por exemplo, a prece intercessória, sonhos ou visões e a sensação de contato com um "outro" inefável. Umas das características que muito aprecio nos milagres é que eles ocorrem tanto com santos quanto com pecadores. Ninguém precisa ter auréola de santo para ser alvo de curas milagrosas.

Rita Klaus manifestou os primeiros sintomas de esclerose múltipla aos 20 anos de idade, quando era freira. Incapaz de cumprir as exigências da vida monástica, foi-lhe concedida exoneração do voto que fizera. Ela terminou seu curso universitário de biologia e tornou-se professora de ciências num colégio nos arrabaldes de Pittsburgh, Pensilvânia. Ela se casou e teve três filhos. Mas sua doença progrediu rapidamente, e ela logo foi obrigada a manter-se presa a uma cadeira de rodas, com paralisação total do movimento dos pés e dos tornozelos. Contraturas e espasticidade causaram deformidades estruturais às suas pernas, problema que se fez acompanhar por uma dor ciática incurável. Certos de que ela jamais voltaria a andar, seus médicos efetuaram a cisão cirúrgica dos tendões que lhe mantinham as rótulas no lugar. Isso permitiu que ela caminhasse, embora com certa dificuldade, por curtas distâncias dentro de casa com o auxílio de suportes ortopédicos para as pernas e muletas.

Embora tivesse sido freira extremamente religiosa, as crenças espirituais de Klaus dissiparam-se como uma bola de neve num forno quente. "Isso é um monte de asneira", ela dizia. "Deus não intervém na ordem natural das coisas. Toda vez que vejo a bajulice espiritual desses pastores televisivos, sinto vontade de vomitar." Apesar da repulsa por suas antigas crenças, ela permitiu que o marido a levasse à reunião espiritual de uma igreja em que se realizavam sessões de cura, durante as quais ela era alvo de preces, toques especiais e abraços fraternos. Lá, teve "a mais estranha das sensações". Conforme ela mesma a descreve: "Havia apenas uma espécie de luz branca, um sentimento de amor absoluto, tal qual eu jamais tinha sentido fluir-me pelo corpo. Eu me sentia perdoada e em paz. Eu não fui fisicamente curada, mas senti paz de espírito, por saber que eu era amada e podia enfrentar qualquer situação."

Os anos passaram e a doença piorou. Seus médicos lhe disseram que não havia nenhuma esperança de melhora e que seus nervos e tecidos estavam irreversivelmente danificados. Mas, nesses anos subseqüentes, ela recobrou sua fé e voltou a orar. Então, certa noite, ela ouviu uma voz que lhe fazia um convite para tornar-se uma pessoa curada. No dia seguinte, ela acordou e foi assistir a uma aula em sua cadeira de rodas. Em dado instante, começou a ter sensações de calor e formigamento na parte inferior das pernas. Para espanto seu, ela percebeu que era capaz de contorcer os dedos dos pés. Por achar que talvez se tratasse, na verdade, de espasmos musculares, ela não ligou muita importância ao fato. Mais tarde, ao chegar em casa, ela se curvou para remover as próteses das pernas e percebeu que a rótula do joelho direito, que parecia deformado e enviesado desde que seus tendões tinham sido cortados, tinha voltado, não sabia como, para a posição normal. Ela disse tempos depois: "Apenas me lembro de ter gritado: 'Meu Deus, meu Deus, minha perna está perfeita!'" Depois disso, ela se livrou das próteses restantes, tirou as meias, suspendeu a camisa e disse a si mesma: "Se estou curada, posso subir as escadas correndo!" — foi o que ela fez, todos os 13 degraus.

Sua aventura seguinte ocorreu do lado de fora da casa. Ela a deixou correndo e penetrou no bosque, saltou por sobre um riacho e voltou coberta de folhas e lama. Então, dirigindo-se ao padre, ela proclamou: "Estou curada! Estou curada!" O pobre homem achou que ela tinha enlouquecido. "Quero que você se sente, se acalme, tome uma aspirina e chame o médico", disse ele, com a voz vacilante. Ela prosseguiu com o alarde e telefonou para uma amiga, que foi até ela, e ambas compartilharam uma boa choradeira. Na segunda-feira seguinte, o marido a levou ao hospital de reabilitação. Os escritores Caryle Hirshberg e Marc Ian Barasch descrevem, em seu livro *Remarkable Recovery*, o que aconteceu:

> Os médicos que se reuniram para examiná-la ficaram atônitos. Enquanto as enfermeiras corriam em busca de seus registros e os pacientes se mostravam pasmos e esticavam o pescoço para tentar ver o que se passava, as reações dos médicos variavam claramente: "Um de meus médicos me examinou e começou a rir. Ele achou que talvez eu tivesse uma irmã gêmea e a tinha feito tomar o meu lugar para pregar-lhe uma peça." Seu neurologista, ela conta, ficou "com muita raiva! Ele disse que não havia cura para esclerose múltipla, tampouco coisas como milagres. Ele chegou a telefonar para pessoas do hospital e disse-lhes que eu era uma farsante".

Contudo, pelo que consta, houve pouca dúvida a respeito da cura de Klaus. O dr. Donald Meisner a examinou e não identificou nenhum indício de esclerose múltipla. Quando a notícia sobre o caso vazou, ele disse a um jornal local: "A involução espontânea de esclerose múltipla é possível. A única coisa que não faz sentido aqui é o fato de que, geralmente, o dano permanente causado até o ponto de evolução da doença não se extingue. No caso de Rita, todas as evidências que eu pude ver indicam que ela está totalmente recuperada."

Contrariamente ao mal-estar emocional sentido por alguns dos médicos de Klaus, outros ficaram felizes com a sua recuperação. Seu urologista, que a tinha visto pela última vez quando ela estava em estado de incontinência e sua bexiga se apresentava muitas vezes mais dilatada que o normal, fez um novo teste com ela e confirmou que seu órgão tinha voltado à condição normal. "Ele disse que não tinha como explicar isso, que foi a coisa mais bela que já tinha visto em todos os seus anos de prática da medicina e, por fim, chorou. Hirshberg e Barasch obtiveram um dos relatórios neurológicos a respeito do caso de Klaus dessa época. Ele dizia:

> Totalmente independente de qualquer instrumento ... Ela recuperou toda a força dos membros inferiores ... Seus reflexos estão normais ... Uma recuperação espan-

tosa. Não sei como classificar uma recuperação ocorrida em espaço de tempo tão curto. A paciente não se cansou de me mostrar como estava bem ... Estou muito feliz ...[28]

A feição inexplicável da recuperação de Klaus é notável. Com base no que sabemos a respeito do funcionamento do corpo, podemos afirmar que ninguém *jamais* poderia recuperar a função completa e a normalidade dos reflexos das pernas depois de sofrer a cisão cirúrgica de seus tendões. Conforme afirmou a escritora Kat Duff, precisamos superar o "filtro do materialismo científico que nos empana a visão ... para que possamos pelo menos vislumbrar os mistérios mais profundos e os objetivos ocultos da doença" que jazem no "além ... [onde] fenômenos impossíveis, visitas estranhas e transformações inesperadas" ocorrem.[29]

Uma dessas transformações inesperadas aconteceu com Ann O'Neill, 4 anos de idade, que fora hospitalizada com leucemia linfática aguda na semana da Páscoa de 1952, em Baltimore. Então, essa doença era 100% fatal. O padre lhe havia dado a extrema-unção, e sua tia havia preparado sua vestidura mortuária, um camisolão encantador, de seda amarela e costurado a mão. Quando a enfermeira-chefe perguntou à menina se ela gostaria de ir para o céu, a espirituosa mãe de Ann disse: "Não, irmã, ainda não." O dr. John Healy, o pediatra residente de serviço, tem viva lembrança da fé contagiante da mãe de Ann: "Ela jamais chegou a duvidar, sequer por cinco segundos, de que essa menina iria melhorar." Logo em seguida, os pais de Ann agasalharam-na, saíram com ela do hospital e, apesar da chuva, seguiram para o cemitério em que madre Elizabeth Seton, venerada freira católica, havia sido enterrada. Lá, cercadas por freiras em prece, eles a deitaram no túmulo e pediram que ela fosse curada.

De volta ao hospital, os resultados de testes realizados alguns dias depois não indicaram a existência de nenhum indício de leucemia. Os médicos ficaram pasmos. Quando a notícia do suposto milagre chegou a Roma, os representantes do Vaticano partiram para Baltimore com o intuito de verificar o fato por si mesmos. Nove anos depois, a Igreja reiterou seu pedido de submeter Ann a uma biópsia de medula para confirmar a cura. A investigação foi supervisionada por Sidney Farber, o famoso patologista de Harvard que fora pioneiro no primeiro tratamento eficaz de leucemia. Hirshberg e Barasch nos dão uma descrição subseqüente da série de acontecimentos:

> O Papa declarou que o caso dela foi milagroso, e não muito tempo depois tornou madre Seton uma santa americana. Há uma explicação científica para o fenômeno de cura da menina? O médico de Ann, dr. Milton Sacks, um dos mais eminentes hematologistas do país, testificou no tribunal do Vaticano que, em face das feridas no pescoço e nas costas, anemia grave e 40,5 graus de febre, não seria de esperar que ela sobrevivesse a uma doença que, então, era "infalivelmente fatal".[30]

O estranho é que esse caso nunca foi documentado na literatura médica. Sacks disse a um repórter em 1993: "O único motivo pelo qual esse caso jamais foi documentado está no fato de que eu tenho receio de fazê-lo."[31]

A forma pela qual se lida com curas inesperadas, notáveis, espontâneas ou milagrosas é algo que beira à desonestidade científica e intelectual. Considere, por exemplo, o modo pelo qual as estatísticas de sobrevivência são analisadas. Um estudo britânico de 1926 que envolveu 651 mulheres com câncer de seio revelou uma média de tempo de sobrevivência de 3,2 anos depois do diagnóstico da doença, e uma mediana (o ponto no qual metade das pacientes morreu) de 2,3 anos. Um ano depois, um estudo feito em Boston revelou uma média de sobrevivência quase idêntica, de 3,3 anos, e uma mediana de 2,5 anos. Cinco anos depois, outro estudo apontou uma média de sobrevivência de 3,3 anos. Mas este número, menciona-se de passagem no último estudo, foi obtido pela "omissão de dois casos cuja suposta média de sobrevivência fora de 40-41 anos".[32] Hirshberg e Barasch ressaltam:

> Estes últimos casos são o que os estatísticos chamam de "desvios padrão", rotineiramente omitidos dos cálculos, pois se situam muito distantes dos limites do campo da análise estatística. Assim, de um estudo de 64 pacientes, dois casos excepcionais — e até mesmo reveladores — são descartados pela inclusão de simples parênteses.
>
> É um tanto irônico. De um modo geral, a ciência, e principalmente a física, alcançou seus maiores sucessos por meio do estudo de fenômenos naturais raros. O exame de uns poucos tipos estranhos de minerais radiativos alterou para sempre os rumos da história; a indagação solitária de Gregor Mendel a respeito de como ervilhas com flores de pétalas brancas podiam produzir outras com pétalas púrpuras — em verdade, recessividade natural dos genes das ervilhas com flores brancas — resultou nas façanhas da manipulação genética que agora assombram o nosso tempo.
>
> Se anomalias nos reinos mineral e vegetal podem transformar tão profundamente o nosso mundo, quanto mais não poderão fazê-lo exceções na esfera humana?[33]

Muriel Bourne-Mullen, enfermeira geriátrica de 71 anos de idade, chocou-se com o muro de concreto da medicina da Era I quando teve sua experiência de cura miraculosa. Filha do oficial do exército britânico que prendeu Mahatma Gandhi, fora criada na Índia das décadas de 20 e 30. Ela viveu no clima espiritual hindu e esteve presente em várias cerimônias religiosas tribais. Embora católica devota durante toda a vida e profundamente afeiçoada a preces diárias, ela respeitava todas as crenças religiosas. Em 1987, ela descobriu que tinha câncer de fígado e que ele se havia espalhado para os pulmões. Seus médicos lhe deram seis meses de vida após o diagnóstico e lhe disseram que a doença estava tão avançada, que o tratamento seria "totalmente desnecessário".

Embora Bourne-Mullen tivesse lugar em sua crença para o misterioso e o inexplicável, ela se considerava uma pensadora crítica. Sua infância na Índia a expusera ao testemunho de métodos de cura desconhecidos da ciência ocidental, mas que ela não podia ignorar. Além disso, sua experiência como profissional da enfermaria de oncologia a preparou para o inesperado e o inexplicável. Depois de conhecer seu diagnóstico, ela começou a orar mais diligente e fervorosamente, com súplicas a São Judas Tadeu, patrono das causas perdidas. Sua família se reunia em torno dela, e outros começavam a orar. Em poucos meses, ela começou a ganhar peso, inexplicavelmente. Seu tumor diminuiu e, depois, desapareceu, fato confirmado por ressonância, raios X e biópsias. Apesar disso, seu médico achou necessário trazer seu caso desconcertante de volta para as fronteiras da medicina e a exortou a submeter-se a um transplante de fígado. Ela recusou-se a fazê-lo, indignada: "Estou em perfeitas condições de saúde, querido. Eu disse a ele que agora não havia nenhum problema comigo e que isso era totalmente desnecessário."[34]

Seu caso foi publicado no *Gut*, jornal cujo nome é um indício do conteúdo característico da medicina da Era I de sua linha de reportagem. No artigo, Bourne-Mullen é ligeiramente descrita como "uma mulher branca de 63 anos de idade com um histórico de quatro meses de mal-estar abdominal e indigestão após as refeições". Depois disso, ela como que desaparece e é substituída por tumores pleomórficos e seus núcleos grandes e bizarros. A reportagem confirma o diagnóstico original, de câncer de fígado metastático e explica que, já que "não se considerou plausível a adoção de nenhum tratamento, a paciente recebeu permissão de voltar para casa, sem o receituário de nenhum medicamento". Existem somente duas reportagens publicadas sobre regressão de tumores de fígado primários na história da medicina, declara o artigo, e apenas um, da China, relacionado com câncer de fígado *metastático*. E relacionam uma série de possíveis fatores que podem ter contribuído para a regressão — mecanismos imunológicos e endocrínicos ou interrupção de fornecimento de sangue ao tumor. Mas, por fim, os médicos se dão por vencidos e reconhecem, com honestidade admirável, que "o paciente não recebeu nenhum tratamento para a eliminação do tumor e, portanto, a regressão pode ser considerada espontânea".[35] Contudo, o que *não* é nada admirável foi a omissão de informações sobre a própria Muriel Bourne-Mullen — aquilo que *ela* considerou responsável pela cura, inclusive suas experiências espirituais, crenças e preces.

O que os pacientes pensam sobre a cura

Aquilo em que os *pacientes* acreditam é importante quando são alvo de recuperação admirável? Quando realizavam pesquisas para a elaboração de seu livro, *Remarkable Recovery*, Hirshberg e Barasch investigaram o caso de cerca de quatro dúzias de pacientes que se haviam recuperado de câncer que lhes deveria ter sido fatal.[36] A maioria desses pacientes ressaltou a importância da prece (68%), da meditação (64%) e da fé (61%) como fatores significativos para sua recuperação. Outros encareceram o valor do exercício (64%), da visualização dirigida (59%), de caminhadas (52%), de música ou canto (50%) e da redução da tensão (50%). A crença num desfecho positivo foi realçada por 75% dos pacientes. Para 71% deles, o espírito de luta era importante, mas uma porcentagem idêntica deles achava que a aceitação da doença era fundamental. Estas informações indicam claramente que as pessoas que passam por recuperações notáveis são alvo de uma espécie de "impulso em direção à não-localização da mente" — o desejo de sair dos limites do eu, de transcender o ego.

Falsa esperança?

Um dos eternos argumentos dos detratores dos milagres é que a discussão da questão cria falsa esperança. É lógico que qualquer intervenção pode criar falsa esperança se for exageradamente encarecida — a penicilina, por exemplo, que é inútil contra os males de um número crescente de infecções para cujo tratamento antes ela era considerada milagrosa. Ou o exercício, que pode gerar efeitos colaterais graves, até mesmo fatais, se feito assistematicamente. Mas isso não significa que deveríamos abandonar o uso da penicilina ou parar de recomendar a prática de exercícios; tampouco deveríamos deixar de discutir e estudar a questão dos milagres.

Os pesquisadores e escritores Jeanne Achterberg e G. Frank Lawlis são dois dos grandes arquitetos da medicina do dualismo mente-corpo da Era II, e seu trabalho atual está preenchendo as lacunas misteriosas da Era III. Ambos considerados, contam um total de meio século de ensino de planejamento de pesquisas e procedimentos estatísticos em escolas de medicina e têm atuado como pesquisadores-chave em projetos patrocinados pelo National Cancer Institute. Em sua opinião: "Privar pacientes portadores de câncer de qualquer tratamento que se coadune com sua visão de mundo ou crença é antiético, desumano e desairoso ... [O respeito por fatores psicossociais e espirituais] criará uma ciência, uma psicologia e uma medicina muito diferentes das atuais."[37] O falecido Lewis Thomas, chamado certa vez de "o médico mais ouvido dos Estados Unidos", outrora diretor de pesquisas do Sloan-Kettering Cancer Institute, também ressaltava a necessidade de se prestar atenção em casos de curas notáveis, tais como os descritos acima. Thomas observou:

> Os casos de pacientes favorecidos com a regressão e extinção do câncer insistem em enriquecer os anais da medicina ... mistério fascinante, mas, ao mesmo tempo, base sólida para um futuro esperançoso; se várias centenas de pacientes conseguiram fazer esse tipo de coisa consigo mesmos, com a eliminação de grande número de células malignas por conta própria, a possibilidade de a medicina conseguir aprender a realizar a mesma coisa à vontade está, certamente, ao alcance da imaginação.[38]

Os críticos costumam assumir atitudes desesperadas contra as curas extraordinárias com a alegação de que, em verdade, elas não são milagrosas, absolutamente. Um dia, dizem, seremos capazes de explicá-las por meio de processos físicos comuns, que provarão que elas não são excepcionais. De minha parte, espero que eles estejam certos; espero que eles *descubram* mesmo as causas disso e as consigam manipular à vontade. Mas, se conseguirmos fazer isso, é possível que as fronteiras que nos distanciam do miraculoso se aproximem de nós e, ao mesmo tempo, se ampliem e passem a situar-se em dimensões nas quais o espaço, o tempo e os princípios de causa assumam novos significados. Aqui, outro tipo de mentalidade será necessária — uma pela qual se reconheça a existência dos elos unificadores de todas as mentes, com a qual se possa ligar o passado, o presente e o futuro e que anule a idéia da morte: a do âmbito da Era III.

Milagres comuns

Quando pensamos em milagres, geralmente fazemos isso associando-os ao desaparecimento de doenças incuráveis, tais como a de Rita Klaus. Mas há uma variedade enorme de milagres, do sensacional ao sutil. Pequenos milagres são comuns no cotidiano — por exemplo, a dor de cabeça ou nas articulações que "simplesmente some", para jamais voltar. Esses pequenos milagres estão tão naturalmente integrados ao nosso dia-a-dia, que não chegamos a notá-los. Os zen-budistas têm uma expressão que assinala bem a alternância natural entre o sublime e o mundano: "Depois do êxtase, o bem-estar."

É a simplicidade da Era III e da não-localização mental que me empolga cada vez mais. Fico fascinado com o fato de, aparentemente, uma mosca ser capaz de ler minha mente e revoar quando penso em tentar matá-la. Impressiona-me o fato de meu computador funcionar sem problemas quando estou escrevendo artigos sobre temas positivos, mas desestabilizar-se quando escrevo sobre coisas negativas. Ou com o fato de um documento científico perdido aparecer, não sei como, quando preciso dele. Nesses momentos, tudo na vida parece abençoado e é difícil distinguir o êxtase do bem-estar.

Como último exemplo de como podemos trazer a Era III para as nossas vidas, gostaria de tornar a ressaltar o valor da simplicidade — de como o simples ato de prestar atenção, de sentar-se para refletir no próprio problema, pode resultar em cura.

A escritora Kat Duff lutou contra fadiga crônica e a síndrome da imunodeficiência (SID) durante anos, com o que sofria de febre recorrente, exaustão, perda de memória, cansaço e dores musculares. No auge da doença, ficou incapacitada de fazer qualquer coisa, exceto manter-se na cama. Seu livro sobre sua experiência, *The Alchemy of Illness*, é uma jóia literária.

A busca de Duff a levou aos domínios da Era III, dimensão que desafia "as regras da realidade comum", mundo "cheio ... de fenômenos [aparentemente] impossíveis, visitas estranhas e transformações inesperadas". Certa vez, quando ela estava na Índia e sofria de grave disenteria, um espiritualista hindu trajando vestes alaranjadas apareceu num dos cantos do quarto de hotel e lançou-lhe ondas de energias curativas que se propagaram por seu "corpo esfrangalhado". Fenômeno semelhante aconteceu quando ela se encontrava de cama por causa da SID. Incapacitada pela febre e exaustão, ela foi socorrida por uma aparição de seu tio, que lhe transmitiu amor numa ocasião em que ele, por sua vez, estava em coma.[39]

Rhea A. White, pesquisadora de "experiências humanas excepcionais", considera os fenômenos ocorridos com Duff "um mergulho nas fontes de cura que poderão abalar o mundo ... [isso exemplifica] a necessidade de um estado de caos, de limiar da sensibilidade, de se situar o ser num mundo não-localizado, em que tudo seja possível e no qual o inesperado possa atuar, mas onde o previsível seja ineficaz. Metaforicamente, quando não fisicamente mesmo, a doença é capaz de misturar as moléculas do corpo, lançá-las num bailado turbilhonante e quando, por fim, se reorganizam, é como se a pessoa nascesse outra vez, com uma nova consciência, novas forças, novos propósitos e até mesmo uma nova vocação".[40]

Muitos escritores contemporâneos falam quase elogiosamente da doença, como se ela fosse um atalho inteligente para a "transformação" e a "evolução". Muitas das considerações dessas pessoas soam como se elas tivessem sido feitas por alguém que jamais adoeceu. Os relatos vivos de Duff valem como advertência contra a mistificação da questão da doença. A experiência dela foi tão dolorosa, que ela quase perdeu a vida. Ela estava sempre enfrentando sua "matilha de cães negros ... desespero, inveja e ódio", o que a lançou num poço de depressão. Ela chegou a odiar a vida e começou a comportar-se execravelmente para com os amigos. Ela sentia-se "mesquinha, sórdida e degenerada ..." Por fim, ela decidiu "parar de queixar-me e simplesmente resignar-me com minha miséria".[41]

Conforme ocorre muitas vezes no mundo de realidades não-localizadas da Era III, os sonhos mostraram-se o fator-chave para a sobrevivência e a recuperação dela. Em determinado sonho, ela viu que a fé deve ser praticada e ela começou a orar diariamente. Mais ou menos na mesma época, ela começou a tomar um antidepressivo, que a fez melhorar. Ela considerou suas preces e a prescrição médica "reflexos simultâneos nos espelhos de meu corpo e de minha alma". Talvez isso tenha sido uma conjunção de opostos — o espiritual e o físico — que tornaram sua cura possível. "A magia está presente nos espaços sagrados em que os opostos se encontram ... Curas milagrosas podem ocorrer nesses encontros, embora não necessária ou inevitavelmente, mas simplesmente como demonstrações de graças."[42]

Depois de enfrentar três anos de doença, Duff teve um sonho que lhe revelou que sua doença "me havia sobrevindo para servir como iniciação, para me transmitir como herança um manto de poder".[43] Para ela, assim como ocorre em sociedades de certas tradições, a iniciação era uma ponte para a maturidade e a posse de mais força na vida. O clã, a tribo, a sociedade e a espécie inteira dependiam da transformação coletiva das pessoas. Ela saiu do cadinho da doença do mesmo jeito que o iniciado de uma tribo primitiva sai dos rituais de iniciação — "uma pessoa diferente ... com um sentimento de determinação em relação aos fatos da minha vida, e também de compaixão por todas as partes e componentes deste jogo, que jamais se dissipou".

Uma das idéias predominantes no campo da Era I é que a doença é um inimigo que deve ser evitado a todo custo. Na Era III, temos uma nova visão a respeito da doença, visão por meio da qual o lado escuro da vida deve ser encarado com naturalidade. Duff descobriu por meio de seus sonhos que a cura implica uma espécie de aceitação, que não deve ser confundida com passividade e derrotismo. A aceitação da doença envolve, nas palavras dela, algo como uma "conjunção de opostos" — saúde *e* doença, prazer *e* dor, luz *e* trevas. Duff chegou à conclusão de que, "para nos curarmos e renovar o mundo, devemos ... tocar o intocável dentro e fora de nós, e considerá-lo algo precioso ... "[44]

A cura de coisas

Podemos aplicar os princípios da Era III cotidianamente na cura não apenas de pessoas, mas também de seres inaminados. A chave para isso parece ser o amor.

Muitas vezes, devotamos grande afeição a seres inanimados como se eles tivessem vida. Qualquer pessoa sabe disso. Eu, por exemplo, possuo uma serra para podar árvores com a qual tenho um caso de amor há dez anos. Ela se adapta perfeitamente à minha mão e, quando a empunho, é como se vestisse uma luva, é como se tivesse sido feita sob medida para mim. Quando, cinco anos atrás, seu cabo de madeira quebrou, eu o consertei amorosamente, como se tratasse uma criança com fratura. Quando ela perde o fio, peço que um profissional a amole. Jamais pensei na possibilidade de me desfazer dela, pois a considero um prolongamento de mim mesmo. O simples fato de pensar nisso faz com que a minha ligação com ela se avive; sinto vontade de parar de escrever, desligar o computador e ir procurar uma árvore para podar. Em outras palavras, minha serra e eu temos uma ligação não-localizada, uma identidade compartilhada. Toda pessoa que gosta de usar ferramentas ou instrumentos de qualidade consegue identificar-se com essa minha experiência.

A capacidade para desenvolver ligacões íntimas com coisas materiais é principalmente óbvia nas relações que as crianças estabelecem com computadores. Em muitos casos, elas os tratam como se eles tivessem vida. Veja o que nos faz notar o biólogo Lyall Watson:

> As crianças colocadas pela primeira vez diante de computadores mostram-se muito preocupadas com o fato de essas máquinas poderem ou não pensar e sentir. Logo estabelecem uma espécie de relação social e competem com elas e as repreendem, punem e recompensam como se fossem seus colegas de brinquedo ... Uma delas, jovem de 13 anos de idade, afirma: "Quando você programa um computador, põe nele uma parte de sua mente e, então, ela passa a ser uma parte da mente do computador. E você pode vê-la ali dentro!" E, no fim de tudo, como resultado de crescer junto de computadores, um número expressivo delas aprende a amar a máquina pelo que ela é.[45]

Logicamente, nem todos os sentimentos para com as máquinas são positivos. Num caso de divórcio na Califórnia, uma mulher tornou co-réu um computador "pessoal" da IBM. Ela se sentia desprezada, pois seu esposo gastava todas as suas horas vagas programando. Quando, certa vez, ela pegou o marido dando um beijo de boa-noite no computador, ela esvaziou a casa e deu fim ao casamento.[46]

O impulso de tentar curar seres inanimados parece inato, tal como no caso da criança que põe um curativo na boneca e pede que ela fique boa. Mas, à medida que crescemos, vamos nos aprisionando à mentalidade da medicina da Era I. Desenvolvemos uma atitude de indiferença pela materialidade dos seres inanimados e passamos a considerá-los meramente como tais. No entanto, os seres desse mundo continuam a acenar para nós, principalmente quando precisam de "cura". Algumas pessoas se sentem ávidas por atender ao chamado. Quando Watson estava sendo entrevistado numa estação de rádio da África do Sul, um aparelho apresentou defeito. Um produtor entrou na sala e agitou um casaco branco surrado diante do aparelho, que voltou a funcionar prontamente. "Funciona sempre!", disse o homem. "O casaco pertencia a um engenheiro de manutenção que parecia capaz de fazer qualquer coisa funcionar apenas com a sua presença. Agora que ele está aposentado, encontramos no casaco um bom substituto."[47]

Robert Morris, professor de parapsicologia da Universidade de Edimburgo, também fala de uma pessoa assim. Quando o magnetômetro de um de seus companheiros de pesquisa apresentou defeito, ele chamou um técnico para consertá-lo. Quando o técnico entrou na sala, o aparelho voltou a funcionar. Mas, quando ele saiu, o aparelho parou de funcionar. Eles trouxeram o homem à sala outras três vezes — todas as vezes que ele se aproximou do aparelho, ele funcionou perfeitamente.[48]

Os vizinhos de Oskar Malecki, morador de Gdansk, Polônia, o chamam de "Santo Confiável", pois ele lhes visita a casa para ajudá-los a acionar o motor do carro nas manhãs frias de inverno. "Meu filho tem poderes especiais para lidar com máquinas", sua mãe afirma. "Seu toque as conserta como que por mágica ... Ele conserta ônibus de igrejas de graça." Em certa ocasião, Oskar fez que quatro carros funcionassem em menos de dois minutos simplesmente mantendo-se curvado sobre o motor de cada um deles enquanto lhes imitava com perfeição o ruído produzido quando ligados.[49]

O oposto de um Santo Confiável é a pessoa naturalmente "antiterapêutica", em cuja presença as coisas praticamente desmontam — uma espécie de Doutor Morte das máquinas. "Numa companhia, o sistema de computação congelava durante preparativos críticos toda vez que determinado chefe de engenharia aparecia. O problema foi resolvido pelo afastamento dele da sala em que se encontrava o equipamento quando uma demonstração importante estava sendo preparada", escreveu o historiador Edward Tenner em seu livro *Why Things Bite Back: Technology and the Revenge of Unintended Consequences*.[50]

Aparentemente, o senso de vergonha pode ser usado para consertar máquinas, do mesmo modo pelo qual é usado na reabilitação de pessoas atoladas no vício do álcool e das drogas. Harold Ilford, morador da costa leste da Inglaterra, observava sua vizinha a haver-se com o problema apresentado pelo cortador de grama. Ela tentou fazê-lo funcionar, sem sucesso, uma dúzia de vezes e, depois disso, desapareceu garagem adentro. E saiu de lá com um cortador manual velho e enferrujado, o qual ela pôs ao lado da nova e luzente máquina. "Vejo que você está voltando aos métodos tradicionais", observou Ilford.

"Não, estou tentando fazer, por meio da vergonha a que o exponho, que o novo funcione", tornou ela, "num faz-de-conta em que, se ele não funcionar, vou usar o antigo." E o novo acabou funcionando na tentativa seguinte.[51]

Ameaças também parecem funcionar. Michael Shallis, médico da Oxford University, fala-nos a respeito de um "homem que curava computadores" que conheceu na Grã-Bretanha. "Quando uma máquina apresenta defeito, diz Shallis, "seus colegas vão buscá-lo. Ele liga a máquina e ela funciona normalmente. Consta que a simples menção de seu nome corrige o defeito: "Se você não funcionar, chamaremos o Peter e ele enfiará sua chave de fenda fria em seus circuitos!"[52]

Em toda a história, os místicos, visionários e santos de todas as grandes religiões manifestaram sua crença na ligação entre *todas* as coisas — das animadas e das inanimadas. A Era III ressuscita essa antiga noção e a põe em prática no dia-a-dia.

Uma palavra de cautela

A não-localização da mente não é um brinquedo. Ela pode ser usada não apenas para ajudar os outros, mas também para prejudicá-los, o que torna necessário considerar as implicações éticas da medicina da Era III.

Atualmente, mais de 10 milhões de americanos tentam prejudicar os outros com seus pensamentos. Isso foi constatado por uma pesquisa realizada em 1994 pelo Gallup, que descobriu que 5% dos americanos oram para prejudicar os outros — e os dados indicam que apenas uma em cada vinte pessoas admite que faz isso.[53]

Podemos prejudicar os outros também involuntariamente. Considere, a propósito, quanto os pais usam suas intenções mentais e preces para o bem-estar dos filhos. Eles costumam orar muito, por exemplo, para tentar evitar que seus filhos fiquem doentes. Se esses desejos e preces produzissem efeito, seriam letais, pois a única forma de as crianças desenvolverem um sistema imunológico eficaz para se protegerem mais tarde na vida contra doenças é por meio de repetidas infecções com bactérias, vírus e fungos.

Nestas duas últimas décadas, estudos científicos nos têm fornecido evidências consideráveis de que realmente podemos prejudicar outros seres vivos com nossas intenções mentais, desejos e preces — a distância, sem o conhecimento deles. Por uma boa razão, esses estudos não envolvem seres humanos: é ilegal realizar experiências cujo objetivo implique algum tipo de prejuízo ou a morte de pessoas. Portanto, essas experiências são feitas com *partes* de seres humanos, tais como células vermelhas ou células cancerosas; ou com outros seres, como bactérias, lêvedos, fungos, sementes, plantas, ratos e outros animais. Desenvolvi amplamente o tema sobre evidências científicas de "prejuízos não-localizados" em meu livro *Cuidado com o que você pede nas suas orações* (publicado pela Ed. Cultrix). Assim, darei a seguir um resumo de apenas algumas experiências relevantes incluídas ali.[54]

- Leonard Laskow, ginecologista e agente de cura americano, conseguiu inibir a taxa de crescimento de células cancerosas, conforme medição feita de sua absorção de timidina radioativa, índice padrão da síntese de DNA, usando controles de laboratório adequados.[55]

- Pesquisadores da Mt. Sinai School of Medicine, de Nova York, fizeram estudos com dois mestres de qigong, que alegavam ser capazes de produzir qi (antigo termo chinês para designar energia) negativo e positivo. Numa experiência bem-controlada, eles conseguiram inibir, a distância, a reação de fosforilação de cadeias leves de miosina, processo bioquímico que ocorre no tecido muscular humano.[56]
- O agente de cura britânico Matthew Manning conseguiu exercer influências negativas profundas em células cancerosas cervicais de cultura, em experiência com os devidos controles laboratoriais. As influências negativas ocorreram não apenas quando ele manteve nas mãos um frasco com as células cancerosas, mas também as tentou influenciar, mentalmente, a distância.[57]
- Jean Barry, médico e pesquisador em Bordeaux, França, demonstrou, numa experiência controlada, que as pessoas eram capazes de inibir o crescimento de um fungo nocivo, o *Rhizoctonia solani*, a uma distância de 1,5 metro, somente com intenções mentais.[58]
- A experiência de Barry foi reproduzida pelos pesquisadores da University of Tennessee William H. Tedder e Melissa L. Monty, usando o mesmo organismo, o qual foi influenciado por estudantes voluntários situados entre 2 e 5 quilômetros de distância dele.[59]
- Carroll B. Nash realizou uma experiência semelhante na St. Joseph's University, Filadélfia, usando a bactéria comum *Escherichia coli*, com dezenas de voluntários sem nenhuma habilidade especial.[60]

O fato de seres não-humanos terem sido usados nessas experiências é importante, pois isso significa que os resultados não podem ser rejeitados sob a alegação de que houve sugestão ou a força de pensamentos negativos. Na minha opinião, essas experiências fornecem a prova inconteste de que temos o poder de prejudicar mentalmente e, às vezes, de matar células vivas, inclusive tecido humano, a distância.

Algumas pessoas ficam horrorizadas com essa possibilidade. Mas a Era III respeita esses princípios e os usa para *promover* o bem-estar humano. Às vezes, *precisamos* danificar algo para ajudar outra coisa. Por exemplo, quando queremos que alguém se recupere de algum tipo de câncer ou oramos para que isso ocorra, estamos pedindo que as células cancerosas sejam destruídas ou que sua ação seja neutralizada. Quando desejamos que alguém seja curado de uma infecção como pneumonia ou Aids, alimentamos a esperança de matar, danificar ou neutralizar vírus ou bactérias nocivas. Quando oramos para que alguém se recupere de uma doença cardíaca, esperamos conseguir desfazer, de algum modo, a obstrução das coronárias que estejam bloqueando o fluxo de sangue e oxigênio para o coração. Portanto, em certas situações, a capacidade para causar danos é benéfica.

E quanto à *proteção* contra os pensamentos negativos dos outros? Na Era III, não precisamos prender a respiração por medo do próximo feitiço, maldição ou oração negativa. Se desenvolvemos a capacidade de prejudicar outras pessoas não-localizadamente, é quase certo que desenvolvemos também mecanismos de proteção natural. Denominei as formas de proteção natural "sistema imunológico psicoespiritual". São processos invisíveis que nos ajudam a resistir às intromissões não-localizadas das outras pessoas, tal como ocorre com o nosso sistema imunológico físico, que nos protege das infecções comuns. Poderíamos aprender, na Era III, uma lição das culturas que predominaram antes da era moderna, nas quais a não-localização da mente era tida como algo natural. Em todas elas, abundavam os rituais de proteção pessoal. Além disso, falei a respeito de como podemos nos proteger contra influências não-localizadas negativas em meu livro *Cuidado com o que você pede nas suas orações.*[61]

Podemos abusar da Era III?

Ao levarmos uma vida norteada pelos princípios da Era III, não nos devemos esquecer de que somos também seres orgânicos. Sempre haverá a necessidade de nos mantermos em contato com a nossa condição física. Mesmo os grandes santos e místicos se queixavam de ser não-localizados demais, com muita freqüência. Uma dessas queixas típicas era feita por Santa Teresa de Ávila, que passava freqüentemente pela experiência de sair do corpo e tornar-se una com Deus. Em 1577, ela se queixou de que "tive outro arroubo. Isso é muito embaraçoso. Várias vezes em público ... durante as matinas, por exemplo. Fico tão envergonhada, que sinto vontade de me esconder!" Nesse mesmo sentido, Suzuki Roshi, que teve influência na introdução do zen-budismo nos Estados Unidos, disse: "Para que você quer tornar-se um iluminado? Talvez você não goste disso."[62] Portanto, vemos grandes mestres espirituais desencarecendo as epifanias e intoxicações da unicidade extática em favor de algo mais simples, mais *suportável*. Por exemplo, quando perguntaram a D. T. Suzuki, o lendário sábio do zen-budismo moderno, como era ser um iluminado, ele preferiu não falar a respeito do componente enlevante de sua experiência. Ao contrário, ele disse que a iluminação é semelhante ao estado comum de consciência — com a exceção do fato de que você fica "a cerca de cinco centímetros do chão".

O excesso de entrega ao princípios da Era III ou da aplicação exagerada deles pode gerar conseqüências indesejáveis, tais como a capacidade de prever incontrolavelmente o futuro. Isso ficou claro pelo exemplo de uma mulher de 40 anos de idade que me procurou para consultar-se sobre os problemas de batimento cardíaco acelerado, ansiedade, insônia e dores de cabeça que ela tinha. Ela me revelou que, durante toda a vida, ela fora capaz de conhecer o futuro, aptidão que tinha em comum com a mãe e uma irmã. Ela trabalhava como operadora de rádio num departamento de polícia. Certo dia, enquanto trabalhava, viu descortinar-se-lhe na mente uma cena trágica — um bebê caindo numa piscina num conjunto habitacional em algum lugar na região metropolitana de Dallas. Com base em suas experiências anteriores, ela sabia que isso ocorreria num futuro próximo e que precisava impedi-lo. Como operadora de rádio, ela tinha como enviar policiais imediatamente para a área, mas não conseguia identificar o endereço. Pouco tempo depois, ela recebeu uma chamada pelo rádio de um grupo de policiais que disse ter tirado uma criança de uma piscina — tarde demais. A mulher achou que tinha provocado o afogamento e deixou-se dominar por um sentimento de culpa. Então, começou a sentir os sintomas da ansiedade que a levaram ao meu consultório. Inicialmente, ela queria somente uma coisa — livrar-se de seu "dom". Eu a encaminhei a um psicólogo que tinha experiência com casos da não-localização da mente. Com aconselhamento e treinamento com *biofeedback*, logo os sintomas desapareceram. Porém, ela não perdeu a capacidade para conhecer fatos pela não-localização da mente. Começou a encará-la de outra maneira, como parte natural de si mesma. Aceitou o fato de que essa sua aptidão era imperfeita e sempre seria. Ela parou de exigir muito de si mesma e superou seu sentimento de culpa pelo caso de afogamento.

Receios com a não-localização da mente

Quando consideramos a idéia de aplicar os princípios da Era III em nossa vida diária, devemos fazer-nos, mais cedo ou mais tarde, as seguintes perguntas: É uma boa idéia? Eu realmente quero testemunhar fenômenos da não-localização da mente?

O psicólogo Charles T. Tart, da University of California, pediu certa vez a um grupo de pesquisadores de fenômenos parapsicológicos que participasse de uma experiência envolvendo o pensamento. Ele pediu que imaginassem tão vivamente quanto possível, durante 10 minutos, que ele tinha desenvolvido uma nova droga chamada telepatina. Esse medicamento maravilhoso abriria de tal modo a mente, que todo aquele que o tomasse seria capaz de conhecer os pensamentos e sentimentos das pessoas que estivessem situadas num raio de cem metros. Além disso, seus efeitos eram permanentes. A essa altura, intensa discussão intelectual irrompera no grupo, com os cientistas debatendo as conseqüências da ingestão da nova droga. "Então, quais de vocês desejam tomá-la?", perguntou Tart. Ninguém quis tomar a droga.

Tart ficou fascinado. Por que pesquisadores do campo da parapsicologia, que acreditavam na capacidade da mente para atuar não-localizadamente, seriam tão receosos? Tart continuou a convidar pessoas para participar da experiência do pensamento. Quase todas, tanto leigos quanto profissionais de várias áreas, continuaram a rejeitar a ingestão da tal de telepatina. "Eu poderia ser invadido pelos sonhos de outras pessoas e talvez jamais conseguisse dormir", disse um dos participantes. "Se me fosse possível como que ligar e desligar isso, escolher o que saber e o que *não* saber, tudo bem", disse outro. Houve também preocupação com a preservação da individualidade. "Se você tivesse dentro de si os pensamentos de outras pessoas, como poderia saber se seriam seus ou delas?", questionou outro. Outros ficaram preocupados com a responsabilidade e o poder que isso geraria. Um deles disse: "Você tomaria conhecimento de tantas coisas, que talvez se tornasse difícil sua simples participação na sociedade. Você veria com clareza a necessidade de mudanças ... mas suponhamos que ninguém acreditasse em você ou todos achassem que você é louco?" Uma participante disse a Tart que já tinha esse tipo de capacidade e que a pessoa precisava ser cuidadosa. Ela tinha o hábito de dizer às pessoas no trabalho a resposta de uma pergunta antes mesmo que elas a fizessem. Isso a tinha levado a meter-se em grande apuro, e ela teve que esforçar-se muito para controlar seu comportamento.[63]

Algumas pessoas vêem na Era III e na não-localização da mente causa de perda da individualidade, e se opõem a isso por motivos religiosos. Depois de uma de minhas preleções sobre não-localização mental, uma ouvinte ficou transtornada. "No cristianismo", asseverou, "a ênfase recai sobre a individualidade. Jesus morreu pelos *meus* pecados. Se o que você diz é correto, o cristianismo é errado." Mais tarde, percebi que era admissível sim outra visão em sua religião. No cristianismo, a parte *cede* em benefício do todo e é absorvida por ele, como na Santíssima Trindade. E, às vezes, o senso de individualidade assume papel secundário, como quando João Batista disse em referência a Jesus: "Convém que ele cresça e que eu diminua" (João, 3, 30). O teólogo católico irmão David Steindl-Rast insinuou que o receio da perda da individualidade é infundado: "A interdependência", declara, "que é a alegria de pertencer a alguma coisa e de estarmos juntos ... é aquilo que realmente mais queremos, mas ... receamos abrir mão de ... nossa independência e também do isolamento que, necessariamente, a acompanha. Quando abrimos mão disso, fundimo-nos nos deleites da interdependência."[64]

CAPÍTULO 5

Reinventando a Medicina

Todas essas separações e lacunas precisam ser reunidas e amarradas e presas num gancho... A natureza e o Homem não devem mais ser apartados e separados...

WALT WHITMAN
Passage to India

Agora que examinamos as possibilidades da não-localização da mente, a questão é como usá-la em benefício da cura. Médicos, enfermeiras e todos os profissionais da área da saúde estão fazendo isso; eles estão reinventando a medicina, literalmente. Examinemos mais um pouco o histórico desse fenômeno e a forma que ele está tomando.

I. O CONTEXTO DA MEDICINA DA ERA III

Eras I e II
As bases de cura da Era III

Nossos ancestrais remotos usavam a não-localização da mente de vários modos — para saber onde achar caça, quando plantar, onde achar objetos perdidos, quando guerrear. Mas, para eles, assim como para nós, o uso mais importante da não-localização mental foi, possivelmente, o relacionado com a saúde. Quando uma criança, um companheiro ou um membro da família, da tribo ou do clã adoecia, eles recorriam a intenções, desejos ou preces para curá-los. Hoje, estamos afastados dos poderes de cura da não-localização da mente, pois nossa atenção está quase sempre voltada para a última droga ou avanço da técnica cirúrgica.

Não é difícil entender o predomínio das terapias da Era I, de base organicista, sobre nossas idéias de cura. Essa metodologia terapêutica levou esperança e vida aonde havia apenas morte e desespero. Considere, por exemplo, o papel que essas terapias exerceram nas lides com a infecção. Pouco mais de um século atrás, os americanos comuns não tinham a mínima idéia do fato de que as doenças que, muitas vezes, matavam a eles e a seus filhos eram causadas por microorganismos.

A expressão "teoria microbiana da doença" somente tornou-se corriqueira na literatura médica de língua inglesa por volta de 1870. No fim do século 19, ninguém estava a salvo da ameaça de febres e pragas misteriosas. "Até mesmo as figuras mais capazes e respeitadas da sociedade anglo-americana conheceram a experiência humilhante das cenas dos leitos de morte", escreveu Nancy Tomes, professora de história da State University de Nova York, Stony Brook, em *The Gospel of Germs: Men, Women, and the Microbe in American Life*. "Por exemplo, a febre tifóide roubou de um presidente Lincoln esgotado pela guerra e de sua esposa o adorado filho Willie; deixou angustiada a rainha Vitória, em razão da morte do marido e do filho mais velho, que quase morreu também; e golpeou fortemente a mãe do então futuro presidente Theodore Roosevelt no mesmo dia em que sua esposa morreu ao dar à luz."[1]

Para entender a força que a Era I continua a exercer, façamos breve exame de como eram as coisas há pouco mais de um século nos Estados Unidos.

A morte, aos 48 anos de idade, de Martha Bulloch Roosevelt, mãe de Theodore, Junior, em 14 de fevereiro de 1884, exemplifica o receio sentido por muitos americanos em relação às "doenças da sujeira", conforme estavam começando a ser chamadas. Embora ninguém soubesse os agentes que as causavam, acreditava-se que essas doenças se espalhavam por contaminação pelas fezes. Como tal, eram consideradas doenças que se podiam evitar pela higiene doméstica adequada. Segundo consta, Martha Roosevelt, chamada pelos mais íntimos de "Mittie", tinha tanta preocupação com limpeza, que suas amigas a consideravam uma pessoa quase obcecada por isso. A mansão que os Roosevelt ocupavam na West Fifty-Seventh Street, construída por Theodore, Senior, na década de 1870, tinha sido projetada pelos maiores arquitetos da época e incorporava os últimos avanços em instalações e conveniências. Mittie se havia mudado da agrária Georgia para a cidade de Nova York depois do casamento, em 1853, e ficou assombrada com a sujeira extraordinária da cidade, que crescia rapidamente. Providências especiais foram solicitadas, pois, para combater isso. Entre elas, um banho diário com duas trocas de água, a colocação de um lençol no assoalho à noite, quando então fazia suas preces, e o uso de roupas brancas até no inverno como garantia de que nem mesmo diminuto ponto de sujeira passasse despercebido. Auxiliada por seu pequeno exército de servas, ela mantinha sua casa tão limpa quanto ela mesma. Ela criou longa relação de instruções para cuidados domésticos, inclusive rigoroso programa de polimento, esfregas, varreduras e remoção de poeira. Quando, de manhã, por exemplo, o coletor de cinzas passava, o cozinheiro estava instruído a recebê-lo com um balde de água escaldante para desinfetar sua lata de cinzas antes que pudesse entrar na casa.[2]

"Apesar de todos esses esforços heróicos para manter a si mesma e à casa impecavelmente limpa", escreveu Tomes, "Martha Roosevelt sucumbiu ao que as autoridades sanitárias conheciam como 'doença da sujeira'. Uma mulher tão meticulosa como ela certamente teria morrido de vergonha, se a febre tifóide não a tivesse matado, se descobrisse que havia contraído uma doença disseminada pelo contato com fezes. A morte de Martha Roosevelt por febre tifóide simbolizava as incertezas que acometiam até mesmo os lares conscientes da necessidade da higiene da Idade Dourada: ninguém, nem mesmo os mais cuidadosos, pareciam estar protegidos do ataque dos agentes patológicos."[3]

A incidência de morte e doenças aumentou rapidamente nas grandes cidades americanas e européias no século 19, o que tornou difícil a vida ali. Os moradores das cidades enfrentavam não apenas epidemias de cólera e varíola, mas também doenças endêmicas, tais como febre tifóide e pneumonia, que matavam regularmente, ano após ano. Na década de 1880, um quinto dos infantes da cidade de Nova York morria antes do primeiro ano de vida, geralmente de diarréia infantil, e mesmo os que alcançavam a maioridade tinham uma chance em quatro de morrer entre os 20 e os 30 anos de idade.[4]

Lidar com infecções era uma espécie de estilo de vida, e os membros de todas as classes sociais americanas do século 19 conseguiam reconhecê-las, como vimos no capítulo 9. O resultado disso era a sensação de um medo crônico e profundo. Simplesmente, ninguém conseguia escapar da morte por infecção; nem mesmo os "melhores" lares logravam preservar-se das infecções, como demonstra a experiência dos Roosevelt.

Quando, no fim do século 19, medidas de saúde pública gerais foram introduzidas, as taxas de mortalidade caíram drasticamente. Talvez isso tenha parecido miraculoso às pessoas de então. No início do século 20, época do advento das vacinas; das sulfonamidas, na década de 30; e da penicilina, na de 40, os benefícios terapêuticos da medicina da Era I já haviam começado a parecer ilimitados aos olhos do mundo. Portanto, por volta de 1962, Sir F. Macfarlane Burnet, imunologista australiano e ganhador de um prêmio Nobel cujas pesquisas prepararam o caminho para o transplante de órgãos, foi levado a dizer que o século 20 testemunharia "a possível erradicação das doenças infecciosas, como fator significativo de progresso social". Escrever sobre doenças infecciosas, ele observou, "é quase como escrever a respeito de algo que tenha ficado para trás na história". Em 1969, sete anos depois, William Stewart, diretor geral de saúde americano, declarou no Congresso que era chegada a hora de "virar a página sobre doenças infecciosas".[5]

Hoje, sabemos que essas predições foram prematuras, que estão surgindo novas doenças, tais como a Aids, que bactérias resistentes a antibióticos se desenvolvem no mundo inteiro e que os especialistas já não se mostram tão otimistas com nossa capacidade para mantê-las sob controle. Apesar dos desafios que se nos apresentam, os avanços na luta contra as infecções, juntamente com os progressos logrados na saúde pública, na cirurgia e na anestesiologia, nos anunciam o advento dos anos dourados dos processos terapêuticos, em comparação com o que ocorreu antes.

Já que os métodos organicistas pareciam tão eficazes, por que prestar atenção nos poderes da mente, tal qual começaram a fazê-lo uns poucos pesquisadores na década de 50? Muitos profitentes da medicina da Era I acreditavam que era simplesmente despropositado incluir emoções, sentimentos e pensamentos nos processos terapêuticos. Eles achavam que, mesmo que esses fatores influenciassem a saúde, eram certamente de ínfima significância se comparados com fatores físicos, tais como micróbios, genes e higiene. Não obstante isso, o poder da mente continuou a bater vigorosamente às portas da casa da cura e acabou conseguindo entrar. Uma dessas portas foi o efeito placebo — os efeitos da crença e da expectativa influenciando a ação das drogas e os procedimentos cirúrgicos. Observou-se que esses efeitos eram tão significativos, que foram criados métodos de pesquisa (em que as partes ignoravam certos procedimentos) que os tomavam em consideração. Esses métodos requeriam que os fatos relacionados com um grupo de controle fossem comparados com os do grupo de tratamento e que ninguém, nem participantes nem experimentadores, soubesse quem estava recebendo a droga objeto dos testes e quem estava recebendo o inócuo placebo. Esses procedimentos logo se tornaram os padrões áureos das experiências com drogas.

Mas não levou muito tempo para que se descobrisse que as emoções eram mais que simples fatores de influenciação de experiências médicas; verificou-se que faziam uma diferença de vida ou morte no caso de doenças específicas. A personalidade do Tipo A — da pessoa dominada por um senso de urgência crônica, que acha que ele ou ela está sempre com o tempo se esgotando — foi enunciada na década de 70 pelos cardiologistas Friedman e Rosenman. Estudos demonstraram que eram mais freqüentes a morte por ataque cardíaco entre pessoas desse tipo e que eles ocorriam mais cedo em suas vidas. Especialistas verificaram que certos estados emocionais faziam a diferença *depois* do ataque cardíaco, durante a hospitalização na unidade de tratamento coronariano. Esses estudiosos constataram também que o contato social era importante fator de resistência a todas as principais doenças conhecidas. Situações estressantes, tais como a morte do companheiro, a mudança de emprego e até mesmo a saída de férias mostraram-se fatores relacionados com problemas de saúde. A insatisfação com o trabalho revelou-se uma das principais causas de ataque do coração. O relacionamento amoroso com o companheiro demonstrou ser tão eficaz quanto medicamentos no tratamento de angina do peito, sintoma de moléstia coronariana. A falta de amor, de relações afetuosas com os pais, mostrou-se poderoso fator de câncer em estudos feitos com estudantes. Alguns estudos indicaram que pacientes enlutados sofriam praticamente a suspensão de suas funções imunológicas durante o período de luto. Verificou-se também que estados de relaxamento, tais como os alcançados durante a meditação e a realização de preces, diminuíam a pressão sangüínea e o batimento cardíaco, o que gerava saudável reação genérica do corpo.[6]

Como resultado dessas e de outras muitas descobertas semelhantes, iniciou-se a formação de campos de especialidades médicas inteiramente novos, tais como o da cardiologia biocomportamental, cujos especialistas lidam com o uso de padrões de comportamento específicos para prevenir e tratar doenças do coração, e a psiconeuroimunologia, na qual se procura identificar e estudar relações existentes entre o cérebro e os sistemas neurológicos e imunológicos. Houve uma explosão de interesse pelas pesquisas do dualismo mente-corpo, o que trouxe em seu rastro o advento de novas terapias com base nas novas descobertas. Técnicas de visualização foram desenvolvidas por O. Carl Simonton e Stephanie Simonton, Jeanne Achterberg, G. Frank Lawlis e outros. A meditação começou a ser usada para diminuir a pressão sangüínea e as taxas de colesterol no sangue.[7] O *biofeedback*, pelo qual instrumentos eletrônicos sofisticados monitoram as alterações orgânicas associadas aos pensamentos e sentimentos das pessoas, mostrou-se útil no controle de enxaquecas, da síndrome de intestino irritável, da ansiedade, da insônia e de outros problemas relacionados com a tensão. Em menos de duas gerações, a Era III, a medicina da sinergia mente-corpo, teve seus princípios postos lado a lado com a metodologia da Era I, como parte legítima da medicina científica.

Em certo sentido, a Era II "reinventou" a Era I; ou seja, a Era II demonstrou o caráter incompleto da medicina da Era I e expandiu seu campo de abrangência. Mas não a substituiu. Veio à luz a expressão medicina *complementar* ou *auxiliar* para assinalar que esses métodos estão sendo usados em mútua conjunção — uma metodologia terapêutica do tipo ambos/e, e não ou um/ou outro.

Da mesma forma, a Era III está reinventando as Eras I e II e expandindo-lhes o horizonte — e não as substituindo —, de tal modo que logo veremos.

Agora, enquanto examinamos como a Era III está transformando a medicina moderna, tenhamos em mente as características que a diferenciam das Eras I e II. Na Era III, vemos a consciência como ente que não se mantém nos limites do corpo físico, como ente infinito no espaço e no tempo. Ali, a consciência trabalha *através* do corpo e não pode ser explicada com base nos processos físicos que ocorrem nele. Isso significa que a consciência é *fundamental* — não deriva de nada mais simples, não pode ser definida como algo mais elementar. Portanto, a medicina da Era III é *um meio de cura baseado na natureza fundamental, infinita, da consciência.*

II. A MEDICINA DA ERA III E O MÉDICO

A. A medicina da Era III e o diagnóstico

Os dois pilares principais da medicina moderna são o diagnóstico e o tratamento. Na Era III, ambos sofrem profunda transformação, embora sutilmente.

O COMPUTADOR E OS MÉDICOS CLÍNICOS

Num projeto de pesquisa em importante escola de medicina, um computador foi programado para entrevistar pacientes e diagnosticar suas doenças. A precisão do computador foi então comparada com o desempenho de um grupo de competentes clínicos. O computador e os médicos fizeram perguntas idênticas aos pacientes, e estes deram respostas também idênticas a ambos. Porém, o computador não chegou nem perto do sucesso dos médicos na elaboração correta do diagnóstico.

Os pesquisadores ficaram intrigados com esse fato. Assim, perguntaram aos clínicos: "Qual a primeira coisa que vocês percebem quando entrevistam o paciente?" Eles responderam: "Se ele ou ela parece doente."

Os pesquisadores não conseguiram determinar objetivamente o que significava "parece doente" e, portanto, não tiveram como achar um meio de incluir a noção de "parece doente" no programa do computador. Como resultado disso, o projeto de pesquisa foi abandonado.

Qualquer experimentado especialista em diagnósticos sabe, porém, o que os clínicos quiseram dizer com aquilo. Eles assinalaram que vão além de informações factuais e sins e nãos e que põem em prática aquilo que, às vezes, se chama de dom — a capacidade para simplesmente "saber" ou *intuir* — o que, eu confirmo, envolve meios cognitivos não-localizados.

Intuitivos, os meios de cognição da Era III não são um processo de dedução seqüencial, passo-a-passo, pelo qual avançamos com o raciocínio de *a* para *b* e deste para *c*. É um fenômeno instantâneo de reconhecimento da realidade, no qual informações se apresentam íntegras, completamente formadas. É mais revelação do que raciocínio. Quando tomamos conhecimento de algo intuitivamente, logramos isso súbita e integralmente. O conhecimento por meio da não-localização da mente é, muitas vezes, surpreendente; sentimo-nos vencidos por uma conclusão cuja consecução não entrevíamos.

A palavra *diagnóstico* deriva de termos gregos que significam "através" ou "entre" e "saber". São étimos que sugerem a idéia de conhecimento intuitivo — a abertura de nossos canais de percepção para o acesso de respostas que já existem, as quais se encontram urdidas *entre* dados e *através* de fatos. A elaboração de diagnósticos é como trabalhar com uma peça de tapeçaria. Ali, nossa tarefa precípua é assimilar o motivo decorativo, captar na mente o desenho, e não forçar a figuração de formas artísticas pela tessitura com raciocínios lineares.

Entre os meus colegas clínicos, corre o seguinte chiste: "Se você não sabe o diagnóstico um minuto depois que o paciente começa a contar sua história, então você está enrascado." Isso reflete a possibilidade do conhecimento imediato de fatos sem a necessidade de longas entrevistas e exames caros e minuciosos. Essa capacidade de conhecer o diagnóstico imediatamente representa a intuição em ação, o jeito medicinal da Era III de apreensão da realidade. Tenho visto especialistas em diagnóstico tão talentosos, que sinto um misto de reverência e admiração diante deles. Eles mais parecem magos do que médicos. Mesmo quando lhes peço que me expliquem sua linha de raciocínio em relação a determinado caso, eles não conseguem fazê-lo, em sua maioria. Estou convencido de que, muitas vezes, eles se valem de meios não-localizados de cognição dos fatos sem que tenham consciência disso. Ainda assim, opomos resistência a essa possibilidade. A não-localização da mente está ainda tão desfavorecida nos círculos médicos, que a dissimulamos com vários nomes e expressões — adivinhação feliz, pressentimento, "o óbvio". Mas esses termos e expressões apenas aumentam, e não solucionam, o misterioso meio pelo qual os médicos chegam às suas conclusões.

Não estou dizendo que os médicos não precisam da lógica e do raciocínio, mas sim que há ocasiões em que suas conclusões não podem ser previstas pelos fatos com os quais eles têm de se defrontar. Um médico que usa a não-localização da mente *e* a lógica será mais eficiente do que aquele que usa apenas uma coisa ou outra.

Meios de conhecimento da realidade com a não-localização mental têm surgido entre os profissionais da medicina desde a época da Filosofia das Luzes. Assim como muitas conquistas da medicina em seus primórdios, a maioria deles se nos apresenta ao entendimento com feição melodramática e novelesca. Examinemos brevemente parte dessa rica e colorida história, na qual a não-localização da mente esforça-se para vir à luz do mundo.

DIAGNÓSTICOS INSTANTÂNEOS

Ao longo do século 18, a prática da elaboração de "diagnósticos instantâneos" se espalhou pelas melhores escolas de medicina da Europa. O truque era fazer o diagnóstico com o mínimo de indícios possível e enunciá-lo imediatamente. Médicos eminentes competiam uns com os outros nesse mister, o qual, geralmente, era marcado por considerável exibicionismo. Um dos maiores diagnosticadores instantâneos foi o médico favorito de Napoleão, Jean-Nicolas Corvisart, homem que deu sua cota de contribuição à arte de diagnosticar e ao enriquecimento da compreensão das doenças cardíacas. Certa vez, Corvisart ampliou sua reputação de bom diagnosticador ao assinalar corretamente, por meio de simples olhadela no retrato a óleo de uma pessoa, que ela sofria de moléstia cardíaca. Hans von Hebra e Joseph Bell, outros médicos muito conhecidos da época, conseguiam discernir não apenas as doenças de seus pacientes, mas também apontar o tipo de ocupação que tinham. O famoso médico alemão Friedrich Theodor von Frerichs era tão enfatuado por sua capacidade para fazer diagnósticos instantâneos, que jamais admitia que algum deles estivesse errado. Às vezes, Frerichs chegava a ser teatral e era adorado por seus alunos, que, segundo consta, "bebiam-lhe as palavras e ... reverenciavam sua precisão encantadora".[8]

Logicamente, esse tipo de coisa não era novidade. Xamãs, visionários e curandeiros faziam isso havia séculos. Mas o fato de o diagnóstico instantâneo ter surgido no século 18, quando a medicina estava tornando-se cada vez mais científica, parece inegavelmente estranho.

MESMERISMO E DIAGNÓSTICO PSÍQUICO

Na Europa, diagnósticos psíquicos ou clarividentes chamavam a atenção de muitos desde 1776, ano em que Franz Mesmer, jovem estudante de medicina da Universidade de Viena, fez sua dissertação sobre aquilo que ficaria conhecido como "magnetismo animal" ou mesmerismo. Embora o mesmerismo e o diagnóstico psíquico tivessem sido adotados pelo público, sua aceitação foi difícil entre os cientistas da época. Em 1784, Luís XVI convocou a Comissão Real de Inquérito, chefiada pelo naturalista Benjamin Franklin, embaixador americano na França, para avaliar a validez da questão. Mal a comissão apresentou denúncia contra eles, começaram a surgir profusamente evidências de aptidões de diagnóstico psíquico.

Alguns dos relatórios que davam notícias disso provinham de Amand-Marie-Jacques de Chastenet, Marquês de Puységur (1751-1825), que fica atrás somente de Mesmer nos anais do mesmerismo. Rico aristocrata francês, era versado em literatura e ciências. Ele se interessou por magnetismo animal quando seu irmão, portador de asma, cuja gravidade desafiava os esforços dos melhores médicos de Paris, foi curado num tratamento de três meses com Mesmer. Um de seus pacientes mais famosos foi um camponês de 23 anos de idade, Victor Race, que sofria de grave doença pulmonar, caracterizada por febre, dores e expectoração sanguinolenta. Ele melhorou muito com os métodos mesmerianos de Puységur, o qual incluía a entrada em transe do paciente. Durante sua convalescença, Puységur descobriu que Victor tinha dons notáveis. Quando induzido ao transe, Victor tornava-se clarividente. Nas palavras do historiador britânico Alan Gauld, Victor era capaz não apenas de diagnosticar a própria doença e prever seu desenvolvimento, mas, "ao ser posto em contato com outros pacientes, conseguia também fazer o mesmo para eles".[9]

Em 1813, Joseph P. F. Deleuze (1753-1835), naturalista e livreiro francês, publicou o histórico de alguns casos de pessoas que conseguiam diagnosticar distúrbios em si mesmas e nos outros quando hipnotizadas. Em 1818, o professor de fisiologia e patologia da Academia Imperial de São Petersburgo, D. Velianski, fez uma descrição detalhada do transe hipnótico. Ele relatou que as pessoas, à medida que o transe se aprofundava, conseguiam "ver", na maioria dos casos, o interior do próprio corpo e do das outras pessoas, fazer diagnósticos e recomendar uma linha de tratamento. O dr. Alexandre J. F. Bertrand (1795-1831), médico e matemático parisiense, cético desses assuntos, descobriu que alguns de seus pacientes hipnotizados tinham a faculdade de diagnosticar, como que por meio de uma "segunda visão", e conseguiam dizer a ele o que estava errado com seus outros pacientes. Uma paciente conseguiu fazer isso sentindo os sintomas de outro paciente no próprio corpo dela e, ocasionalmente, identificava distúrbios que Bertrand não conseguira observar. Em dada ocasião, Bertrand perguntou-lhe qual era o problema de um homem que estava prestes a chegar a seu consultório. A mulher informou-lhe corretamente que o tal homem tinha levado um tiro, embora o ferimento não estivesse evidente, e que Bertrand ignorava o incidente. Justinus Kerner (1786-1862), médico municipal, policial, poeta e escritor morador de Weinsberg, Alemanha, relata-nos as façanhas de Frau Friedericke Hauffe (1801-1829), a famosa "vidente de Prevorst". Desde tenra idade, ela tinha sonhos e visões proféticas. Aos 21 anos de idade, ela adoeceu gravemente e deu a impressão de que estava morrendo. Kerner a tratou com hipnose e descobriu que, quando ela ficava em estado de consciência alterada, ela se revelava clarividente e conseguia diagnosticar doenças em si e nos outros e ministrar receitas. No que diz respeito a vários casos, suas predições e visões se confirmaram.[10]

Em 1826, em razão do aumento de evidências, a Academia Francesa de Ciências e Medicina concordou em designar outra comissão de inquérito. Os céticos, que controlavam os procedimentos da comissão, ficaram assombrados com Céline, paciente do dr. P. Foissac (1801-1884?), jovem médico parisiense. Embora totalmente ignorante de assuntos médicos, ela disse aos membros da comissão o que estava errado com três pacientes. Além disso, recomendou a adoção de tratamentos específicos, de cujo conhecimento ela praticamente não tinha meios de saber. Um paciente estava sendo tratado com mercúrio para combater o que se havia diagnosticado como infecção venérea. Céline insinuou que o medicamento e não a doença estava produzindo os sintomas. Seu conselho foi ignorado, e o paciente morreu pouco tempo depois. Uma autópsia revelou que ela estava correta e que os médicos estavam errados.[11]

Alguns diagnosticadores psíquicos chegaram a fornecer provas que os materialistas ocultaram, já que os céticos acreditavam, tanto então como agora, que essas coisas eram impossíveis. Em 1839, o médico francês G. P. Billot relatou o caso de uma voluntária que, quando hipnotizada, conseguia diagnosticar doenças e também ministrar receitas a pacientes. Certa vez, quando ela prescreveu o uso de uma erva floral fora de estação, a planta materializou-se subitamente. Isso tinha acontecido 20 anos antes; Billot não reportara a ocorrência do espantoso fenômeno. Mas superou sua hesitação quando a correspondência que mantinha com Deleuze revelou que este também tinha presenciado fenômenos semelhantes, embora, assim como ele, houvesse achado imprudente publicá-los. "Excluí muitas coisas de meus trabalhos, pois achei que não era hora de revelá-los", disse ele.[12]

Que devemos fazer com o testemunho desses fenômenos? Comparados com os das experiências revistas no capítulo 2, os desses relatórios parecem exóticos. Padrões de observação e elaboração de relatórios eram primitivos na época, e ninguém consegue justificar-se ao tentar fundamentar fenômenos da não-localização da mente em casos como esses. Mas talvez sejamos, às vezes, críticos demais. Vejamos, pois, o que diz o psicólogo Alan Gauld com base em seu exaustivo estudo da hipnose:

> Não nos devemos deixar levar pela suposição de que essas insuficiências aparentes são, em todos os casos, bastante para nos justificar o desprezo total pelas alegações dos entusiastas. Muitas vezes, os entusiastas de algum tipo de assunto realmente podem ter descoberto algo, mesmo que não lhe tenham apreendido a realidade perfeitamente. Nesse sentido, pois, os profitentes do magnetismo animal estavam realmente às voltas com *algo* legítimo, e é questionável a idéia de que o progresso que temos alcançado nestes séculos seja tal, que nos justifique a atitude de tratá-los com desdém.[13]

DIAGNÓSTICO PSÍQUICO E ESPIRITUALISMO

Os americanos também tiveram experiências como essas. Um dos mais famosos diagnosticadores psíquicos da história oficial foi a sra. W. R. Hayden, casada com um antigo editor de um jornal da Nova Inglaterra. Ela foi um produto do "espiritualismo", movimento que tomou de assalto os Estados Unidos nos meados do século 18 e que se tornou o centro dos interesses de pessoas cultas em todo o país. Espiritualistas, ou médiuns, alegavam que conseguiam comunicar-se com os espíritos dos mortos, fazer mesas levitarem, produzir um número incontável de sons e fazer com que instrumentos musicais tocassem por si sós. É difícil hoje avaliar a seriedade com que o espiritualismo era considerado. Mas podemos ter idéia disso pela lista de pessoas que, em 1850, visitaram as irmãs Fox, de Hydesville, Nova York, as quais foram a causa, em 1848, do início da mania nacional. A lista relacionava Charles Dana, da *American Encyclopedia*; Charles Bancroft, historiador e diplomata; John Bigelow, editor do *New York Evening Post*, mais tarde embaixador americano na França; William Cullen Bryant e James Fenimore Cooper. Arthur Conan Doyle, o campeão da dedução lógica que deu ao mundo Sherlock Holmes, ficou tão impressionado com o movimento, que escreveu *History of Spiritualism*.

Não demorou muito até que os médicos começassem a investigar o fenômeno. A então recém-criada Buffalo School of Medicine enviou três professores para estudar as irmãs Fox, famosas pelas sessões espíritas nas quais se ouviam sons estranhos. Quando os médicos descobriram que as pancadas ou os sons conseqüentes disso não ocorriam se as irmãs mantivessem os joelhos juntos, acharam que tinham resolvido o caso: para eles, pareceu óbvio que os sons eram oriundos da capacidade que as duas tinham para produzir estalos com as articulações do joelho. Essa explicação sofreu duro golpe, porém, quando se percebeu que os sons produzidos nas sessões espíritas das duas irmãs eram ricamente variados. Nem mesmo os médicos da Buffalo School conseguiram explicar como elas eram capazes de produzir sons de serração de madeira e o clangor de martelos com as articulações e como mesas levitavam e objetos pesados flutuavam no ar sem nenhuma interferência demonstrável.

Diferentemente das irmãs Fox, os fatos dessa questão relacionados com a sra. Hayden eram aceitos amplamente como genuínos. Em 1852, ela viajou para a Inglaterra e iniciou os britânicos no espiritualismo. Conforme convinha ao ambiente britânico, as sessões espíritas dela eram moderadas: tipicamente, os únicos fenômenos aos quais expôs os britânicos foram o de produção de sons e "pancadas secas". Os relatos mais detalhados das sessões espíritas da sra. Hayden foram fornecidos por Sophia e Augustus de Morgan, a primeira ocupante da cátedra de matemática do University College, Londres, e a secretária da Sociedade Astronômica. De Morgan era cético em relação à mediunidade, mas, com a insistência de Sophia, ele acabou envolvendo-se. Passou a organizar a realização de sessões espíritas em sua própria casa, de modo que pudesse controlar o experimento. A sra. Hayden comparecia sozinha à casa dele para que não fosse possível nenhuma combinação fraudulenta entre ela e outra pessoa. Muitos foram os experimentos feitos com sua capacidade para "saber". De Morgan fazia-lhe perguntas, não escrevendo-as no papel ou em voz alta, mas *formulando-as mentalmente*. Ele ficou pasmo com a precisão das respostas. Embora De Morgan jamais se convencesse de que a sra. Hayden estabelecia contato com "espíritos", declarou por fim que se sentia "perfeitamente satisfeito com a aceitação da idéia de que algo, ou alguém, lia os pensamentos dele".

A sra. Hayden jamais foi surpreendida no cometimento de qualquer tipo de logro possível, apesar dos esforços monumentais de detratores dos dois continentes para fazê-la passar por embusteira. Ela voltou para os Estados Unidos e entrou para uma escola de medicina. E conseguiu tornar-se médica, o que era feito considerável para uma mulher naquela época. Ela foi uma das primeiras diagnosticadoras psíquicas que os Estados Unidos produziram, e conseguiu emprego na Globe Insurance Company, aparentemente pela força de sua capacidade de diagnóstico psíquico. Joseph R. Buchanan, neurologista interessado nos aspectos psíquicos da medicina, disse que a dra. Hayden era "uma das mais talentosas e bem-sucedidas médicas que conheci".[14]

OUTRAS CONQUISTAS

Os antigos poderes jazem ocultos sob a noite do esquecimento, mas o diagnóstico pela não-localização da mente passa, atualmente, por uma fase de renascimento.

Em vários livros de conteúdo popular, Carolyn Myss, ex-editora, descreve as aptidões psíquicas que tem desde criança. Vários anos atrás, ela iniciou um trabalho com Norman Shealy, cirurgião formado em Harvard, de elaboração de diagnósticos psíquicos dos pacientes dele. Primeiramente, Shealy pôs a aptidão dela à prova. Com um paciente em seu consultório, em Springfield, Missouri, ele telefonava para Myss em Walpole, New Hampshire, e lhe fornecia o primeiro nome e a data de nascimento do paciente. Em seguida, Myss fazia-lhe o diagnóstico do paciente. Nos cem primeiros casos, Shealy, nem um pouco desconhecedor de métodos de pesquisa, alega que ela teve um acerto de 93%.[15] Alegação tão substancial como essa requer, logicamente, a reprodução do experimento sob condições controladas antes que seus resultados possam ser aceitos.

A dra. Judith Orloff, psiquiatra californiana, dona de uma clínica particular, descreveu recentemente em seu livro *Second Sight* o uso que faz de diagnósticos psíquicos. O mais interessante é que as aptidões de Orloff afloraram depois de ter passado por duas experiências de morte aparente, mas ela afirma que todos têm faculdades intuitivas inatas, tanto médicos quanto leigos. "Todos nós somos visionários", declara. "Mesmo que você não se veja como um sensitivo, a presciência jaz latente em nós, um legado comum que cada um de nós tem o direito de reivindicar. É fantasia mesmo a suposição de que alguns ou muitos de nós foram forçados a sufocar nossas aptidões psíquicas..." Para Orloff, a utilidade da obtenção de conhecimento por meio da não-localização da mente vai além da elaboração de diagnósticos. "Embora ela possa ser simplesmente um meio de obtenção de informações", ela pondera, "descobri que seu valor mais nobre está na penetração dos substratos da realidade que revelam a ligação mútua que existe entre todas as coisas ... com você mesmo, com os outros e com tudo que o cerca ... [e] com o espírito."[16]

A obra literária mais recente de um médico que escreveu sobre suas experiências com diagnósticos psíquicos é *Awakening Intuition*, da neurocientista e neuropsiquiatra Mona Lisa Schulz, com mestrado e doutorado nessas especialidades. Assim como Orloff, Schulz acredita que a natureza não-localizada dos mecanismos da intuição, da capacidade para abranger o entendimento, a percepção de coisas fora do corpo, é atributo natural de todos. "Se você tem cérebro e corpo", ela prossegue, "se você dorme à noite (ou em outro período qualquer), então, teoricamente, você não tem como deixar de ser — *você é* — intuitivo."[17]

Schulz começou a fazer uso da intuição quando ainda era estudante de medicina. Em seu primeiro dia de trabalho num hospital da cidade, muito movimentado, com um quadro de funcionários deficiente, disseram-lhe que fosse para o andar inferior e examinasse seu primeiro paciente, uma mulher de 56 anos de idade chamada Betty. Ela deveria conhecer o que incomodava a paciente, fazer um resumo de seu histórico e realizar um exame físico. Mas, assim que Schulz ouviu o nome da paciente, viu-se em meio a uma situação em que visualizava o que estava acontecendo com o corpo de Betty. Ao mesmo tempo, pôde ver os problemas sentimentais de Betty que talvez tivessem contribuído para o estado dela então. Os problemas pareciam dizer respeito a certo tipo de responsabilidade familiar dos quais a paciente se sentia hesitante em desafogar-se. Em sua visualização, Betty mostrava-se a Schulz como uma pessoa com cerca de 1,63 metro, obesa e que sofria de dores intensas na parte direita superior do abdome, talvez na vesícula biliar. Quando Schulz chegou à sala de emergência, foi como se sua intuição tivesse ganhado vida. Betty era uma mulher de meia-idade, com excesso de peso, e mantinha a mão sobre o lado direito do abdome. Ela estivera a caminho de reunião familiar e estava muito preocupada com a possibilidade de desapontar a família, caso não pudesse estar presente. Schulz fez a solicitação de realização de testes, cujos resultados mostraram que ela estava certa: Betty tinha cálculos biliares, e sua vesícula estava inflamada.

"O uso de minha intuição me ajudava a me organizar melhor no hospital", observa Schulz. "Eu acabava sendo mais rápida e eficiente e conseguia sair mais cedo do hospital do que os outros colegas. Além disso, eu usava meu intelecto *e* minha intuição de maneira produtiva e útil." E conclui: "Minha intuição, em trabalho conjunto com meu intelecto, fez de mim uma médica melhor."[18] Schulz refinou sua aptidão intuitiva por meio de prática ininterrupta através dos anos. Hoje, ela não consegue imaginar-se adequadamente atuante sem mobilizar essa sua faculdade.

"A única menção de faculdade premonitiva ou de outras aptidões psíquicas que encontrei durante minha formação como médica foi em livros de estudo que rotulavam a posse desses dons como sinal de profundos distúrbios psicológicos", afirma Orloff. Influenciada por essa definição, Orloff tentou ocultar suas aptidões intuitivas, pois lhe pareciam "estranhas" e "sinistras". Porém, por mais que tentasse, ela não conseguia anular sua capacidade para conhecer não-localizadamente o que havia de errado com seus pacientes e o que ocorreria com eles. Em dada ocasião, ela "soube" que uma paciente dela, que parecia estar progredindo bem clinicamente, iria cometer suicídio. Orloff ignorou essa visão; sua paciente tentou mesmo se matar e quase conseguiu fazê-lo. Ela ficou em estado de coma na unidade de tratamento intensivo durante várias semanas. Como resultado do fato de ter negado a veracidade de sua visão, Orloff sentiu-se "ao mesmo tempo valorizada e aterrada ... De repente, foi como se duas partes distintas de mim mesma se houvessem chocado uma com a outra". Foi um momento marcante em sua vida. Ela percebeu que a *recusa* em usar os préstimos de sua intuição a situava diante de um dilema ético e moral, pois suas aptidões podiam ser uma questão de vida ou morte para os seus pacientes. Aos poucos, ela se reconciliou com sua faculdade e, neste ínterim, tornou-se médica adepta dos princípios da Era III.[19]

DIAGNÓSTICOS NÃO-LOCALIZADOS FEITOS POR PACIENTES

Os pacientes parecem capazes de "saber" também o que se passa em seus corpos. Num estudo de 1991 feito no Departamento de Epidemiologia e Saúde Pública da Yale School of Medicine, os pesquisadores Ellen Idler e Stanislav Kasl procuraram conhecer o efeito das opiniões das pessoas sobre a saúde delas. O estudo envolveu mais de 2.800 homens e mulheres com 65 anos de idade ou mais. Os resultados que obtiveram ali equivalem aos obtidos em outros cinco grandes estudos envolvendo mais de 23 mil pessoas de ambos os sexos, com entre 19 e 94 anos de idade. Todos esses estudos levaram os pesquisadores à mesma conclusão — o melhor fator de previsão de sobrevida dos dez anos seguintes está na resposta que as pessoas dão a uma simples pergunta: "Que você *acha* de sua saúde?" O poder pressagiante da resposta a essa pergunta excedeu fatores objetivos como sintomas físicos, exames complexos e testes laboratoriais, ou ainda hábitos como o de fumar cigarro. Por exemplo, verificou-se que as pessoas que fumavam tinham duas vezes mais chances de morrer nos 12 anos seguintes que as pessoas que não fumavam, ao passo que as pessoas que diziam que sua saúde era "ruim" tinham *sete* vezes mais chances de morrer que aquelas que diziam ter "excelente" saúde. Todos os outros fatores têm peso idêntico.[20] Esse é um dos mais efetivos fatores prenunciadores de morte por doença já descoberto. Como as pessoas sabem o que vem adiante? É possível que, nesse caso, ocorra um processo envolvendo a sinergia mente-corpo característico dos princípios da Era II, pelo qual elas percebam alguma mensagem emitida pelo corpo, em forma de sinais sutis demais para serem identificados em exames e testes. Pode dar-se o fato de o fenômeno ser mais propriamente classificável no âmbito da Era III, durante o qual elas escrutinem o futuro não-localizadamente e identifiquem aquilo que as aguarda mais além.

Com base nessas descobertas, os médicos da Era III poderiam perguntar rotineiramente às pessoas durante os períodos de exame de saúde o que elas acham de sua saúde. No caso de respostas negativas, o médico tomaria essas respostas a sério, ainda que o exame físico e os testes laboratoriais não indicassem a existência de nenhuma anomalia. O médico poderia aconselhar o paciente a ter mais cuidado e atenção com a própria saúde e, talvez, procurá-lo com mais freqüência para submeter-se a outros exames.

É também bem possível que as pessoas sejam capazes de perceber problemas de saúde em outras por meio da não-localização da mente. Quando uma mãe "sabe" que seu bebê está doente, apesar da ausência de qualquer indício objetivo em que se apoiar, e seu pressentimento é confirmado pelo pediatra, talvez ela faça isso por meio da ativação das faculdades de cognição da não-localização da mente. Essa teoria tem se mostrado plausível nos casos de síndrome da morte infantil súbita (SIMIS), antes dos quais, geralmente, os pais têm premonições relacionadas com a morte dos filhos (p. 107). Quando uma executiva muito ativa tem o pressentimento de que deveria afastar-se um pouco dos compromissos para poder submeter-se ao seu exame médico anual antes da data costumeira e acaba descobrindo a existência de um problema de saúde em sua fase inicial, é possível que ela esteja mobilizando o potencial de suas faculdades da não-localização da mente.

A NECESSIDADE DE APLICAÇÃO CONJUNTA E EQUILIBRADA DOS PRINCÍPIOS DAS TRÊS ERAS

Eu não me submeteria a uma cirurgia cerebral apenas pelo fato de um diagnosticador psíquico me ter dito que eu tenho um tumor no cérebro. Quando o caso é de doenças graves, vários meios de elaboração de diagnóstico deveriam ser usados, pois nenhum método de diagnóstico é infalível.

Os críticos da medicina da Era III costumam pintar contra ela quadros sinistros, nos quais os médicos abandonam a ciência, alijam-se da razão, confiam apenas na intuição e, com isso, acabam com a vida de milhares de pacientes. Não há nenhuma prova sequer de que os médicos abandonam a ciência quando se inteiram das evidências favorecedoras da validez da não-localização da mente. Uma das razões para isso é o fato de que a não-localização mental *baseia-se na ciência.*

O argumento de que os métodos da Era III resultarão em matança generalizada é distorção da realidade. Pesquisas demonstram que a prática da prece e da cura espiritual, por exemplo, não tem relação com o desinteresse pela terapia convencional.[21] Embora existam realmente grupos religiosos que acreditam no valor exclusivo dos métodos de cura não-localizados e espirituais, a maioria dos americanos é a favor do uso conjunto das três metodologias terapêuticas, no qual se combinem os princípios de cura físico, cérebro-mental e não-localizado da medicina das Eras I, II e III. Quando se trata de escolher terapias, a expressão *em vez de* praticamente desaparece do vocabulário dos americanos. Isso reflete a existência de um pragmatismo absoluto no âmago do caráter do cidadão americano — a crença de que a pessoa deve levar em conta *todos* os recursos legítimos para a solução de suas questões, de que o problema deve ser como que encurralado na parede ou resolvido com aquilo que funciona.

O uso equilibrado dos recursos das Eras I e II pode ajudar também as pessoas a entender as dificuldades pelas quais passam quando ficam doentes. Como exemplo podemos citar Claire Sylvia, submetida a bem-sucedido transplante de coração e pulmão no Yale-New Haven Hospital em 1988. Em suas memórias, ela relata que, de repente, embora nunca tivesse gostado antes de coisas como cerveja e *nuggets* de frango, começou a ter intenso desejo de consumi-los depois do transplante. Ela localizou a família do doador dos órgãos — um adolescente, Tim, morto num acidente de motocicleta — e, com isso, pôde verificar que seu novo gosto por outros tipos de alimentos e até mesmo seus sonhos eram semelhantes aos que Tim havia tido enquanto vivo.[22] Depois que a história de Sylvia, *A Change of Heart: A Memoir*, foi publicada e que suas experiências foram apresentadas no programa televisivo americano *60 Minutes*, outros receptores de órgãos humanos trouxeram também a público histórias parecidas.

Até agora, quase todas as explicações da experiência de Sylvia têm girado em torno de duas hipóteses. Uma delas é coincidência ou pensamento veleitário (visão daquilo que se deseja ver ou que fosse realidade), o que, logicamente, é a explicação previsível do cético. A outra é a da hipótese da "memória celular", a possibilidade de os nossos pensamentos e desejos ficarem, não se sabe como, impressos em nossos tecidos. Isso implica a idéia de que, quando nossos órgãos são transplantados para alguém, algo de nossa vida emocional é transferido para a outra pessoa também, o que pode ser sentido ou percebido pelo receptor. Poderíamos denominar a memória celular "teoria da fita cassete" — o órgão doado é a fita cassete com as informações do doador, e o corpo do receptor é o toca-fitas que decodifica e transmite as informações.

O "fenômeno do transplante" está sendo incorporado à nossa cultura como algo novo, mas o tema que lhe diz respeito é antigo. É uma variação da idéia da reencarnação — a de que alguém que haja morrido volta a viver em outras circunstâncias. Nossa atenção se volta atualmente para o transplante de órgãos, questão cuja correlação com a reencarnação não existia nos anais desta até agora.

Quando um órgão é removido e implantado em outrem, talvez seja razoável afirmar, com base nos princípios das Eras I e II, que algo da mente do doador é transferido junto com ele. Embora nossas células e tecidos possam ser influenciados *pelos* pensamentos, não há evidências de que pensamentos específicos consigam pegar carona nelas e neles quando são transplantados para outra pessoa. Se isso não fosse verdade, milhões de pessoas que têm sido submetidas a transfusão de sangue e enxertos de pele — ambas espécie de transplante de órgãos — certamente teriam notado esse fenômeno há muito tempo. Quanto a isso, o erro fundamental que se comete, em minha opinião, é o de igualar tecido físico e pensamento. É uma armadilha muito comum essa em que nos deixamos apanhar, tal qual a que nos faz pôr em pé de igualdade cérebro e consciência quanto à natureza que os caracteriza. Isso é o mesmo que dizer que o aparelho de TV produz a imagem exibida na tela. A meu ver, é muito mais provável que nossas células e nossos órgãos cumpram também a função de *receber* e *transmitir* pensamentos. Aliás, a analogia com a TV cabe muito bem aqui: o aparelho de TV recebe o sinal de uma fonte externa; ele não o produz.[23]

É fácil ver como nos podemos equivocar com essa questão. Imagine a idéia de levar um aparelho de TV a bateria ao povoado de uma floresta distante da civilização, onde seus habitantes não houvessem tido contato com a tecnologia moderna. Quando o aparelho de TV fosse ligado e imagens de pessoas aparecessem na tela, os nativos achariam que as imagens seriam originárias do próprio aparelho. Mas como poderiam pensar de outra forma, sem que fizessem a mínima idéia da retransmissão dos invísiveis sinais eletromagnéticos pelos satélites de comunicação na órbita da Terra?

Assim também, quando testemunhamos o transplante de um órgão para um determinado corpo, e, de repente, a manifestação de novas imagens, sonhos e traços de personalidade por parte do receptor, é natural achar que eles, também, se originaram do órgão transplantado. Porém, não há evidências de que pensamentos específicos residam no órgão transplantado, assim como não há nenhuma evidência de que a imagem exibida na tela da TV faça parte do próprio aparelho.

Seguindo uma linha de pensamento com base na Era III, talvez seja sensato concluir que o doador do órgão se liga não-localizadamente à consciência do receptor. É essa ligação, eu proponho, que permitiu que Claire Sylvia obtivesse informações a respeito do doador. A recepção do coração do doador não operou a transferência mecânica das experiências dele para ela; ao contrário, isso, de algum modo, intensificou a ligação mental não-localizada que já existe naturalmente entre os seres.

B. Os novos métodos de tratamento da Era III

"O teste mais difícil para o método de cura pela não-localização da mente é a sala de emergência", observou um de meus colegas recentemente. "Se ele funcionar na SE, funcionará em qualquer lugar." Concordo com ele. Por isso, no relato a seguir, tentei ilustrar como seria o uso da medicina da Era III na sala de emergência de um grande hospital.

Em verdade, a história abaixo é uma composição. Para a redação deste relato, recorri aos princípios aceitos e comprovados da ciência oficial. Cada um dos recursos que descrevi está baseado em provas sólidas, dos efeitos de intenções remotas a comunicações telepáticas entre profissionais da área da saúde. Embora eu não conheça nenhum hospital que, atualmente, faça uso de *todos* os recursos que menciono adiante, muitos hospitais empregam as terapias de que trato e alguns deles estão próximos da situação em que farão a aplicação conjunta de todos eles.

UMA PRÉVIA DA ERA III NO HOSPITAL: A HISTÓRIA DE ROSEMARY GREY

Enquanto voltava para casa numa noite fria de inverno, o carro de Rosemary Grey derrapou numa fina camada de gelo e chocou-se contra uma árvore. Quando a ambulância chegou, encontrou-a inconsciente e sangrando muito, mas ainda viva. A equipe de socorro médico aplicou-lhe medicamento intravenoso, restringiu-lhe o movimento da cabeça para evitar lesão da medula espinhal e a removeu às pressas para o Mercy Medical Center.

Enquanto Rosemary era transferida da ambulância para uma maca, um dos serventes do hospital notou a interessante pulseira que ela usava. Era semelhante às usadas por pessoas que desejam indicar com isso que são alérgicas a certos medicamentos e passíveis de estados patológicos latentes, exceto o fato de que apresentava a inscrição em baixo-relevo "III". O servente percebeu, então, o que isso significava e levou Grey para a sala de traumatologia do setor de medicina da Era III.

O tratamento de traumas físicos foi uma das grandes conquistas da ciência médica do século 20. O Mercy Medical Center estivera na vanguarda dessas conquistas. Agora, encabeçava o avanço no campo da traumatologia da Era III, o qual incorporava as últimas conquistas na cura dessa nova medicina. Pesquisas confirmaram que os efeitos de medicamentos e procedimentos cirúrgicos podiam ser ampliados pelos pensamentos e pelas intenções de cura de pessoas compassivas. Mas, embora essas descobertas tivessem sido amplamente reconhecidas e houvessem sido incorporadas à rotina de tratamento das enfermarias e dos ambulatórios, o Mercy foi um dos poucos hospitais que tinha levado métodos de cura pela não-localização da mente para as salas de emergência. A maioria das instituições considerava a sala de emergência fora do alcance da metodologia terapêutica da medicina da Era III. No que diz respeito a fratura óssea e hemorragias, diziam os críticos, somente os métodos organicistas, ou seja, os da Era I, eram pertinentes. Segundo eles, os médicos tinham que agir física e rapidamente; ali não era lugar para a tentativa de *pensar* na cura do paciente. Uma vez que a sala de emergência atrai para o seu ambiente médicos e enfermeiras cuja crença reflete esse tipo de visão, muitos dos que trabalham ali se mostravam ostensivamente cínicos para com a cura pela não-localização mental, a qual consideravam tolice ou modismo passageiro. Em pouco tempo, julgavam, a obsessão pelos supostos préstimos da mente se extinguiria, e médicos *genuínos* poderiam voltar a praticar a *verdadeira* medicina.

Apesar disso, a medicina da Era III mostrou que não era nenhum modismo passageiro. Programas de formação profissional de médicos da Era III estão sendo oferecidos em todo o país, e a emissão de certificado de licenciamento para esse ramo de especialização despontava no horizonte — avanços que fascinavam a dra. Catherine Pierce havia muito tempo.

Catherine Pierce estava de serviço quando Rosemary Grey foi levada para a sala de emergência do Mercy. Pouco tempo depois, Pierce tinha feito um exame físico comum na acidentada, com o emprego do tato, da visão e da audição. Ao mesmo tempo, deu livre curso à sua intuição. Ela penetrou mentalmente no corpo de Grey e lhe escrutinou partes que a visão física não podia alcançar. Era médica talentosa tanto na elaboração de diagnósticos intuitivos quanto na de diagnósticos comuns, e combinava ambas as metodologias toda vez que lidava com um paciente. No caso de Rosemary Grey, concluiu que esta havia tido sorte. Embora ainda inconsciente e coberta de escoriações e um corte grave numa das sobrancelhas, aparentemente ela tinha escapado de lesões internas.

Depois de mais de uma década como traumatologista, Pierce tornou-se tão apta, que conseguia realizar a maior parte de suas tarefas automaticamente e com grande segurança. Isso lhe facultou a liberdade de canalizar parte considerável de seus esforços mentais para a prática dos métodos da medicina da Era III, tal como o de influenciar a evolução do quadro clínico do paciente com intenções, desejos e preces.

Para o uso dessa metodologia, Pierce criou suas próprias regras. Ela rejeitava o jeito popular de tentar *fazer* as coisas acontecerem com suas intenções. Catherine Pierce era imensamente afeiçoada à sutileza de trato dessa questão. Para ela, a vida sabia perfeitamente como progredir sem qualquer conselho de sua parte. Ela acreditava que sua tarefa não era impor regras ao universo ou tentar dominá-lo com seus pensamentos; ao contrário, o critério que a norteava era o de simplesmente fazer sutilmente com que as coisas seguissem determinada direção por meio de um "empurrãozinho" mental.

Mas ela não pensava assim antes. Inicialmente, ela costumava tentar *forçar* o acontecimento das coisas em seus pacientes, certa de que esse era o melhor caminho. Embora isso funcionasse às vezes, ela o considerava insatisfatório, pois lhe parecia arrogante e presunçoso. Depois de anos de experimentações, acabou chegando à conclusão de que seu papel deveria ser o de simplesmente preparar o terreno para a atuação de uma fonte de sabedoria maior que a sua e, feito isso, ceder-lhe a vez. Para alguns, essa abordagem — cura pela sugestão, não pela imposição — deixava entrever laivos de passividade. Para ela, não era bem assim. Que chamassem essa força benéfica de Deus, de Deusa ou de outro nome qualquer era assunto que não a interessava nem um pouco. Os interesses precípuos de Pierce não eram teológicos.

Ela se considerava profundamente espiritualista, embora não religiosa. Para ela, a espiritualidade era algo imensamente prático, pois envolvia um senso de ligação com algo fora dela mesma, que transcendia o âmbito da existência humana. Essa realidade inominada era mais poderosa que a individualidade do eu. Ela tinha testemunhado muitas provas de sua impotência relativa como médica. Conhecia muito bem as limitações de seu mister e sabia que uma força maior se fazia operante onde havia a questão da cura de alguém. E, independentemente da natureza que lhe dessem, respeitava aquilo que fazia com que as pessoas melhorassem depois que lhe efetuavam incisões e ministravam antibióticos. Essa "coisa" estava sempre presente, como uma espécie de bússola íntima que orientava todos os aspectos de sua vida.

A dra. Pierce não conseguia separar a ciência da espiritualidade. Ela sentia profunda reverência pelos padrões e processos que a ciência revelava. A lógica que via na química, física e matemática lhe parecia tão complexa, que lhe provocava calafrios. E a dra. Pierce considerava um dever seu respeitar as revelações da ciência, ainda que elas pudessem apontar novos caminhos e independentemente da força com que eventualmente lhe desafiassem convicções inveteradas.

Quando deparou pela primeira vez com dados de experiências reais que indicavam que a metodologia terapêutica da Era III funcionava, ficou transtornada. Porém, com o passar dos anos, acabou aceitando a idéia de que a *própria* mente da pessoa é capaz de influenciar a saúde do corpo que a abriga, embora ainda não estivesse preparada para admitir que a mente de determinada pessoa pode influenciar a saúde de outra que estivesse inciente dos esforços que aquela empreendesse com essa finalidade. Ela não evitou o contato com essas descobertas quando leu a respeito delas e lhes testemunhou o uso e os efeitos. Como médica, ela não podia ignorar as implicações práticas dos estudos cujos resultados abonavam a legitimidade da cura pela não-localização da mente. Pois, se essas descobertas fossem mesmo válidas, conforme acreditava, e ela rejeitasse o uso desses recursos no tratamento de seus pacientes, ela estaria desrespeitando o compromisso de pôr o bem-estar deles em primeiro lugar — acima de suas próprias preferências ou dúvidas.

A dra. Pierce estava ciente das nuanças das polêmicas sobre a medicina da Era III. E achava cansativas essas discussões. Ela estava convicta de que, se esse meio de cura fosse uma nova droga, seria adotado pela medicina tradicional da noite para o dia. Mas, sob muitos aspectos, os princípios de cura da Era III eram melhores do que os propiciados pelas drogas. Eram gratuitos, poderiam ser usados juntamente com terapias convencionais e empregados por qualquer pessoa. A pessoa não precisaria de um jaleco e um estetoscópio para ser especialista na cura pela não-localização mental; as únicas coisas necessárias seriam interesse, amor, compaixão.

Nem mesmo religiosa ela precisaria ser, o que fez Pierce ficar encantada com essa característica das experiências da medicina da Era III — com o fato de que seus resultados não dependiam do concurso de nenhum tipo de religião. Sua intuição lhe disse então que essa descoberta acertara o alvo em cheio.

O ponto fundamental nas experiências de cura era o fato de que as intenções compassivas de uma pessoa podiam ajudar outra, ainda que esta estivesse inciente disso e independentemente da distância que separasse uma da outra. Pierce sorriu quando se deu conta da ancianidade dessa realidade. Ao longo de toda a história, esse foi o número do serviço de emergências médicas ao qual recorriam os curandeiros. Nas situações de relevância dos préstimos curativos da não-localização mental, a ciência moderna não parecia tão moderna. Antes tarde do que nunca, disse consigo mesma.

Ela se lembra bem do escárnio que deparou quando entrou para o programa de formação em metodologia terapêutica da medicina da Era III, então recém-egressa de sua condição de residente de medicina emergencial. O conceito da não-localização da mente era novo na época, e muitos de seus colegas sentiam-se confusos a respeito do que isso envolvia. Eles zombavam dela freqüentemente, chamavam-na de Psicomédica, mas ela prosseguiu em seu caminho. E, quando experiências controladas demonstraram que pacientes emergenciais tratados com métodos medicinais convencionais *e* não-localizados apresentavam melhores resultados na evolução de seu quadro clínico do que os tratados somente com os métodos tradicionais, os ditérios cessaram.

Durante seus anos de faculdade, Pierce participara de uma série de experiências que ajudou a preparar o terreno das condições evolucionárias da cura pela não-localização da mente. Ela escolhera a microbiologia como sua matéria de interesse secundário, e, num verão, trabalhou como pesquisadora-assistente com um professor que estava usando micróbios como "alvos" em algumas experiências controversas. O objetivo delas era determinar se as pessoas eram capazes de influenciar a taxa de crescimento das bactérias por meio do "desejo" de fazê-las crescer mais rapidamente que as bactérias do grupo de controle. O resultado das experiências foi muito positivo, e, em pouco tempo, outros pesquisadores o obtiveram também.

No verão seguinte, a pesquisa dela passou a concentrar-se em formas de vida superiores. Ela estudou a influência de pensamentos não-localizados sobre a recuperação de ratos de laboratório infectados. Logo depois, outros pesquisadores ampliaram as descobertas positivas dela para a esfera humana por meio da demonstração de que o uso de antibióticos *com* o uso de intenções de cura não-localizada eram mais eficazes que o uso exclusivo de antibióticos.

Agora Pierce conhecia os métodos de pesquisa voltados para a área da medicina da não-localização da mente por dentro e por fora. Ela ficou estupefata com o fato de que muitos médicos ignoravam essa realidade. As razões deles, supôs, tinham raízes profundas na tendência dos seres humanos a ater-se ao que é familiar e cômodo. Ela sabia, por exemplo, que muitos médicos continuavam a realizar cirurgias de ponte de safena da forma antiga, pela abertura da cavidade torácica, ao invés de usar os modernos aparelhos de fibra óptica, que tornam desnecessária a abertura da cavidade torácica.

E não eram apenas os médicos que opunham resistência aos métodos da medicina da Era III. Alguns pacientes também o faziam e chegavam mesmo a se mostrar dispostos a ir aos tribunais por causa dos novos recursos terapêuticos. E legislação pertinente já prescrevia a necessidade de permissão do paciente antes que o médico pudesse empregar os meios terapêuticos propiciados pela não-localização da mente a seu favor. Às vezes, essa permissão era impossível: quando, por exemplo, o paciente se encontrava inconsciente, como no caso de Rosemary Grey. Foi por isso que o uso de pulseiras da Era III acabou vingando. Elas eram uma forma de autorizar previamente o médico a aplicar os princípios terapêuticos da Era III no caso de o paciente se mostrar incapacitado de comunicar-se.

Muito antes de se formar, Catherine Pierce começara a pensar na idéia de onde poderia exercer a medicina. Ela escolheu o Mercy Medical Center por causa da abertura de seus diretores à inovação. O Mercy tinha sido uma das primeiras instituições do país a introduzir técnicas de tratamento da Era III em suas enfermarias. Estariam os diretores do hospital dispostos a levar a medicina da Era III para a sala de emergência também? Essa foi a principal pergunta de Pierce em suas entrevistas de emprego. Ela sabia que estava pedindo muito. Entretanto, o administrador do hospital e o chefe da equipe médica concordaram em patrocinar uma experiência para determinar se os métodos não-localizados faziam diferença no tratamento de casos emergenciais. Durante três anos, metade dos pacientes que passassem pela sala de emergência do Mercy seria tratada pelos métodos tradicionais, e a outra metade receberia tratamento por meios convencionais *e* de técnicas não-localizadas. Pierce recebeu a proposta de chefiar a experiência. Esta acabou confirmando a validade dos métodos terapêuticos propiciados pela não-localização da mente, resultado do qual ela jamais duvidara.

Todavia, a verdadeira prática da medicina da Era III não foi conquista fácil para Pierce. Ela encontrou dificuldade para cumprir todas as suas funções técnicas em momentos críticos e, ao mesmo tempo, manter a mente adequadamente disposta para o concurso da cura. O obstáculo de superação mais árdua para ela foi o de tentar intelectualizar o conceito de cura não-localizada, assim como tinha feito com relação a tudo que aprendera na escola de medicina. Mas, aos poucos, ambos os aspectos de suas atividades — o da organicista e o da não-localização da mente — fundiram-se. Sua maior descoberta veio quando, em dada ocasião, ela tentava reanimar um paciente que tinha sofrido uma parada cardíaca. De súbito, enquanto procurava restabelecer-lhe a normalidade cardiorrespiratória, ela se viu em estado alterado de consciência. As coisas passaram a transcorrer perfeitamente, sem esforço de sua parte, como que em câmera lenta. Pierce entrou numa espécie de "dimensão", a respeito da qual muitos atletas que conheceu lhe falaram. Ela tomava as decisões corretas sem ao menos precisar tentar, como se as decisões agissem por si mesmas. Alguma parte dela pareceu funcionar soberbamente, fora de sua mente racional. Por breves momentos, ela se sentiu agradavelmente transformada, e o paciente, o qual ela quase se convenceu de que morreria, sobreviveu. Dessa ocasião em diante, Pierce começou a entender que a prática da medicina da Era III requeria o recuo do médico para permitir que algo se manifestasse e evoluísse por si mesmo, como o momento mágico de sua infância no qual ela descobriu que a única forma de manter-se equilibrada na bicicleta era não tentar fazê-lo. E a coisa mais rara que o médico fazia era o deixar fluir e correr em sua relação com os métodos da medicina da Era III. Mas ela topou com o grande segredo. Catherine Pierce havia achado o seu caminho.

Mais ou menos na época do acidente de Rosemary Grey, Pierce começara a pensar em tornar-se agente de cura, além de médica. Tornar-se médica equivalia à aquisição de uma aptidão, processo ao qual ela tinha dedicado vários anos de sua vida. E isso lhe falava a apenas um dos lados de suas aptidões e ao exercício delas. O ato de curar a tornava uma pessoa completa. A cura não era algo que ela fazia, era um estado de ser. Não era algo que ela ativava e desativava, como um desfibrilador ou um *pager*. O exercício da cura se havia tornado uma constante em sua vida, tanto dentro como fora da sala de emergência.

Enquanto se mantinha de pé diante do corpo imóvel de Rosemary Grey, Pierce procurava induzi-lo mentalmente a retomar suas funções normais. Mexeu-se? O coração de Pierce disparou. Mesmo depois de dez anos de uma rotina de sangue e hemorragias, a visão de um corpo voltando à vida ainda a comovia tanto, que ela não conseguia imaginar-se trabalhando em outro lugar.

Depois de passados cinco minutos de sua chegada, o nome de Rosemary Grey tinha sido gravado no computador da sala de emergência como paciente submetido a tratamento pela medicina da Era III. Isso provocou uma série de acontecimentos mundiais relacionados com cura pela não-localização mental que a influenciaram profundamente. O principal deles foi o que diz respeito a preces. Um dos pontos marcantes da medicina da Era III praticada no Mercy foi o fato de que os métodos adotados funcionaram instantânea e automaticamente. Na sala de emergência, o pronto atendimento e a rapidez eram fundamentais. Não se podia esperar que o paciente precisasse de intervenções envolvendo tratamento pela não-localização mental e organizá-las então. Isso teria sido o mesmo que esperar até que um paciente sofresse algum tipo de hemorragia antes de sair à procura de um doador de sangue. Na sala de emergência, os sistemas de tratamento tinham que estar prontos antes da chegada do paciente.

A escolha do *tipo* de intervenção não-localizada a ser empregada na sala de emergência era importante. Pierce sabia que talvez fosse difícil obter o apoio geral da comunidade para o programa de medicina da Era III. Embora este fosse um conceito cada vez mais aceito por médicos e cientistas, ele ainda não tinha sido assimilado pela comunidade. Contudo, havia uma prática cotidiana com a qual a maioria das pessoas estavam familiarizadas e que era, por assim dizer, a essência da Era III: a prece intercessória.

A prece intercessória incorporava muitas das características de fenômenos da não-localização da mente conhecidos pelos cientistas. Seu poder não era reduzido pela distância, parecia funcionar imediatamente e sua ação não podia ser bloqueada por nada. Mas, diferentemente dos fenômenos não-localizados estudados pelos cientistas, a prece era sustentada pela compaixão e pelo amor. Portanto, embora as pessoas talvez hesitassem ante a questão do "tratamento pela não-localização mental", Pierce achou que elas aceitariam o uso da prece. Esta tinha apelo universal. Estava acima das religiões, dos credos, das raças e do sexo. Na formação de um consenso a respeito do tratamento pela não-localização da mente, a prece era o fator de união que Pierce estava procurando.

Ela encontrou um aliado no conselheiro pastoral David Stone, que chefiava o programa de serviço religioso do hospital. Pierce e Stone se deram bem desde o momento em que se conheceram. No primeiro encontro deles, ela explicou o objetivo dela de levar métodos de intervenção pela não-localização da mente para a sala de emergência. Stone a escutou pacientemente e, algum tempo depois, começou a rir.

"Que há de tão engraçado?", Pierce perguntou.

"Sua linguagem, esse seu rodeio. Chame o método de 'intenção não-localizada' se preferir", ele disse. "Ficarei com 'prece' mesmo."

"Olhe. Os médicos ficam irritados ao ouvir falar em prece", Pierce explicou. "Os céticos acham que ela não funciona. Se eu denominá-la Fator X, haverá menos preconceito."

"Se acha que é necessário mesmo, arranje uma espécie de eufemismo para a prece", disse Stone, "mas considere que, com isso, talvez você lhe anule o poder."

"Não se preocupe. O poder da prece é intocável. Ela não precisa da minha permissão para funcionar."

Cada um dos membros da equipe médica comparecia às missas dos capelães do hospital de quando em vez, o que significava que Stone poderia tornar-se uma espécie de embaixador do projeto de medicina da Era III. Quando os médicos ouvissem falar das sessões de prece que seriam realizadas na sala de emergência, eles o procurariam para perguntar-lhe o que estava acontecendo. Stone precisava ser capaz de mostrar a eles por que o programa era cientificamente plausível e acertado. Assim, Pierce passou horas discutindo o projeto com Stone. Ela o inteirou sucintamente a respeito das experiências que tinham sido feitas com pessoas, animais, plantas e micróbios, nas quais se verificou a eficácia das intenções de cura. Quando viu que Stone ficou fascinado com as peculiaridades científicas da medicina da Era III, ela soltou um suspiro de alívio. Nem todos os membros do clero demonstravam entusiasmo com esses avanços. Alguns deles achavam que a ciência deveria manter-se distante das preces. "Há 500 anos, os cientistas teriam sido queimados como hereges por 'testarem a Deus'", Stone disse a Pierce depois de uma longa conversa. Como as coisas haviam mudado!

Stone passou a empenhar, então, seu apoio ao projeto da medicina da Era III. Em um mês ele já se havia encontrado com o sacerdócio eminente de igrejas, templos e mesquitas. Que achavam seus líderes da idéia de fazer com que parte de seus fiéis participassem de um esforço de preces intercessórias inovador em favor de pacientes internados em salas de emergência? As sessões de preces seriam iniciadas por meio de um telefone e um computador o mais brevemente possível, assim que o paciente chegasse à sala de emergência. Era necessária a formação de grupos de preces que se revezassem no atendimento às sessões 24 horas por dia, de modo que nenhum paciente ficasse de fora dos benefícios do processo. Uma vez que o esforço de prece seria ecumênico, nenhuma religião poderia reivindicar o crédito pelo eventual sucesso da experiência. Estariam as pessoas dispostas a orar em sincera harmonia com pessoas de diferentes religiões? Estariam dispostas também a pôr à prova o poder da oração? A evolução do quadro clínico dos pacientes seria comparada com a dos pacientes internados em salas de emergências que não fossem submetidos às intenções de preces. Depois de três anos, os resultados da experiência seriam publicados num jornal de medicina. Mas e se as preces não funcionassem?

Os esforços de recrutamento de Stone não se ativeram aos limites da cidade. Ele entrou em contato com colegas em todo o país que comungavam nos mesmos interesses pela cura. Um contato resultou em outro da parte do contatado. Em seis meses, Stone tinha organizado uma rede de preces internacional formada por cristãos, judeus, muçulmanos, budistas e hindus. Ele descobriu que até mesmo nos mais remotos postos avançados do terreno religioso havia monges e freiras cibernéticos ligados ao mundo exterior com alguns dos mais sofisticados sistemas computacionais existentes então. Todos se mostraram gratos pelo convite para dar sua cota de contribuição por meio de preces. Mais ou menos na época em que o projeto da Era III foi lançado, todos os grupos de prece foram postos de prontidão para, eventualmente, realizar suas orações de onde estivessem, independentemente do fuso horário de sua região. Estabeleceram-se também os critérios de atuação.

Passados apenas poucos minutos da chegada de Rosemary Grey à sala de emergência, os grupos de prece de Stone foram advertidos eletronicamente a respeito de sua internação. Pela primeira vez em sua vida, Rosemary, inconsciente numa maca, tornou-se o alvo de um esforço mundial de preces intercessórias. Os métodos dessa intervenção medicinal da Era III casaram-se perfeitamente com os da Era I que ela estava recebendo então — de monitoramento de seus sinais vitais, eletrocardiograma, radiologia, administração de medicamento intravenoso, limpeza dos cortes e ferimentos sofridos e a sutura de um deles, mais grave. Pierce sabia que estava se apoiando em sólidos fundamentos científicos na combinação que fazia de ambas as metodologias terapêuticas nos procedimentos cirúrgicos. Ela tinha conhecimento de dados demonstrativos de que, quando pacientes submetidos a cirurgias cardíacas recebiam intenções de prece, beneficiavam-se de uma redução de 50% a 100% nas complicações cirúrgicas, e suas incisões cicatrizavam mais rapidamente em comparação com pacientes que não eram alvos de preces.

Leslie Milton, a enfermeira encarregada da sala de emergência, percebeu os primeiros movimentos de Grey. Inclinada por sobre a paciente, Milton tocou-lhe gentilmente a bochecha e sussurrou: "Bem-vinda à vida." Então, ela aferiu a pressão sangüínea de Grey novamente e informou a Pierce que agora ela estava normal.

Quando Rosemary recobrou inteiramente a consciência, Cathy Pierce pediu que Milton lhe trouxesse a bandeja com os instrumentos de suturação — mas não fez isso verbalmente; ela o fez pelo pensamento. Milton apareceu com a bandeja imediatamente. A comunicação pela não-localização da mente era uma espécie de jogo que as duas praticavam entre si. Eram freqüentes as vezes que procuravam testar durante quanto tempo conseguiam trabalhar sem dizer uma palavra sequer. Mas era chegada a hora de cuidar do corte de cerca de dez centímetros na testa de Grey. Enquanto Milton examinava o ferimento, Pierce advertiu a Grey: "Você é uma paciente da Era III, mas as coisas podem ser feitas à moda antiga se você preferir. Não há necessidade de dar uma de heroína." Pierce puxou as cortinas do biombo para conferir privacidade ao procedimento e vestiu as luvas de látex que Milton lhe passara.

"Quais são minhas opções?", Grey perguntou.

"Podemos usar a anestesia local da Era I", respondeu Pierce. "Ou hipnose, visualização e relaxamento, recursos da Era II; ou ainda intenções e preces de Milton e minhas. Sinta-se como se num *self-service*; é escolher e servir-se. Todas as opções anteriores ou nenhuma delas. Em minha opinião, todas são boas, mas, no que me diz respeito, sou medrosa."

"Ela está certa", disse Milton. "O médico está *sempre* certo."

Rosemary aceitou todas as opções. Pierce pediu que lhe trouxessem lidocaína e, enquanto Milton segurava o frasco, Pierce pôs cinco miligramas do anestésico numa seringa, trocou as agulhas e começou a aplicá-lo aos lábios do corte irregular. Depois da primeira aplicação, Rosemary não sentiu mais nada. Desde que recuperara a consciência, ela estava sentindo-se estranhamente tranqüila e agora sentia sua serenidade aumentar. Ela sabia que as duas mulheres de pé ao seu lado eram responsáveis. O jeito descontraído delas era uma atitude calculada para deixá-la à vontade e fazê-la sentir-se confiante. Nada que elas faziam era casual. Até mesmo os toques que lhe faziam eram deliberados e psicologicamente preventivos. Rosemary havia perdido a conta do número de vezes com que fora tocada com mãos amorosas — quantas vezes sua pressão e sua pulsação haviam sido aferidas, seus cabelos postos de lado e seu corte limpo.

Quando a dra. Pierce terminou de aplicar-lhe a injeção, ela pôs a seringa na bandeja. Isso foi um sinal para Milton. Enquanto aguardavam o efeito da anestesia local, as duas se puseram de pé e de olhos fechados ao lado da maca de Rosemary. Esta percebeu a atitude das duas, fechou os olhos também e acabou dormindo.

Pierce esvaziou a mente de todas as idéias e percebeu-se tomada por uma sensação de paz. Em seguida, um sentimento de unicidade envolveu-a, à paciente e à enfermeira ao lado dela. Ela refez mentalmente o caminho que a conduzia à força e à sabedoria universais nas quais acreditava e pediu que essa força permeasse todo o ser de Rosemary Grey. Ela não pediu nada específico, apenas que ocorresse o melhor dos resultados. Então, ela deixou que seus sentimentos de compaixão se aprofundassem. Quando fez isso, uma sensação de calor invadiu-lhe todo o ser. Diante do fenômeno, percebeu que estava no caminho certo.

Pierce fazia-lhe um curativo quando Rosemary acordou. Ela havia dormido durante todo o procedimento.

"Isso foi bom. Que você fez comigo?", perguntou, estremunhada.

"Aqui, nós não *fazemos* algo às pessoas", Pierce respondeu-lhe. "Nós tentamos *ser* algo para elas de algum modo; só isso.

"Desde que chegou aqui, você vem atraindo a atenção de pessoas em várias partes do mundo", acrescentou Milton. "Sua pulseira da Era III nos deu permissão para solicitar contribuições de cura de pessoas em toda parte. As solicitações foram transmitidas automaticamente quando gravamos seus dados no computador."

"Uma pena que eu tenha precisado ter chegado bem perto da morte para receber essa atenção", disse Rosemary. "Você pode deixar meus dados no computador indefinidamente?"

"Durante seis semanas", disse Pierce. "Depois disso, eles serão apagados automaticamente. Você estará bem então. Não se preocupe. Os efeitos do amor e da compaixão não se extinguem quando as intenções cessam. Eles são eternos. Uma vez amado, sempre amado. Não é necessária uma carga extra."

Razões científicas para a adoção dos métodos da Era III

Que evidências sustentam a conveniência das intervenções da medicina da Era III usadas em benefício de Rosemary Grey?

1. O uso de intenções e preces para promover curas

Como vimos, um amplo conjunto de dados — de aproximadamente 150 experiências — confirmam a capacidade que têm pensamentos, desejos e preces para influenciar sistemas biológicos a distância. Essas experiências envolveram não apenas seres humanos, mas tecidos humanos removidos do corpo, animais, plantas e microorganismos. Algumas delas foram examinadas no capítulo 2 e aparecem resumidas em outras partes do livro.[24] O fato de que essas experiências envolvem animais, plantas, micróbios e células é prova consistente de que os efeitos não podem ter causa no poder da sugestão ou da crença — o efeito placebo —, conforme, em muitos casos, costuma-se alegar.

Qual a confiabilidade das evidências? A qualidade das experiências varia dentro de cada campo da ciência, e esse não é exceção. Assim como em todos os campos de desenvolvimento do conhecimento humano, escolhem-se as melhores experiências para se avaliar a validez dos efeitos cuja existência se alega. Nestes últimos 20 anos, os pesquisadores desse campo têm sido submetidos a crítica tão intensa pelos céticos, que a qualidade de seus estudos foi elevada a altos níveis. O biólogo britânico Rupert Sheldrake examinou 1.423 documentos de diferentes campos da ciência experimental publicados em jornais de fama mundial entre outubro de 1996 e fevereiro de 1997. Sua meta era conhecer a prevalência do uso de metodologias aplicadas em pesquisas experimentais de várias áreas científicas nas quais os participantes das experiências não conheciam seus objetivos. No âmbito das ciências exatas, nenhuma dessas experiências foi encontrada nos 237 documentos examinados. Na esfera da biologia, ele verificou a existência de 7 experiências desse tipo em meio a outras 914 (0,8% do total). Nas ciências médicas, descobriu que 6 de 102 experiências (5,9%), e, no campo da psicologia e do comportamento animal, 7 de 143 experiências (4,9%) eram dessa natureza. De longe, a maior proporção de experiências em que se empregou aquele critério — 23 de 27 delas (85,2%) — foi observada na parapsicologia, o ramo das perquirições humanas que estuda os efeitos das intenções remotas nos processos de cura.[25]

Essas experiências mostram claramente que *intenção terapêutica* é uma expressão de uso genérico. Ela pode ter conotação secular ou religiosa; pode envolver ou não preces. Intenções terapêuticas são tão variadas quanto as pessoas que as usam. Em nossa cultura, com seu pluralismo religioso crescente, isso é um aspecto importante. Muitas vezes, a cura pela não-localização mental é associada à idéia das preces realizadas pelos ocidentais, mas essa é apenas uma das formas que ela pode assumir. Considere, por exemplo, o estudo feito por Sicher, Targ, Moore e Smith na University of California, São Francisco, na School of Medicine e no California Pacific Medical Center, nos quais a "cura a distância" se mostrou eficaz no tratamento de pacientes com Aids em estágio adiantado da doença.[26] Os agentes de cura participantes da experiência deram designações diferentes a seus métodos. Alguns chamaram sua técnica de *prece*, enquanto outros se mostraram mais simpáticos à adoção de um termo secular, tal como *cura*. Para abranger a essência de todas as designações, os pesquisadores escolheram a expressão *cura a distância*, neutra na opinião deles.

As experiências com cura a distância demonstram também que não há nenhuma correlação entre os efeitos da prece e a religião professada pelo orador. Essa é uma questão que deve ser tida em alta conta pelos hospitais. Já que a nenhuma religião se podem atribuir efeitos de prece superiores, os hospitais poderiam adotar uma abordagem de feição múltipla, tal como a do VA Hospital, do Duke University Medical Center, de Durham, Carolina do Norte. Na solicitação de realização de preces que faz em favor de pacientes a serem submetidos a cirurgias do coração, o dr. Mitchell Krucoff, diretor do laboratório de cateterismo cardíaco, e sua equipe recorrem aos serviços de ampla variedade de religiões do mundo inteiro — do protestantismo, do judaísmo e do budismo. Essa é uma boa estratégia para as instituições, pois honra todos os seus membros, os que delas participam e os que delas se utilizam ou beneficiam. Evita também que qualquer religião específica reivindique o crédito pelo sucesso das preces, o que, portanto, reduz o risco de disputas ou conflitos religiosos na comunidade.

2. Usando intenções terapêuticas como auxílio na cicatrização de ferimentos

Numa experiência envolvendo seres humanos, um praticante de Toque Terapêutico manteve as mãos a uns poucos centímetros de incisões cirúrgicas e tentou promover-lhes a cicatrização. (O Toque Terapêutico é uma técnica que envolve concentração mental e intenção dirigida para curar.) Nessa experiência, bem-controlada e na qual todos os participantes ignoravam seus objetivos, 13 dos 23 participantes do tratamento ficaram completamente curados no décimo sexto dia, ao passo que nenhum dos participantes não submetidos ao tratamento foi curado.[27]

Como vimos no capítulo 2, numa controlada experiência com ratos, incisões cirúrgicas feitas no dorso dos animais cicatrizavam mais rapidamente e mais completamente quando a gaiola em que eram mantidos era segurada por um agente de cura que lhes enviava intenções de cura, em comparação com os ratos de controle, cuja gaiola era meramente sustentada nas mãos.[28]

3. Usando intenções para limitar lesões ao tecido humano

Numa experiência, 32 pessoas tentaram impedir mentalmente a dissolução de células vermelhas humanas mantidas em tubos de ensaio com uma solução salina de baixo teor. Os resultados revelaram diferenças altamente significativas entre as células dos tubos submetidos à ação dos participantes e as dos tubos de controle, o que sugere a idéia de que o tecido humano realmente pode ser preservado dos prejuízos de intenções perniciosas.[29]

4. Usando intenções para esterilizar ferimentos

Várias experiências demonstraram que as pessoas podem inibir a taxa de crescimento de bactérias, fungos e lêvedos em tubos de ensaio em condições laboratoriais controladas.[30]

5. Comunicação não-verbal entre médico e enfermeira

Algumas experiências controladas e registros médicos revelaram que as pessoas podem invocar a atenção de outras e transmitir informações altamente detalhadas a grandes distâncias, sem nenhuma intervenção dos sentidos comuns.[31]

6. Usando intenções para estimular a recuperação da consciência e o despertar de estados anestésicos

Em 21 experiências realizadas ao longo de vários anos, agentes de cura tentaram despertar ratos mais rapidamente dos efeitos de anestesia geral. Essas experiências foram tornando-se cada vez mais refinadas. Numa variação delas, somente a imagem do rato usado como cobaia foi projetada na tela de uma TV observada pelo agente de cura numa sala distante, o qual tentou influenciar o estado do rato mentalmente por intermédio da imagem. Dessas experiências, 19 produziram resultados altamente relevantes: recuperação mais rápida dos efeitos da anestesia nos ratos aos quais intenções mentais positivas foram dirigidas.[32]

Várias experiências feitas com humanos mostram que é possível influenciar processos relacionados com ativação física e mental a distância, mesmo quando o receptor ignora tentativas nesse sentido.[33] Essas evidências, juntamente com as das experiências com ratos, parecem indicar que intenções são úteis na indução de pessoas a estados de maior vigilância.

7. "Sugerindo" a um corpo que se cure, ao invés de impor-lhe a cura

Vários foram os estudos em que se investigou o jeito ou o método pessoal na prática das intenções terapêuticas e de preces. Duas técnicas foram objeto de atenção especial: (a) a do método *dirigido*, no qual a pessoa procura obter um resultado *específico*, e (b) a do método *não-dirigido*, pelo qual a pessoa pede que "aconteça o melhor possível" ou que "seja feita a vossa vontade". Em experiências com microorganismos, sementes e tecido humano *ambos* os métodos funcionam, se comparados os objetos dessas experiências com os respectivos controles, aos quais não se dirigem as intenções. O método escolhido pela pessoa depende muito de seu temperamento. Geralmente, pessoas retraídas, egocêntricas, sentem-se mais à vontade com o uso do método não-dirigido, ao passo que as expansivas costumam preferir um método dirigido, mais vigoroso, agressivo.[34]

C. A medicina da Era III se transforma com a prática

A experiência de Rosemary Grey demonstra a importância do equilíbrio — a combinação dos métodos consagrados de *todas* as eras da medicina. Esse ponto de vista é defendido também pelo clínico e pesquisador David Riley, editor do jornal *Alternative Therapies in Health and Medicine*. "Se você acha que medicamentos e cirurgia são irrelevantes", ele diz, "tente administrar a sala de emergência durante 30 minutos sem eles."

A história de Rosemary Grey pode parecer futurista, mas seu conteúdo é algo muito presente. Muitos hospitais estão pondo em prática as intervenções a que ela foi submetida, e vários outros se encontram em vias de fazê-lo.

Recentemente, minha esposa, Barbara, professora de enfermagem e escritora especializada em enfermagem cardiovascular e holística, e eu fomos contratados para prestar serviço de consultoria a um grande hospital metropolitano no sentido de ajudá-lo a seguir pelos caminhos da medicina da Era III. Seu diretor organizou uma reunião com os principais líderes da esfera de negócios, das ciências médicas e das comunidades religiosas da cidade para obter deles também aconselhamento e apoio. Em essência, a reunião foi uma sessão de planejamento envolvendo os métodos terapêuticos da Era III. Apresentei, então, evidências de experiências científicas controladas, tais como as que examinamos anteriormente no livro, que associavam intervenções da medicina da Era III a resultados de saúde positivos. Como poderia justificar-se o fato, contestei-os, de que os hospitais não ofereciam esse tipo de serviços aos pacientes? Por que, considerada a pertinência de princípios éticos, negavam-lhes o benefício desse recurso? Quanto tempo deveriam esperar para adotar os métodos da Era III? A maioria dos líderes comunitários ficou entusiasmada com a idéia, mas alguns se mostraram hesitantes. A preocupação destes se concentrava nas intervenções espirituais, tais como a cura a distância, a qual eles consideravam muito controversa. Argumentei, então, que as comunidades religiosas poderiam influenciar decisivamente o aspecto espiritual da Era III, conforme costumava ocorrer entre eles no que diz respeito ao trato das questões do espírito. Interessante o fato de que ninguém, inclusive os médicos participantes da reunião, renegou as *evidências* favorecedoras da validez das intervenções feitas com os métodos da Era III. Quando a reunião se aproximou do fim, importante figura feminina, que se ativera à atitude de escutar pacientemente durante toda a reunião, estabeleceu a palavra final do encontro. Com a voz inflamada, ela disse: "Se eu ficasse doente e fosse internada em seu hospital, e você não oferecesse ali esses métodos terapêuticos, eu ficaria com muita raiva!" Reuniões para definir projetos de adoção dos métodos da Era III como essa estão sendo realizadas em hospitais de todo os Estados Unidos. Prevejo que, em pouco tempo, o caso de Rosemary Grey estará sendo exposto num hospital perto de você.

Nesta transição para a Era III, alguns médicos têm liderado durante anos o avanço nesse sentido. A dra. Susan E. Kolb é a fonte de inspiração da médica Catherine Pierce no que respeita ao exame do caso de intervenção pelos métodos da Era III exposto acima. A dra. Kolb é especialista em cirurgia plástica e de reconstrução em Atlanta, Georgia, e faz parte do quadro médico da Emory School of Medicine. Cirurgiões-plásticos passam muito tempo em salas de emergência, na reconstituição de partes deformadas de pacientes vitimados por todo tipo de acidentes, desde os provocados por automóveis a serras de corrente. A dra. Kolb é não apenas uma das cirurgiãs mais tecnicamente capacitadas que conheço, mas também uma agente de cura. Diferentemente de muitos médicos talentosos na cura pela não-localização da mente, ela não oculta essa sua capacidade. Certa vez, ela me disse: "Antes de aplicar anestesia local e tratar alguém na sala de emergência, fecho as cortinas do biombo em torno do leito e realizo um pequeno e silencioso ritual de evocação de princípios de cura." Além disso, ainda na sala de emergência, antes de seu paciente acordar da anestesia, ela lhe transmite intenções terapêuticas e só depois tira as luvas, a máscara e a bata cirúrgica. As enfermeiras que trabalham com ela estão convencidas de que seus métodos funcionam. Em dada ocasião, a dra. Kolb tinha acabado de efetuar a sutura de uma incisão e se encontrava no meio de um ritual de cura quando foi chamada à sala de operações. As enfermeiras pediram que ela voltasse lá e "tratasse a outra parte" para que ambos os lábios da incisão do paciente curassem igualmente!

A dra. Kolb é apenas um desse tipo de médicos. Conheço dezenas de médicos semelhantes a ela pelo país. A maioria trabalha em silêncio em suas clínicas e hospitais, numa combinação dos métodos da Era III com os da medicina convencional. Outros são grandes personalidades da esfera médica — diretores de escolas de medicina, chefes de equipes médicas, cientistas-pesquisadores —, todos contribuindo para a evolução da medicina da Era III.

Quanto à enfermeira Leslie Milton, é difícil especificar-lhe a fonte inspiradora, pois conheço centenas de enfermeiras capazes de representar essa condição. Temos um débito coletivo para com as enfermeiras modernas e as que as precederam — as agentes de cura, parteiras e mulheres sábias de épocas recuadas que mantiveram acesa a chama da cura nos dias tenebrosos do segundo milênio. Milhares delas deram a própria vida nesse processo, conforme informa a escritora e pesquisadora Jeanne Achterberg em seu livro *Woman as Healer*.[35] Elas cultivaram a sementeira da medicina da Era III, e nós somos os herdeiros dos frutos de sua coragem. É por isso que a maioria das enfermeiras tem no sangue a medicina da Era III e os protagonistas da história de Rosemary Grey são mulheres.

Como adotar a medicina da Era III: considerações práticas

Nos hospitais e nas clínicas que se movimentam no sentido de adotar os métodos terapêuticos da Era III, estes nunca são separados das Eras I e II e empregados exclusivamente. Por exemplo, no California Pacific Medical Center, de São Francisco, instituição filiada à School of Medicine da University of California, também de São Francisco, os recursos da Era III são combinados com os das Eras I e II. O dr. William B. Stewart, diretor do Departamento de Oftalmologia, criou o Programa de Medicina e Filosofia do California Pacific Medical Center em 1989 para ampliar o conhecimento da questão da saúde e da cura em sua instituição e para servir como modelo a outros hospitais. O programa deu origem ao Institute for Health and Healing (IHH), empreendimento exemplar de medicina da Era III, que combina métodos tomados às Eras I, II e III. Ali, seguem-se padrões rigorosos de avaliação do desempenho da equipe médica. Em reuniões semanais programadas, gráficos e registros de casos clínicos e cirúrgicos são examinados e comentados. O Comitê de Qualidade de Atendimento Ambulatorial do centro médico supervisiona a clínica. Stewart e seus colegas acreditam que as abordagens das Eras II e III devem ser submetidas ao mesmo rigor científico que os métodos convencionais. Os projetos de pesquisa atuais do IHH lidam com a eficácia das intenções de cura a distância como terapia auxiliar de câncer da mama metastático e o estudo do Toque Terapêutico e da massagem no neonato na UTI e dos efeitos de ervas chinesas mantidas em tubos de ensaio combinadas com quimioterapia padrão de câncer da mama.[36]

Outro programa revolucionário é o da Clínica de Medicina Complementar do Stanford University Hospital, iniciado em abril de 1998 sob a direção do psiquiatra David Spiegel. Ali, o paciente conta com uma variedade de terapias das Eras II e III. Entre os critérios de adoção dessas terapias, estão (1) suficiência de fundamento científico e (2) o concurso especializado de um membro da faculdade de Stanford para supervisionar o serviço ou programa. Numa adaptação inovadora dessa metodologia terapêutica alternativa, a instituição oferece sessões de meditação a um grupo de pessoas passíveis de estados de tensão especialmente graves — pacientes que aguardam a vez na lista de espera de transplante de órgãos.[37]

Programas semelhantes existem em cada canto dos Estados Unidos. Os diretores de hospitais desejosos de estabelecer programas como esse deveriam ter em mente que não existe fórmula para se fazer isso. Cada instituição é única; cada qual tem seus pontos fortes e fracos e suas necessidades. Um programa de medicina da Era III precisa progredir sistematicamente dentro de cada organização caso se queira que ele prospere. Embora outros programas de medicina da Era III possam ser usados como modelos, é arriscado tentar copiar fielmente o programa de uma instituição e mesclá-lo com outro.

Uma preocupação comum entre os médicos e as instituições de saúde é a de que os pacientes abandonem os métodos terapêuticos tradicionais se eles passarem a oferecer recursos de tratamento alternativos. Conforme mencionamos anteriormente, esse receio parece infundado. O dr. Wayne Jonas, ex-diretor do Centro Nacional de Medicina Complementar e Alternativa do National Institutes of Health, relata: "Mais de 80% das pessoas que usaram métodos terapêuticos informais em 1990 combinaram-nos com os da medicina tradicional. As pessoas que recorrem à MAC [medicina alternativa e complementar] não nutrem sentimentos anticientíficos ou anticonvencionais, tampouco representam, em conjunto, um número desproporcional de pessoas iletradas, pobres, gravemente doentes ou neuróticas."[38]

Alguns profissionais da área da saúde vêem com preocupação a combinação de medicina e espiritualidade da Era III. Eles dizem que os hospitais deveriam manter-se longe das coisas de Deus, pois fanáticos religiosos multiplicariam prosélitos entre os doentes e os fariam sentir-se culpados por terem adoecido. "Os médicos não deveriam impor, de modo algum, religião ou espiritualidade ao paciente", adverte o dr. Stephen G. Post, professor de ética biomédica na Case Western Reserve University School of Medicine. "A idéia do médico-guru é muito preocupante ... [O médico] não deveria entrar [no âmbito da religião e da espiritualidade] a menos que o paciente pareça receptivo [a isso]."[39]

São preocupações legítimas, e eu comungo nelas. Mas os hospitais podem evitar a maior parte desse tipo de problemas pela adoção de padrões de conduta no que afeta aos agentes de cura da Era III consoante o que estabelece o Código de Ética da American Association of Pastoral Counselors. Embora, potencialmente, esses problemas existam, os hospitais têm que cumprir, dentro do possível, a responsabilidade de satisfazer as necessidades espirituais dos pacientes, pois é predominante entre as pessoas a idéia de que os bons resultados dos tratamentos de saúde estão associados a um sentido espiritual da vida. Num estudo realizado na University of Dartmouth Medical School, o dr. Thomas Oxman e seus colegas descobriram que o fator de maior previsibilidade de sobrevivência do paciente depois de submetido a cirurgia de ponte de safena e de um período pós-operatório tranqüilo era o grau de força religiosa e de sentido espiritual que a pessoa encontrava em sua vida. Essa força deve ser fomentada nos hospitais se quisermos que o paciente tenha a melhor chance de recuperação possível. A maioria dos pacientes *deseja* apoio espiritual quando está hospitalizada. Em dada pesquisa, três quartos dos pacientes internados disseram que seus médicos deveriam preocupar-se com o seu bem-estar espiritual, e metade deles revelou-se desejosa de que seu médico orasse não apenas por ela, mas com ela.[40]

III. A RELAÇÃO MÉDICO-PACIENTE

Os métodos da Era III funcionam melhor quando tanto o paciente como o médico estão de acordo quanto à sua conveniência e utilidade. Quando isso não sucede, podem ocorrer sérios problemas, como no caso da experiência de Denise Dunne, de Birmingham, Alabama.

Dunne trabalha com cura há mais de dez anos. Oito anos atrás, ela se envolvera numa situação "desesperadora" com um amigo, que acordou totalmente cego de um olho. O oftalmologista verificou que o problema era devido a histoplasmose, um tipo de infecção, e disse ao homem que ele jamais voltaria a enxergar novamente e que nada podia ser feito. Durante um ano, porém, Dunne trabalhou com o paciente em sessões de Reiki, técnica de cura popular que envolve intenções terapêuticas remotas e imposição de mãos. No fim desse período, seu amigo tinha recuperado a visão parcialmente, embora apenas a ponto de capacitá-lo a enxergar em preto e branco. Passados dois anos de tratamento, a visão de seu amigo havia melhorado significativamente, embora ele tivesse que usar óculos. Sua capacidade visual permaneceu estável desde então. Apesar da melhora, "seu oftalmologista ficou com *raiva* dele, pois era 'impossível que ele pudesse ser curado, e, nesse exame, feito depois de dois anos, disse a ele: 'Jamais volte aqui outra vez!'"[41]

Que o paciente deveria fazer quando ele é receptivo ao uso dos métodos da Era III, mas o médico não, ou quando este acha que o paciente não tem chance de recuperar-se ou curar-se? "Nunca continue a tratar-se com um médico que achar que você não pode melhorar", aconselha o dr. Andrew Weil, defensor do uso de medicina alternativa e complementar e autor de *Spontaneous Healing*.[42] Concordo com Weil, mas eu diria que as coisas estão melhorando. À medida que a medicina da Era III se tornar mais amplamente praticada, os casos de "incompatibilidade de eras" entre médicos e pacientes certamente serão menos freqüentes.

A visão de mundo dos médicos e dos mestres que os formam está passando por uma reformulação sutil, mas profunda. Por exemplo, atualmente, cursos sobre o papel da devoção religiosa e da função da prece na cura estão sendo ministrados em cerca de 50 escolas de medicina americanas. Isso é um acontecimento histórico, surpreendente transformação da exclusão desses fatores da formação médica durante a maior parte do século 20. Além disso, jornais de medicina, tais como o *Journal of the American Medical Association*, mostram-se cada vez mais dispostos a publicar estudos envolvendo terapias informais. A edição de 11 de novembro de 1998 da *JAMA* foi dedicada exclusivamente ao campo da medicina alternativa. A *JAMA* é uma publicação especialmente aberta à veiculação de evidências que sustentam o papel da espiritualidade na saúde, conforme notabilizado por artigos como "Os médicos deveriam prescrever a prática da prece para o tratamento da saúde?", "Começando a ver a religião como fator de ajuda ao bem-estar" e "Religião e espiritualidade: pesquisa e formação". Houve também o aparecimento de novos jornais de medicina, como o *Alternative Therapies in Health and Medicine*, o qual serve como canal de divulgação de resultados de pesquisas cuja natureza se distancia das que se realizam no campo da medicina predominante e tradicional.[43] Como resultado do concurso de todos esses fatores, está se tornando mais fácil achar médicos da Era II de mente aberta aos princípios da medicina da Era III.

De todas as áreas do conhecimento e das tradições humanas envolvidas na medicina da Era III, a espiritualidade e o papel que ela exerce no tratamento da saúde são os que mais evoluem. Não consigo deixar de achar isso assombroso; até há bem pouco, isso era um dos maiores tabus nos meios médicos, assim como o sexo o fora até os primeiros anos do século 20. O dr. David Larson é presidente do National Institute for Healthcare Research (NIHR) em Rockville, Maryland, instituição que realiza e coordena pesquisas sobre a relação entre a espiritualidade e a saúde física e mental. Larson acredita que os médicos estão prontos para aceitar a inclusão da espiritualidade no arsenal de seus recursos terapêuticos desde que bons fundamentos científicos sustentem sua validez e relevância nos cuidados com a saúde. Ele enfatiza a atitude progressista dos médicos envolvidos com a prática diária da medicina e compara isso com a contrastante inflexibilidade muitas vezes observada nos meios acadêmicos. "Todo aquele que achar que [os médicos praticantes] são lerdos e retrógrados deveria pensar melhor", afirma. "A ligação existente entre a espiritualidade e a medicina é espantosa. Sempre que se publica pesquisa a respeito do assunto, os médicos o examinam e progridem, ao passo que, no mundo acadêmico, isso ainda é visto como algo inabordável [assunto cuja discussão deve ser evitada]. Mas", ele prossegue, "isso é como a questão das raças e da diferença de sexo, para com a qual [também] temos sido insensíveis."[44]

A cura da solidão

Walt Whitman, o maior poeta americano do século 19, cuidou de feridos como enfermeiro durante a Guerra de Secessão. Whitman sabia muito a respeito de empatia e compaixão pelos doentes. "Eu não pergunto como o ferido se sente; eu mesmo me sinto o próprio ferido", ele escreveu no ano de 1855 em *Leaves of Grass*. Sua observação resume a relação ideal entre médico e paciente na medicina da Era III: uma ligação em que médico e paciente se tornam unos, por causa da unicidade imanente à não-localização da mente. Todas as outras facetas da relação entre médico e paciente que prezamos — atenção, interesse, paciência e gentileza — fazem parte dessa possibilidade única e abrangente.

"Tornar-se uno" com o médico é o que a pessoa deseja desesperadamente quando está doente e moribunda, embora, em muitos casos, ela não o diga. Os melhores médicos sabem disso e têm meios sutis de ir ao encontro dos desejos do paciente. Por exemplo, quando o médico revela a um paciente terminal: "Sua situação é grave e as coisas não estão indo bem. Mas ficarei com você, independentemente de qualquer coisa", o médico está dizendo que o paciente não precisa enfrentar a doença sozinho e que jamais será abandonado. Quando o médico enfatiza esse compromisso, ele ou ela está agindo como um "eterno" — um médico que compreende as ligações intemporais que existem latentes no âmbito da medicina da Era III.

Com câncer nos pulmões, um paciente meu se encontrava à beira da morte, e, no dia anterior ao seu falecimento, sentei-me com sua esposa e filhos na beira de sua cama. Embora ele não fosse uma pessoa religiosa, ele nos revelou que, dias antes, tinha tomado a iniciativa de passar a orar.

"Para o que você ora?", perguntei.

"Não oro especificamente para nada", ele respondeu com voz sussurrante. "Como eu poderia saber o que pedir pela oração?" Fiquei surpreso com a sua resposta. O homem estava morrendo; certamente, ele poderia pensar em alguma *rogativa*.

"Se a prece não é para pedir, então é para quê?", insisti.

"Não é para nada", disse ele filosoficamente. "Basicamente, ela serve para me fazer lembrar que não estou só."[45]

Jiddu Krishnamurti, um dos mais reverenciados mestres espirituais do século 20, certa vez perguntou a um pequeno grupo de ouvintes o que eles diriam a um amigo íntimo que estivesse à beira da morte. Os interpelados davam como respostas expressões de conforto e atitudes compassivas, quando Krishnamurti atalhou-lhes a palavra. Certamente, isso é útil, ele disse, mas aquilo que produz mais conforto é isto: Diga a seu amigo que, na morte, uma parte de você morre também e vai junto com ele. Para onde quer que ele vá, você também irá. Ele não ficará só.[46]

Consideremos o que ocorre quando um médico desrespeita a ligação que deve manter com seus pacientes. O esteticista E. J. Cassell nos faz um relato do que aconteceu com sua avó quando, na década de 30, ela procurou um especialista para consultá-lo a respeito de um melanoma, câncer de pele, no rosto. Durante a consulta, ela fez uma pergunta ao médico, e ele lhe atirou ao rosto: "Eu faço as perguntas aqui. Eu falo", disse a ela.[47]

Recentemente, surgiu uma corrente conhecida como tratamento centrado no paciente no campo da medicina que tem atraído muita atenção.[48] A pessoa submetida ao tratamento centrado no paciente é posta em primeiro plano pela ênfase que se dá a fatores interpessoais nos processos de cura, tais como comunicação aprimorada e maior interesse mútuo entre médico e paciente. Embora isso seja um passo na direção certa, nutro a esperança de que os proponentes e praticantes da medicina centrada no paciente ampliem o conceito que a norteia. Espero que eles percebam que nossas ligações não são apenas *inter*pessoais, mas também *trans*pessoais, não-localizadas e ilimitadas. Isso propiciaria mais conforto ao paciente, pois aplacaria a força de seu maior medo: enfrentar a doença e a morte sozinho.

CAPÍTULO 6

A Medicina da Eternidade

E quanto a Você, Morte, e o seu amargo abraço de mortalidade,
é inútil tentar e me alarmar.

WALT WHITMAN
Song of Myself

Quando, em minha fase de estagiário, um tratamento excepcionalmente heróico era usado numa situação balda de toda e qualquer esperança, nós, jovens médicos, costumávamos dizer, espirituosamente: "O tratamento foi um sucesso, mas o paciente morreu." Esse nosso humor negro encobria aquilo que não queríamos admitir — que os recursos da medicina da Era I acabam fracassando e que, conseqüentemente, a dignidade do paciente pode ser sacrificada.

Em nossa guerra contra a morte, os grandes canhões da Era I foram voltados inadvertidamente para aqueles que eles deveriam proteger. O resultado disso é que muitos pacientes se tornam baixas nas batalhas pela própria vida. Por exemplo, pesquisadores descobriram que reações adversas à ação de medicamentos matam mais de cem mil pessoas por ano nos hospitais americanos.[1] Isso equivale a aniquilante desastre aéreo com um avião de passageiros todo dia. Se essa taxa de mortalidade fosse positivada em qualquer outro campo de atividade, seria considerada, talvez, escândalo nacional. Isso mostra quanto chegamos a aceitar, sem queixas, alguns dos aspectos mais tenebrosos da medicina da Era I.

Essa metáfora da guerra vem à baila várias vezes quando falamos a respeito da forma pela qual a medicina da Era I é usada. Vejamos, por exemplo, o que diz Rodney H. Falk, cardiologista de Harvard, em seu artigo "A Morte da Morte com Dignidade": "O paciente foi relegado ao campo de batalha no qual essa luta é travada. Em nenhum outro lugar, isso é mais patente do que nas unidades de tratamento intensivo dos principais hospitais-escola, nos quais os pacientes, independentemente de seu estado de consciência ou da irreversibilidade da doença, são tratados até o instante fatídico enquanto jazem congestos, sangrando e destroçados depois de alvoroçada série de infusões e massagem cardíaca, ainda que a morte tenha ganhado terreno irreversivelmente." Na Inglaterra, diz Falk, essa abordagem bem do feitio americano de fazer tudo nos últimos instantes de vida do paciente é vista com incompreensão e horror. Um médico notável e experiente chamou esse procedimento bárbaro da Era I de "extrema-unção mecanicista".[2]

Ainda assim, tenho, como clínico, profundo respeito pela medicina da Era I. Sinto-me grato ao fato de que ela estava lá quando precisei dela para tratar meus pacientes, muitos dos quais devem a vida à sua eficácia. Mas não posso deixar de criticá-la por conta de suas graves impropriedades e aventar a pergunta de como elas poderiam ser superadas. Muitos médicos estão fazendo perguntas semelhantes. Aliás, muitas vezes as deficiências da Era I são assinaladas mais vivamente pelos próprios médicos, principalmente quando eles mesmos se tornam pacientes e se vêem à beira da morte. Em "Reflexões de um Médico Moribundo", o dr. Frederick Stenn, professor-adjunto de ciências médicas da Northwestern Medical School, de Chicago, disse o seguinte no leito de morte:

> Num dia desses, meu médico sentou-se à beira de minha cama, apenas para conversar. Ele me assegurou que as causas físicas de minhas queixas cessariam e que ele me visitaria regularmente. Conversamos francamente sobre a progressão da morte e a necessidade de viver enquanto vou ao encontro dela; de viver para apreciar cada momento da vida. Gostei de nossa conversa, mas isso é acontecimento raro. A maioria dos médicos perdeu o valioso componente que fizera parte da medicina, o humanitarismo. A instrumentação tecnológica, a eficiência e a precisão lhes expulsaram do coração o calor humano, a compaixão, a simpatia e o interesse pelas pessoas. Agora, a medicina é uma ciência fria; seu encanto foi deixado no recuo das eras. O moribundo obtém muito pouco conforto do médico mecanicista.[3]

Por que a medicina da Era I tornou-se uma "ciência fria"? É o medo da morte que a sustenta e move, medo que radica numa visão inteiramente imanente ou organicista daquilo que somos — mentes isoladas, presas em corpos físicos que seguem lentamente para a própria aniquilação. A morte é o grande tabu da medicina da Era I, o grande exterminador, o derradeiro indicador de que sua metodologia terapêutica fracassou. Mas nem sempre foi assim.

O historiador francês Philippe Aries ressalta em seu livro *Western Attitudes Toward Death* que, aparentemente, na antigüidade, os humanos não temiam a morte; era comum a pessoa intuir ou ser previamente advertida de quando e como ele ou ela morreria. Em muitos casos, isso envolvia algo da não-localização da mente, de previsão do futuro por meio de visões proféticas e outras formas de presciência, o que nós, modernos, acabamos adquirindo o hábito de negar. Envolvia também a aceitação da morte como parte da ordem natural das coisas. Quando alguém se via diante da morte, cumpriam-se certos procedimentos e rituais, os quais redundaram na formação de cerimônias fúnebres com o tempo. Até a Idade Média, o moribundo conhecia os procedimentos tradicionais que envolviam a questão da morte e lhes presidia o cumprimento. Morrer era um acontecimento público, e a morte ocorria na presença da família, dos filhos, dos amigos e dos vizinhos.[4]

Já mesmo na Idade Média, porém, a atitude em relação à morte passou de algo considerado natural, comum e esperado a um acontecimento deprimente e proibitivo. "Mentiras começaram a envolver a sucessão da morte", diz o psiquiatra Patrick B. Friel. "Inicialmente, a motivação para criar mentiras relacionadas com a morte estava no desejo de poupar o doente, mas, rapidamente, ela se transformou num novo sentimento, mais característico dos tempos modernos: o tema da morte tinha que ser evitado não em benefício do moribundo, mas para o bem da sociedade e das pessoas próximas ao moribundo. A forte emoção causada pelo que passou a ser considerado então o repugnante espectro da morte tinha que ser evitada." Ele observa ainda que, por volta de 1930, em vez de morrer em casa, as pessoas começaram a ser transferidas para casas de repouso ou hospitais. "Já não era aceitável morrer na presença da família. A morte passara a ocorrer no quarto de hospital e, muitas vezes, sem a companhia de ninguém."[5]

Essa transformação foi espantosa. Hoje, é difícil imaginar que, cem anos atrás, dois terços das pessoas que morriam nos Estados Unidos tinham menos de 50 anos de idade e que a maioria morria na cama do próprio lar, cercada pelos entes queridos e pelos amigos. As crianças presenciavam a morte reiteradamente e a consideravam parte de sua realidade. Agora, dois terços dos moribundos têm mais de 65 anos de idade e morrem em instituições, longe da família e dos amigos. As crianças são impedidas de presenciar a morte de parentes ou de outras pessoas durante seus anos de formação, nos quais elas dispõem do seguro amparo e conforto dos pais, que poderiam ajudá-las a encará-la como algo natural.[6]

No século 20, a morte tornou-se tabu e substituiu o sexo como tema proibido. Surgiu, então, um mito para reforçar esse tabu. Ele é usado, na maioria das vezes, para lidar com crianças, as quais são consideradas as mais vulneráveis ao aspecto "grosseiro" da morte. Antigamente, dizia-se às crianças que elas eram trazidas pela cegonha, mas tinham permissão de presenciar a cena de despedida junto ao leito de morte do moribundo. Recentemente, houve uma inversão de valores. Hoje, ensina-se às crianças já em seus primeiros anos de vida a fisiologia do amor e a origem dos bebês, mas, quando amigos ou parentes morrem, contam-se-lhes fantasias bizarras sobre o que ocorre quando se morre, como tentativa de atenuar a realidade da morte.[7]

Como varar o sólido baluarte da mentalidade organicista em relação à doença e à morte? A resposta envolve a necessidade de admitir que temos cometido erros colossais na definição que fazemos de nós mesmos levando em consideração, para isso, unicamente o corpo físico. Ela impõe de nossa parte o reconhecimento da existência de nosso componente incorpóreo, uma parte de nós infinita no espaço e no tempo e que, portanto, é imortal. Não obstante, essas providências não são tão radicais como possam parecer, pois sua realidade é reforçada por evidências científicas, como vimos. Essa transformação de mentalidade *não* requer de nós o abandono dos princípios da medicina da Era I, mas nos impõe a necessidade de complementá-la, humanizá-la e transcendê-la por intermédio das Eras II e III.

Nos capítulos anteriores, eu expus os passos que se devem dar nesse sentido. Agora, eu me concentrarei em certos aspectos da Era III que envolvem especificamente a *intemporalidade* da mente. Diferentemente das Eras I e II, cujos princípios se assentam no caráter temporal das coisas da vida, esse lado da Era III não se fundamenta no tempo, mas na eternidade. Portanto, eu a chamo de Medicina da

Eternidade. Esta promete a consecução, ou melhor, a revelação, de algo que, ultimamente, tem estado ausente da frieza científica da medicina moderna: a promessa da sobrevivência à morte, a certeza da imortalidade.

Não precisamos criar a Medicina da Eternidade a partir do nada. Ao longo de toda a história, sua mensagem fundamental — a natureza não-localizada, infinita da consciência — revelou-se aos seres humanos de várias formas. Examinemos algumas delas.

Aparições

Há algo na mente que não gosta de ser dividido. O psicólogo C. G. Jung chamou isso de impulso em direção à integridade do ser, pelo qual todos os componentes do eu — os vários aspectos conscientes e inconscientes da mente — se juntam e formam um ente maior, o eu. Geralmente, essa integridade é obtida quando a pessoa se aproxima da morte. Portanto, Jung classificou a morte como "brutalidade sinistra", mas também como "acontecimento jubiloso ... um conúbio" por meio do qual a psique "alcança ... a parte que lhe falta e conquista sua integridade".[8]

Nossa parte faltante é o aspecto não-localizado da consciência. Muitas pessoas se tornam conscientes disso quando prestam atenção na morte de outras. É por isso que presenciar a morte de um ente querido pode fazer com que a pessoa se sinta feliz e, às vezes, rituais junto ao leito de morte alcançam o caráter de comemoração. Ajudar a nós, os que ficam, a nos conscientizarmos da realidade da não-localização da mente é, geralmente, o último presente que a pessoa que parte nos dá.

Às vezes, a parte faltante e não-localizada da mente vem subitamente à luz da consciência quando alguém está morrendo, na forma de *aparições*. Elas parecem precipitar-se de outra dimensão. Podem ser percebidas como uma pessoa com uma identidade específica, como um "ser de luz" etéreo, como um anjo ou como "algo imaterial" difícil de descrever. Independentemente da forma que assume, a aparição pode trazer imenso conforto para o moribundo. Já que as aparições sugerem a idéia da sobrevivência à morte do corpo físico e da imortalidade, elas são valiosos componentes da Medicina da Eternidade.

É fácil rebaixar o valor das aparições à condição de alucinações tidas pelos agonizantes, cujas faculdades se esvaem; mas, quando elas são vistas também por pessoas em condições normais de saúde, a questão é outra. Um de meus pacientes que jazia num leito hospitalar conversava havia dias com um anjo cuja presença ele percebia a um dos lados da cama. A presença do anjo foi classificada por sua esposa e por sua filha como inofensiva fantasia. Certa noite, por volta das 2 horas, elas notaram, durante a vigília, que uma luz suave começou a irradiar-se no quarto. Incerta do que estava acontecendo, sua esposa se voltou hesitantemente para a filha e perguntou-lhe se ela estava vendo algo incomum no quarto. "É o anjo de papai", respondeu a filha. Em seguida, mãe e filha viram um anjo mover-se da luz em direção à cama e pôr-se próximo à cabeça do moribundo.

Uma pessoa que me ensinou muito a respeito da morte foi a antropóloga Virginia Hine, alguém que eu considerava uma das pessoas eruditas mais gentis e sábias que conheci. Dois dias antes de seu marido, Alden, vitimado por câncer, morrer, ele começou a falar coisas inteiramente sem sentido. Quando Virginia se curvou mais proximamente sobre ele para ouvi-lo melhor, ele a empurrou. Ela se afastou do leito chorando e saiu do quarto, receosa de que ele estivesse pedindo algo que ela não conseguia entender. Alguns minutos depois, um de seus filhos, que se revelara mais capaz de perceber o que estava acontecendo, foi até ela e disse: "Não se preocupe, mamãe. Ele não estava falando com você." Virginia voltou para o quarto e começou a observar e escutar com mais compreensão e menos receio. Alden ainda continuava a dirigir para um ponto bem acima de suas cabeças palavras que ela não conseguia compreender. Mas, logo depois, ela entendeu por que ele a havia empurrado: ao ter se mantido curvada sobre ele, ela lhe bloqueara a visão de algo muito importante.

"Há mais alguém aqui?", um membro da família perguntou.

Aldie meneou lenta e positivamente a cabeça.

"Quem?"

"A morte", Aldie respondeu. Hine ficou assombrada com o fato de que, quando ele falava com a família, sua linguagem era perfeitamente inteligível, mas inteiramente incompreensível quando dirigia a palavra à aparição invisível aos olhos dos demais.

"Com o que a morte se parece?", perguntou Joey, um cunhado, na tentativa de participar da experiência com Aldie.

"Com alguém benevolente."

"Aldie, você consegue ver Deus?" A pergunta de Joey revelava sua preocupação sincera e sua incerteza com relação a assuntos espirituais. Alden, que conhecia as dúvidas de Joey de longa data, abanou positivamente a cabeça e sorriu ligeiramente.

"Onde Deus está?"

"Logo atrás da morte."

Algumas horas depois, uma das filhas de Aldie se encontrava ao lado da cama do moribundo e percebeu que ora ele falava, ora escutava.

"Ele está aqui novamente?", ela perguntou.

"Qual deles?", tornou Aldie.

"São dois deles?"

Lento meneio de cabeça.

"Quem é o outro?"

"O amor. Vá buscar a mamãe. Tenho que lhe dar um pouco dele."

Quando Virginia tornou a entrar no quarto e se pôs ao lado da cama, ele formou uma espécie de cuia com as mãos juntas e, cuidadosamente, ergueu algo e o ofereceu a ela. "Durante uns poucos instantes", ela disse, "eu também estive em outra dimensão, onde tudo era paz."

Daquele momento em diante até o momento de sua morte, 48 horas depois, Alden pareceu em diálogo constante com as duas aparições, a Morte à esquerda dele e o Amor à direita. À esposa, esse relacionamento com as aparições pareceu uma espécie de conferência, como se importante decisão estivesse sendo ponderada. Por fim, ele começou a abanar a cabeça, como se para manifestar acordo, e, usando uma linguagem que a família conseguiu entender, disse: "Sim, sim, entendo. Estou pronto." Como que adormecendo, ele entrou em coma e morreu duas horas depois.[9]

Virginia Hine honrou a memória da morte do marido num livro inspirador, *Last Letter to the Pebble People*.[10]

Em 1997, os pesquisadores Karlis Osis e Erlendur Haraldsson publicaram os resultados de entrevistas feitas com quase 50 mil pacientes terminais e centenas de médicos e enfermeiras que cuidaram deles. As descobertas que fizeram com base nessas entrevistas, que podem ser examinadas em seu livro *What They Saw ... At the Hour of Death*, revelam que o caso de Alden Hine é um fenômeno comum.[11]

A experiência da aproximação da morte

A experiência de Alden Hine é um exemplo daquilo que a psicóloga transpessoal Kathleen Dowling Singh chama de a "experiência da aproximação da morte". Isso não é o mesmo que a bem-conhecida experiência de "quase-morte" popularizada pelos drs. Raymond Moody, Kenneth Ring e outros, na qual os moribundos se vêem viajando por um túnel em direção a um foco de luz, sentem impressões de plenitude e inefável alegria, encontram-se com seres compassivos e solícitos e voltam da viagem transformados e mais positiva e proveitosamente compromissados com a vida. A "experiência da aproximação da morte" ocorre entre várias semanas ou muitas horas antes da morte em si, conforme Singh assinala em seu livro *The Grace in Dying: How We Are Transformed Spiritually as We Die*.[12] Ela se caracteriza pelo que Singh chama de "depressão positiva", ocorrência simultânea de retraimento e expansividade da pessoa cuja morte se aproxima, o que talvez somente se mostre óbvio às pessoas mais próximas do moribundo. Então, o moribundo se afasta psicologicamente de todos, exceto do círculo de pessoas a que ele mais se afeiçoa. Cessam as expressões de posse, anelo, apego. Aparentemente, ele parece manter-se mais tempo voltado para realidades interiores profundas. Singh descreve isso como um tipo de "comunicação tranqüilizante, calmante ... fundamental, profunda e, muitas vezes, simbólica". E acrescenta: "Você começa a sentir-se tomada pela sensação de que está entrando em terreno sagrado quando se aproxima de uma pessoa que está à beira da morte. A qualidade das coisas sagradas começa a aflorar ..." Uma mulher disse a Singh que estava se "abrindo para que Deus pudesse preenchê-la".

As imagens que o moribundo vê são típicas e se tornam mais claras à medida que a morte se aproxima. Na maioria dos casos, são simbólicas. "Uma paciente me disse que se sentia como um cubo de gelo derretendo-se num copo d'água, ... retornando para aquilo que a pessoa realmente é", Singh relata. Muitas vezes, as imagens transmitem a idéia de que muitas pessoas vêem a própria morte como algo "certo, conveniente, justo", assinala Singh.

Singh descreve também a absorção da pessoa num todo que muito impressionou Jung — sua reincorporação à fonte original da existência. "É algo profundo ... e estimulante", afirma ela, "considerar a possibilidade de que a vida e a morte de um ser humano é tão adoravelmente equilibrada a ponto de causar automaticamente sua união com o Princípio da Vida." Isso não quer dizer que as pessoas encarem o advento da experiência da aproximação da morte com naturalidade. "Pelo que tenho observado, a maioria das pessoas que estão morrendo não tem absolutamente nenhum desejo de passar por ela conscientemente", Singh observa. "Elas simplesmente não evoluíram a ponto de achar isso prioritário. E, apesar disso", ela acrescenta, "todas as pessoas parecem viver momentos de não-localização mental na experiência da aproximação da morte. Ocorre uma transformação no terrífico instante em que a pessoa contempla o eu perdendo-se num mergulho profundo, refazedor e inefável na vastidão da grande Unidade."[13]

Ajudar os pacientes a passar por essa experiência faz parte da prática da Medicina da Eternidade. Em grande parte, isso significa não obstruir caminhos e não interferir na naturalidade do processo da morte. Fundamentalmente, ela envolve o atendimento de necessidades básicas, o alívio de dores, a disponibilidade do médico quando necessário e a desobstrução de caminhos para que avancem os processos que conduzem naturalmente o moribundo a uma dimensão não-localizada e que então ele vê.

A cognição pela não-localização da mente e a morte

A Medicina da Eternidade, porque reconhece a natureza infinita da consciência, considera a imortalidade uma dádiva. Isso desmitifica a idéia da foice da morte, do horror de sua finalidade.

A experiência da morte, mesmo sob o ponto de vista da medicina da Era I, quase nunca é tão grotesca conforme, geralmente, as pessoas a consideram. O lendário médico Sir William Osler (1849-1919) estudou cerca de 500 mortes há mais de um século. Ele chegou à conclusão de que 18% dos moribundos sofreram dores físicas e que apenas 2% sofreu alto grau de ansiedade. "Falamos da morte como o maior dos terrores", disse ele, "mas quão raramente doloroso parece o fato de morrer."[14] O médico americano Lewis Thomas, que foi diretor de pesquisas do Sloan-Kettering Cancer Center, observa que, em todos os seus anos de prática de medicina, ele presenciou apenas uma morte agonizante, num paciente que tinha hidrofobia. As observações de Thomas e Osler reforçam o argumento do sábio budista Sogyal Rinpoche, autor de *The Tibetan Book of Living and Dying*: "Todos nós morremos bem. Não há motivo para preocupação."[15]

Thomas se perguntava por que a morte era indolor. Ele acabou obtendo uma resposta com base em processos biológicos e na evolução. "A dor é útil para evitar o perigo, para fugir quando há tempo para fazê-lo, mas, quando não há saída nem caminho de volta, pode ocorrer de os mecanismos da dor serem desativados, num processo maravilhosamente preciso e rápido .... Se eu tivesse que criar um ecossistema no qual as criaturas tivessem que viver na dependência umas das outras e a morte fosse uma parte indispensável da vida, eu não conseguiria obter uma solução melhor."[16]

Não tenho dúvida de que, quando a morte está próxima, o cérebro satura nossa corrente sangüínea com anestesiantes, endorfinas e outras secreções que nos remetem para um estado de serenidade indolor. Mas, então, algo mais ocorre, algo não-localizado — o tipo de coisa com que se deparou Annalee R. Oakes, enfermeira de Seattle, Washington, quando uma vítima de acidente automobilístico chegou à sala de emergência de seu hospital. A mulher quase morrera; ela tinha sido reanimada no local do acidente e outra vez enquanto era levada para a emergência local. Quando chegou ao hospital, procurou desesperadamente atrair a atenção de um policial que investigava o acidente. Uma das enfermeiras que cuidava dela tentou confortá-la, mas acabou percebendo que ela queria comunicar-se com o oficial. Já que a mulher tinha um tubo de respiração artificial na traquéia e, portanto, não podia falar, a enfermeira solicitou a presença do oficial e, juntos, conseguiram decifrar a mensagem, que, dificultosamente, a mulher escreveu numa prancheta. Ela escreveu que o marido fora atirado para fora do carro, que ele estava numa vala a cerca de 30 metros de onde ela havia sido resgatada e que ela desejava que o encontrassem antes do amanhecer. O policial enviou a mensagem, e uma equipe de resgate achou o corpo no local que ela havia indicado. Ela tinha retornado mentalmente ao local do acidente e estudara os detalhes do lugar, inclusive não apenas o lugar em que o corpo de seu marido se encontrava, mas também, precisamente, as características dos veículos envolvidos.[17]

"Quando a mente e o corpo se separam, a mente passa a contar com qualidades ultradimensionais ilimitadas por parâmetros físicos", afirma Oakes. Como enfermeira da sala de emergência, ela está em boa situação para saber disso. "Alguns pacientes relataram suas experiências de atravessar paredes mentalmente, seguir o próprio corpo enquanto este era transportado na maca para a sala de operação ou para a unidade de tratamento intensivo e flutuar fora do edifício para assistir a distância aos procedimentos de revitalização. Esses relatos são legitimados por detalhes ... que identificam precisamente os tipos de estruturas e equipamentos, os nomes de vários itens anteriormente desconhecidos pelos pacientes, a colocação de aparelhos e funcionários nas salas, relógios e a hora exata em que foram levados para determinada sala e vários outros atos que não poderiam ter sido conhecidos ..."[18]

Terapias da medicina da eternidade

A prática da Medicina da Eternidade é surpreendentemente simples. Nenhum procedimento formal é necessário. A Medicina da Eternidade envolve a necessidade de transmissão de empatia, compaixão e amor ao doente e ao moribundo. Isso prepara psicologicamente a pessoa para as revelações e o assomo de sabedoria que geralmente surpreendem o moribundo — a reconquista de sua "metade faltante", a qual é imperescível. A grande tarefa da Medicina da Eternidade é facilitar esse processo, e não obstruí-lo.

Instruídos como somos nos métodos agressivos da Era I, há a tendência de converter o ato de ser da Medicina da Eternidade para o ato de fazer. Esse não é apenas um problema para os médicos, mas para todas as pessoas. Quando alguns de meus pacientes se encontravam à beira da morte no hospital, geralmente seus parentes ficavam nervosos ante a idéia de visitá-los. Eles costumavam perguntar o que deveriam *fazer* na presença do moribundo. Outros procuravam saber o que deveriam *dizer* a ele. Contudo, há algo patético com as pessoas que se preocupam em tentar ensinar outras a morrer. O moribundo conhece, ou está em vias de aprender, grandes lições. É mais comum o moribundo nos ensinar algo do que nós ensinarmos algo a eles.

Apesar de tudo, estão surgindo métodos terapêuticos delicados que cabem perfeitamente na Medicina da Eternidade. Eles são tão sutis e moderados, que mal podem ser chamados de intervenções terapêuticas. Examinemos dois deles.

MÚSICA

Therese Schroeder-Sheker é cantora, harpista e artista musical versada em cultura medieval. Além de ter estreado ainda muito jovem no Carnegie Hall, ela criou um programa de "tanatologia musical" único — o Projeto do Cálice da Paz —, no St. Patrick's Hospital, de Missoula, Montana. Por meio de suas pesquisas sobre práticas médicas medievais, Schroeder-Sheker descobriu que se usava música em rituais junto ao leito de morte no monastério de Cluny, na França, durante a Idade Média. Ela fez uma adaptação nas partituras usadas pelos monges e começou a executá-las na harpa junto ao leito de moribundos. Em seu programa no St. Patrick, ela ensina harpistas a tocar e cantar as melodias originais. Schroeder-Sheker e sua equipe realizaram mais de 2 mil rituais junto a leitos mortuários, e seu programa chamou a atenção de todo o país. Por ter participado dessas cerimônias, posso dizer que elas são invariavelmente comoventes, indescritivelmente belas e, muitas vezes, transformadoras. Elas apaziguam dores e receios, e fazem com que nos liguemos aos aspectos não-localizados da vida — é Medicina da Eternidade em sua forma mais sublime.

PRESENÇA

A palavra *presença* deriva de termos latinos que significam "ser" e "antes" e tem relação com *essência*. Portanto, o significado da palavra "presença" abrange nossa natureza intemporal, fundamental. Quando nos pomos realmente na presença de alguém, estendemos-lhe ao infinito uma mão amiga — e, nisso, há cura.

Um dos mais hábeis "praticantes de presença" que conheci foi uma jovial enfermeira da unidade de tratamento cardíaco de um hospital que usava a expressão *debruçar sobre grades* para descrever o que ela fazia. Certo dia, perguntei-lhe o que isso significava. "Se, de fato, você se sentir como alguém que se mantém debruçado sobre a grade do leito do paciente", ela explicou, "você naturalmente passa a querer tocá-lo e dar-lhe toda a sua atenção. Considere-a algo assim", ela disse com um sorriso. "O 'debruçar sobre grades' é justamente o oposto dos 30 segundos gastos ao pé da cama antes de fazer meia-volta, aquilo em que vocês, médicos, são tão bons!"

O poder da presença é delicado e sutil, conforme podemos ver na descoberta feita pela escritora Dawna Markova quando ela ficou hospitalizada por causa de uma doença grave e que ela descreveu em seu livro, *No Enemies Within*:

> Uma pessoa de cuja presença eu gostava era a de uma mulher que vinha varrer o piso com uma grande vassoura. Ela era a única pessoa que não obstruía o caminho, tirava as coisas do lugar ou fazia perguntas estúpidas. Durante alguns minutos à noite, essa corpulenta jamaicana encostava sua vassoura na parede e descansava seu corpo na cadeira de plástico de meu quarto. Tudo que eu ouvia era o ar entrando e saindo de suas vias respiratórias, entrando e saindo. Isso era confortante, ainda que de uma forma estranha e simples. Minha própria respiração se acalmava. Das cerca de 50 pessoas que estabeleciam contato comigo durante o dia, ela era a única que não tentava mudar-me.

Certa noite, a mulher pôs-se ao lado da cama de Markova, estendeu a mão e a pousou sobre o ombro dela, o qual era uma das poucas partes de seu corpo que não doía. Seu toque lhe pareceu conveniente e natural, e outra vez Markova se sentiu confortada pela respiração da mulher. Era como se ela estivesse dizendo duas palavras a cada respiração, uma ao inspirar, outra ao expirar: Aaach...shiii...aaach...shiii...

Na visita seguinte, a mulher fitou Markova penetrantemente com grande ternura e disse simplesmente: "Você é maior que a doença nesse corpo." Markova estava sedada demais com anestésicos para fazer perguntas. Mas, durante todo o dia seguinte, ela ficou sussurrando aquelas palavras consigo mesma: "Sou maior do que a doença neste corpo. Sou maior do que o sofrimento neste corpo." Ela relata: "Lembro-me claramente de sua voz. Era forte, sonora. Eu estendi a mão para pegar a dela. Estava fria e seca. Eu sabia que ela não a soltaria." Então, a mulher prosseguiu: "Você não é o medo nesse corpo. Você é maior do que esse medo. Flutue sobre ele. Paire sobre ele. Você é maior do que essa dor." Markova começou a respirar mais fundamente, como fazia nos tempos de criança quando queria boiar no lago. Ela se lembrou das ocasiões em que boiara no lago George quando tinha 5 anos de idade; no Oceano Atlântico, aos 7 anos; e no Oceano Índico, na ilha de Coney, aos 28 anos. "Sem nenhuma dica ou orientação minha", afirma Markova, "essa jamaicana me havia conduzido a uma fonte de conforto que era maior e mais profunda que minha dor e meu medo."

Sem dúvida, essa zeladora jamaicana era uma agente de cura da medicina da Era III. Ela ajudou Markova a expandir-se além dos limites do corpo e do âmbito de suas dores, de modo que contatasse dimensões mais amplas do eu, onde seu sofrimento foi minimizado. Com sua simples presença e os sons de sua respiração, ela acionou processos de cura. Sua presença perdura. "Passaram-se 15 anos desde que vi a mulher da vassoura", diz Markova. "Jamais pude encontrá-la. Ninguém conseguiu lembrar-se do nome dela; mas ela me comoveu a alma com sua presença compassiva, e a sensação do toque de seus dedos ainda estão em mim."[19]

Cicely Saunders, que fundou o movimento de modernização dos hospícios, entendia profundamente o poder da presença para transmitir conforto. As necessidades do moribundo, ela disse, podem ser resumidas em duas palavras simples: "Vigie comigo." Isso não significa, declara Saunders, "livre-me de minhas dores e de meu medo" ou mesmo "Ajude-me a entender o que está acontecendo", mas, simplesmente, "Fique aqui comigo".[20]

Esse entendimento da questão por parte de Saunders foi alcançado com perfeição também por Cathie Guzzetta, mestre e líder no campo da enfermagem cardiovascular e holística. Guzzetta é consultora de pesquisas sobre enfermagem do Parkland Memorial Hospital e do Children's Medical Center, de Dallas, Texas. De há muito ela está convencida de que a presença é fator fundamental na cura. Para ela, *presença* não é proximidade física, mas um fator imaterial que estimula a transmissão de empatia e compaixão e, portanto, de princípios de cura. Para promover a importância e validez da presença, ela desenvolveu uma proposta que desafiava a prática amplamente adotada de proibir membros da família de presenciar a realização de procedimentos de reanimação cardiorrespiratória (PRC) no ente querido. De acordo com a proposta, os membros da família poderiam ser levados, se quisessem, ao quarto de internação por uma enfermeira, que permaneceria ao lado deles e lhes explicaria o emprego do PRC. Embora experiências anteriores em outras instituições houvessem revelado que isso proporcionava imenso conforto aos familiares, independentemente de a tentativa de salvamento ser ou não bem-sucedida, os médicos do Parkland opuseram-se vigorosamente a ela. Eles receavam a possibilidade de que os membros da família sofressem crise de histeria e tentassem interferir caso recebessem permissão para presenciar os procedimentos e, depois, procurassem processar os médicos caso a tentativa de salvamento fracassasse. Mas então eles não aceitariam mesmo o plano audacioso de Guzzetta? "Só quando porcos voarem!", bradou um dos médicos. Todavia, com o apoio do dr. Ron Anderson, diretor do Parkland e médico genuinamente humanista, Guzzetta acabou obtendo a aprovação de sua proposta depois de uma luta de cinco anos. Desde que o programa foi iniciado, muitos dos médicos do hospital que antes se opunham a ele se tornaram firmes defensores de seu emprego. E uma das colegas de enfermagem de Guzzetta pendurou um pôster com a representação artística de três porcos voando.

A presença da família traz um componente não-localizado à tentativa de salvamento do paciente pelo PRC, o qual talvez seja a intervenção mais mecanicista criada pela medicina da Era I. Enquanto a família observa a tentativa de salvar a vida de seu ente amado, seus membros transmitem os princípios benéficos de suas intenções, preces e desejos ao paciente e também aos médicos envolvidos no procedimento. Independentemente de qual seja o resultado do PRC, sempre ocorre uma ligação entre os membros da família e a equipe médica e a equipe de enfermagem — um conúbio de forças empáticas e não-localizadas.

Permitam-me fazer pequeno aparte e dizer que fico feliz com o fato de esse avanço envolver o Parkland, o qual é o principal hospital de ensino de medicina da Southwestern Medical School, onde estudei e estagiei. Não consigo pensar no Parkland sem me lembrar de um encontro chocante que tive com a morte ali em meu primeiro ano como estudante de medicina.

Num belo e ensolarado dia de novembro de 1963, voltei para o Parkland do almoço. Quando entrei pelos fundos do hospital passando pela sala de emergência, notei que havia algo errado. Havia muitos seguranças, policiais e ambulâncias no local, mesmo para o Parkland. Logo à entrada do setor de emergência, havia telefones públicos. Para minha surpresa, vi que um deles tinha sido requisitado oficialmente por Robert Pierpoint, repórter de um jornal televisivo nacional, o qual reconheci imediatamente. Ao notar meu jaleco curto e meu estetoscópio, Pierpoint viu que eu era estudante de medicina e disse abruptamente: "Você pode ajudar-me?" Sem esperar a resposta, ele prosseguiu: "Atiraram no presidente. Ele está lá dentro. Por favor, mantenha-se neste telefone e guarde-o com a própria vida." Mantive-me ao telefone enquanto Pierpoint descia às pressas o corredor em demanda da sala de emergência onde o presidente John F. Kennedy estava. Pierpoint alternou idas e vindas desabaladas entre a sala de emergência e o telefone durante mais de uma hora, no afã de enviar informes para sua agência de notícias em Nova York. Enquanto ele ficava longe do telefone, eu fornecia ao escritório em Nova York relatos da confusão que eu testemunhava. Quando soube com certeza que o presidente havia morrido, Pierpoint me agradeceu e seguiu com a comitiva presidencial. A essa altura, eu estava emocionalmente mudo. Juntei-me a três colegas estudantes que também tinham sido surpreendidos pelo acontecimento, e saímos do Parkland à procura de um bar, onde ficamos sentados durante horas em silêncio tumular.

Na tentativa de ajudar a humanizar o processo da morte, o Parkland está indicando o caminho para a Medicina da Eternidade. Oro para que isso ajude a dissipar o nimbo de tragédia que tem pairado sobre Parkland e Dallas desde aqueles momentos tenebrosos.

A prática ou a adoção da Medicina da Eternidade requer consideremos três fatores controversos relacionados com doenças e a morte: experiências de quase-morte, visitas dos chamados "mortos" e reencarnação. Há muito tempo esses fenômenos têm sido desprezados como fantasias arcaicas, para cuja legitimidade não há evidências ou provas. Nestas três últimas décadas, porém, eles têm atraído a atenção de pessoas eruditas e sérias. Esses fenômenos têm tudo a ver com doenças e com a morte e indicam, como uma seta, a natureza intemporal da mente. Por essas razões, pertencem ao âmbito da Medicina da Eternidade. Tratemos de examiná-los mais detalhadamente.

Experiências de quase-morte

Uma das formas pelas quais se podem aprender as lições da Medicina da Eternidade é morrer — ou quase isso.

Em 1975, o psiquiatra Raymond Moody publicou um livro revolucionário, *Life After Life*, o qual exerceu influência espantosa sobre a mentalidade que o Ocidente tinha a respeito da morte. Moody relatou casos de pacientes que, depois de quase terem morrido, voltaram de suas experiências com a recordação de terem viajado por um túnel de luz, revisto todos os acontecimentos de sua vida e contatado seres afáveis e sábios em outra dimensão. Depois de se recuperarem, eles se sentiam transformados e motivados a levar uma vida em que prestassem serviços e ajuda a outras pessoas. Moody chamou o fenômeno de "experiência de quase-morte". Foi como se uma represa se houvesse rompido. Em seguida à publicação de *Life After Life*, uma enxurrada de pessoas veio a público para revelar suas próprias histórias a esse respeito. Algumas pesquisas mostram que, atualmente, há 13 milhões de americanos, cerca de 5% da população, ou uma em cada vinte pessoas, que passaram pela experiência de quase-morte.[21]

O dr. August L. Reader, professor-adjunto de oftalmologia na University of Southern California School of Medicine, Los Angeles, passou também por uma experiência desse tipo. Segundo suas próprias palavras:

> Por volta de 1h30, senti de repente no lado esquerdo do tórax o início de dores fortes e opressivas, que se propagaram rapidamente por todo o meu braço esquerdo e pela metade esquerda de meu pescoço ... Então, meu coração parou de bater repentinamente. Tive um assomo de pânico ... Assim que me ocorreu a idéia de me deixar ir e me entregar aos braços de Deus, houve súbita suspensão da dor e extinção do medo e sobreveio-me uma sensação de felicidade e lucidez totais. E, nesse instante, descortinou-se-me uma tela panorâmica ... de tudo que me ocorrera na vida, desde o detalhe mais trivial aos acontecimentos mais importantes, todos exibidos imparcialmente e sem retoques, interligados por fios dourados, numa demonstração de que tudo que me havia ocorrido na vida fora importante para mim, de que tinha sido parte e resultado da pessoa que eu fora. Com essa projeção, compreendi que minha vida tinha valido a pena e que eu não teria nada do que me arrepender ao morrer. [Então] ... Eu estava sendo conduzido por um túnel rochoso de coloração marrom-acinzentada, ao fim do qual havia uma luz brilhante.
>
> ... Quando olhei para ela, eu [vi] ... rostos ... familiares, de todos que eu havia conhecido, tanto dos que ainda estavam vivos quanto dos que tinham morrido. De pé à entrada dessa dimensão, estava meu pai, que tinha morrido havia sete anos ...
>
> Acordei de manhã na cama com a campainha do despertador e a televisão ainda ligada. Olhei em volta e percebi que eu não tinha morrido, mas ainda estava no mundo dos vivos. Àquela altura, eu sabia que algo muito significativo tinha acontecido. Procurei imediatamente o meu médico para fazer um exame geral. Então, fui submetido ao eletrocardiógrafo, a exames de enzimas cardíacas e a um teste de esforço, todos os quais revelaram resultados normais.[22]

Reader tinha sofrido uma passageira disritmia do batimento cardíaco, que se normalizou espontaneamente. Ele escapou por pouco de um ataque do coração e morte súbita. Como neurooftalmologista especialista nos mecanismos do cérebro e dos sistemas visuais, ele se sentiu compelido a investigar sua experiência de quase-morte de forma racional e científica. Ele sabia que seu coração tinha parado de bombear sangue eficazmente e que o fluxo sangüíneo para o cérebro diminuíra. Seu cérebro, então carente de oxigênio e sangue, produzira a experiência? A análise dele, publicada no jornal *Alternative Therapies*, é um dos mais profundos exames já feitos do aspecto físico da experiência de quase-morte.

Todavia, ele descobriu que a análise física da experiência produzia mais perguntas do que respostas. Por exemplo, por que eventualmente alguém cujo cérebro sofre carência de sangue e oxigênio tem a iniludível sensação de unicidade com todas as coisas? Por que o desejo de "abraçar" Deus e toda a humanidade? Por que alguém, ao ter essa experiência, sente-se inclinado a passar a pôr o bem-estar da comunidade acima dos próprios interesses? E por que, ele se perguntou, essa experiência é acompanhada por profundo sentimento de espiritualidade? "A única resposta que posso dar atualmente é aquela que obtive na experiência em si, e ela é a mesma resposta dada por líderes de todas as religiões conhecidas. Essa resposta tem a forma de um amor tão profundo, intenso e unificador, que, aparentemente, só pode originar-se de uma Presença Universal, e de nenhuma outra fonte."

Reader sugere a idéia de que o principal significado da experiência de quase-morte está fora do âmbito do cérebro, e não dentro dele. Depois de pesquisar durante anos a própria experiência, ele chegou à seguinte conclusão:

> Explorei muitos caminhos, da cabala ao budismo, do xamanismo à ioga ... O destino é sempre o mesmo. No fim, cada um de nós tem de enfrentar esse momento de transição para o próximo plano de existência .... Quanto mais o conhecemos, mas fácil se nos torna enfrentar com sucesso as tensões do dia-a-dia. Nele, há cura — espiritual, psicológica e física — para a pessoa. Pois, quando você aprende a morrer, talvez se torne capaz de viver a vida plenamente.

Assim como Reader, milhões de pessoas tiveram, por meio da experiência de quase-morte, a sensação de plenitude e união, felicidade e perfeição, que fundamenta a Medicina da Eternidade. Muitas delas se sentem tão inspiradas a levar uma vida de serviço em favor do próximo depois de se recuperarem, que se tornam, praticamente, "eternos", práticos e profitentes da medicina da Era III. Um exemplo disso é o escritor Dannion Brinkley, que, depois de ter *duas* experiências de quase-morte, sofreu uma transformação tão profunda, que passou a dedicar sua vida aos moribundos de manicômios. Os esforços de Brinkley se tornaram amplamente conhecidos. Ele conseguiu recrutar tantos voluntários, que revigorou, sem nenhuma ajuda oficial, o movimento pela melhoria dos hospícios em todo os Estados Unidos.[23]

Visitas dos mortos

Pelo fato de que a maioria dos profissionais de saúde tem sido formada pelos princípios da medicina da Era I, eles, de um modo geral, classificam as visitas dos mortos como produto e sintoma de patologia mental. Ao contrário disso, a Medicina da Eternidade é aberta a essa possibilidade. Pela visão que tem da mente como algo infinito no tempo, ela aceita a visita dos mortos.

Em 1995, Arthur S. Berger, advogado em Miami, investigou o que ele chamou de "O Caso do Testamento". Ele envolvia James L. Chaffin, fazendeiro da Carolina do Norte que fizera um testamento no qual ele deixava sua fazenda para um filho e absolutamente nada para a esposa e os outros três filhos. Quatorze anos depois, ele tentou corrigir sua atitude e redigiu outro testamento, assinou-o e, por fim, guardou-o dentro de uma velha Bíblia. Chaffin jamais disse a ninguém que tinha feito isso. Ele morreu, e o testamento original foi homologado. Certa noite, um de seus filhos que havia sido deixado fora do testamento viu o pai morto de pé ao lado de sua cama. Seu pai lhe disse que ele poderia achar o novo testamento no bolso do velho sobretudo dele. O filho achou o sobretudo, juntamente com um bilhete escrito pelo velho Chaffin costurado no bolso interno. O bilhete tinha uma referência a um capítulo da Bíblia no qual o segundo testamento podia ser encontrado. O advogado encarregado do caso, apesar de toda a sua competência, não conseguiu identificar nenhum motivo para suspeitar da sinceridade e honestidade das partes envolvidas, e o segundo testamento foi homologado pela justiça exatamente como Chaffin o havia redigido.[24]

Às vezes, essas visitas em sonhos realizam curas. Meredith, dona de casa de 43 anos de idade e moradora de Saskatchewan, tropeçou nos degraus da escada um dia e sofreu dolorosa lesão no tornozelo. Seu médico a submeteu a exame radiológico, descobriu uma fratura quase imperceptível, ministrou-lhe o uso de muletas e disse a ela que evitasse pisar com o pé lesado de seis a oito semanas. Na noite seguinte ao acidente, ela sonhou que estava num ambiente belo e tranqüilo, no qual seu amado Vic, que morrera de câncer sete anos antes, lhe apareceu. Então, Vic lhe disse que desejava dar uma olhada no pé dela. "Acho que você não pode fazer nada a respeito disso. Você não é médico", protestou Meredith, como se ele fosse real. Vic tomou-lhe o pé nas mãos e o moveu, e Meredith ouviu um estalo. Em seguida, a dor cessou. Vic lhe disse que ela seria capaz de caminhar ao acordar, mas que ela deveria ter cuidado com o tornozelo e dar algum tempo a ele, para que melhorasse. Ela acordou imediatamente, levantou-se e, sem pensar, apoiou todo o peso sobre o pé lesado. A dor havia desaparecido, como no sonho.[25]

Apesar do fato de os praticantes e profitentes da medicina da Era I dizerem que eles não podem voltar, os mortos não foram avisados disso. E eles estão reaparecendo como enxames de abelhas surgidos do nada. Quando o pesquisador W. D. Rees entrevistou 227 viúvas e 66 viúvos, descobriu que 46,7% das 293 pessoas haviam tido essas visitas, em número igual entre os sexos. A sensação da presença do cônjuge morto revelou-se em 39,2% dos entrevistados, entre os quais 13,3%

das experiências foram visuais, 13,3% foram auditivas, e em 11,6% delas as mensagens foram tidas como transmitidas verbalmente pelos próprios falecidos.[26] Outros pesquisadores fizeram estudos cujos resultados confirmaram esses dados. Essas experiências envolvem ambos os sexos, englobam todo tipo de cultura, são comuns nas maiores cidades e nas vilas menos expressivas e ocorrem nos primeiros dias de luto e também anos depois e com ateus, agnósticos e crentes.

Às vezes, a visita se caracteriza por um sentimento ou algum tipo de percepção. Um terapeuta que dirigia um grupo de apoio a viúvas nos fala de coisas como: "Estou sentada na escrivaninha e, de repente, sei que ele está no quarto. Posso sentir sua presença." Ou: "Eu sabia que eu não estava dormindo, pois, subitamente, eu acordava e podia sentir que ele estava sentado na cama. E conseguia sentir o cheiro de sua loção pós-barba. Eu tocava na mão dele e dizia: 'Sua mão não está fria, mas sei que você está morto.' Ele apenas sorria ..." E: "Sei que você achará que estou louca, mas, em duas ocasiões, antes de ir dormir, pedi que Barney me ajudasse a achar alguns documentos que eu me esquecera onde havia guardado, e, de manhã, eu sabia exatamente onde procurá-los."[27]

Todo aquele que aconselha pessoas enlutadas tem a oportunidade de praticar a Medicina da Eternidade. As pessoas enlutadas têm grande necessidade do alívio terapêutico oferecido pela Medicina da Eternidade. Em quase todos os estudos realizados no mundo ocidental, verificou-se que a taxa de mortalidade do cônjuge sobrevivente durante o primeiro ano de luto é de duas a doze vezes maior que a das pessoas casadas da mesma idade. Nos Estados Unidos, cerca de 700 mil pessoas com 50 anos de idade ou mais perdem o companheiro anualmente. Dessas, 35 mil morrem durante o primeiro ano de enlutamento. O pesquisador Steven Schleifer, do New York's Mount Sinai Hospital, calcula que 20%, ou 7 mil, dessas mortes são causadas diretamente pela perda do companheiro.[28] Evidências parecem indicar que a falta de alívio de crescente e angustioso desespero e o luto — a entrega dos pontos — faz com que o corpo se entregue também. A visão que se tem da vida pelos princípios da Era I intensifica e prolonga a tristeza do enlutado, pois eles reforçam a suposição de que a morte é o fim de tudo, inclusive da consciência. Ao contrário disso, a Era III procura encarecer a veracidade da imortalidade, razão pela qual a Era III é mais eficaz na tarefa de ajudar as pessoas a superar um dos momentos mais angustiosos pelos quais hão de passar.

Contudo, expressões como *aconselhamento* de enlutados não faz justiça à Medicina da Eternidade. *Aconselhamento* é um termo mais apropriado à Era II, na qual certo tipo de psicoterapia é empregado na esperança de aumentar o amor-próprio e reforçar a personalidade do paciente. Na Medicina da Eternidade, procuramos não fortalecer o sentido do eu, mas ajudar a pessoa a *transcendê*-lo ligando-se com uma dimensão não-localizada do ser.

O "eterno"

Durante os anos em que trabalhei como clínico, muitas foram as vezes em que pratiquei a Medicina da Eternidade sem perceber isso. Uma delas envolveu um casal que veio ao meu consultório para conversar sobre a morte iminente de Amy, sua filha de 6 anos de idade, que tinha leucemia. Cuidar de casos como esse é um dos maiores desafios que o médico enfrenta. Que se pode dizer para transmitir conforto e esperança a pais inconsoláveis cuja filha está morrendo? Os pais queriam saber se eu achava que os tratamentos a que ela estava sendo submetida eram adequados. Era suficiente o que se estava fazendo? Depois de conversarmos sobre essas questões, concentramo-nos na dor e na tristeza que esses pais adoráveis estavam sentindo, e lágrimas rolaram entre todos nós. Quando fizeram menção de que chegara a hora de partir, peguei, de impulso, um livro que eu tinha acabado de ler. "Talvez isto lhes faça ver com outros olhos a morte de Amy", eu disse. "Quando o tiverem lido, conversaremos outra vez." O título do livro era *Children Who Remember Previous Lives: A Question of Reincarnation*, de autoria do dr. Ian Stevenson, professor de psiquiatria e diretor da Divisão de Estudos da Personalidade do Health Sciences Center, da University of Virginia. Ele trata de casos de crianças que insistem que tiveram vidas anteriores e que têm lembranças, muitas vezes altamente detalhadas, que sustentam essa possibilidade. As investigações escrupulosamente precisas de Stevenson oferecem a sólida esperança de que a morte não é o fim. Elas ajudam as pessoas a entender que a reincarnação não é tão fantástica quanto nos tem sido ensinado — que, conforme afirmara Voltaire, "Não é mais surpreendente nascer duas vezes do que uma".[29] Na semana seguinte, o casal voltou ao consultório. Embora o estado de saúde de Amy houvesse piorado, seus pais revelavam uma serenidade e força que não demonstravam na semana anterior. "Obrigada pelo livro", disse a mãe dela. "As histórias das crianças reforçaram nossa crença religiosa e tornaram real a nossa esperança."

Então, passei a oferecer o livro de Stevenson aos meus pacientes em estado terminal e também a seus entes queridos. O resultado era sempre o mesmo: mais consolo e esperança. Nenhuma pessoa rejeitava a idéia da reencarnação com base religiosa. Além de praticante da medicina interna, eu estava sendo um "eterno" — médico que reconhece a validez de nossa natureza intemporal e ajuda o paciente a entender essa realidade. Para mim, essa é a maior aptidão que o médico deve desenvolver como agente de cura da Era III.

Porém, como médico da Era III, continuo a respeitar as Eras I e II, por causa das importantes contribuições que deram ao bem-estar humano. Fico feliz com o fato de que, quando você se torna um "eterno", não precisa deixar de ser clínico interno. Como médico, tenho necessitado tanto da medicina interna quanto da eterna. Esse tem sido o caso da maioria de meus pacientes também.

Um incidente na vida de Mahatma Gandhi demonstra que cada uma das eras da medicina não exclui, mas amplia e multiplica os benefícios da anterior e que o paciente pode escolher terapias das diferentes eras quando se vê obrigado a enfrentar um problema específico. Em janeiro de 1924, Gandhi encontrava-se preso na Índia por ter liderado um movimento pacífico pela independência de seu país em relação à Grã-Bretanha. Gandhi defendia o uso exclusivo de processos naturais no tratamento da saúde, tais como exercício, ar fresco, vegetarianismo e preces. Seus pontos de vista não são compatíveis com intervenções médicas ao estilo ocidental, tais como pelo uso de drogas e procedimentos cirúrgicos. Na noitinha do dia 11 de janeiro, porém, ele sofreu uma crise de apendicite aguda e foi transferido da prisão para o Sassoon Hospital, em Poona. Lá, ele foi recebido pelo coronel Maddock, o cirurgião geral britânico do hospital. Maddock respeitava os pontos de vista de Gandhi, mas ele tinha certeza da necessidade de uma cirurgia. Assim, ele enviou mensagens urgentes a dois médicos indianos que eram amigos íntimos de Gandhi, na esperança de que eles pudessem realizar a cirurgia, mas nenhum dos dois pôde atender-lhe à solicitação. Passadas 24 horas da crise, mostrava-se evidente, caso se quisesse salvar a vida de Gandhi, a necessidade imediata da intervenção. Então, Gandhi fez uma declaração em que expressava sua total confiança no coronel Maddock. Ele queria que seus seguidores soubessem que a operação era opção dele e que o britânico não o havia forçado a submeter-se a ela. Alguns minutos depois, a operação foi iniciada. O médico britânico removeu o apêndice de Gandhi com sucesso, salvou-lhe a vida, e ele foi capaz de liderar um dos mais notáveis movimentos pela paz mundial de que a humanidade tem conhecimento.[30]

Se o grandioso Gandhi, cuja santa visão se voltava mais para os aspectos eternos da vida, conseguiu entender a utilidade de múltiplos métodos de cura, nós também podemos fazê-lo. Assim como Gandhi, deveríamos manter-nos sempre abertos a alternativas. Se os santos precisam de cirurgia, talvez nós precisemos dela também. Portanto, curvemo-nos sob profunda reverência e gratidão às Era I e Era II por suas majestosas contribuições. E, à medida que nos aprofundamos nos princípios da Era III, preparemo-nos para a transformação não apenas de nossos corpos, mas também de nossos corações.

A palavra *transformação* é transcendente demais para ser aplicada a um sistema de cura? Talvez para as Eras I e II, mas não para a Era III, pois esta pode curar não apenas nossos corpos, mas também transformar a idéia que temos de nossa origem, natureza e destino. A chave para essa transformação é a consciência que devemos adquirir da natureza não-localizada de nossa mente — a de que ela é infinita, indestrutível e imortal.

Sempre pondero o fato de que é por meio da medicina que nossa cultura está lidando com essas grandes questões outra vez. Por que não por meio das religiões, as quais tratam dessas questões há tanto tempo? O envolvimento da medicina com os grandes mistérios da vida não é nem um pouco casual. A cura sempre foi o ponto de encontro entre o físico e o espiritual. Quando adoecemos, mesmo por conta de um simples resfriado ou uma gripe, somos postos cara a cara com nossa vulnerabilidade, e se olharmos para o futuro, o que nos sentimos inclinados a fazer em momentos como esses, conseguimos entrever a morte. Como resultado disso, a doença sempre foi uma espécie de solo fértil para a frutificação de preocupações espirituais. Não há nada de obscuro nisso. Todos os médicos, quando escutam o que seus pacientes lhes dizem, acabam percebendo o poder transformador da doença. Lembro-me, por exemplo, de pacientes que me disseram coisas como "Meu ataque do coração foi a melhor coisa que já me aconteceu" ou "Gostaria de ter desenvolvido o câncer 20 anos antes". Suas doenças lhes foram oportunidades para enxergar mais além, para avançar mais. Os cuidados e serviços prestados a pessoas que estão passando por acontecimentos transformadores de vida são uma das razões pelas quais à medicina sempre se imputou uma função sacerdotal e o motivo pelo qual o médico sempre foi considerado o caminho espiritual a ser seguido.

Mas algo novo e sem precedentes está levando a medicina ao centro das atenções. Como vimos, pela primeira vez na história da humanidade, a ciência — dados, fatos, evidências — está confirmando a não-localização de nossa natureza e o atributo imperescível de nosso eu. Esse avanço de mentalidade contribui enormemente para o poder transformador da medicina da Era III. Conseqüentemente, este nosso período é um marco na história. Nunca antes os seres humanos desfrutaram de um avanço como esse.

Deveríamos acautelar-nos quanto à forma pela qual reagimos a essa oportunidade. Talvez essa chance não nos cruze o caminho outra vez.

Posfácio

Por mais de um século, a medicina tentou tornar-se cada vez mais científica e técnica, pois acreditávamos que era aí que estava o futuro da cura. Agora, uma transformação monumental está ocorrendo, iniciada não pelos médicos, mas pela sociedade como um todo.

Atualmente, quase a metade dos adultos americanos procura o prático de um tipo de medicina alternativa anualmente.[1] Essa procura excede o número de visitas aos vanguardistas da medicina moderna, tais como a especialistas, clínicos, pediatras e ginecologistas. Trata-se de um dos movimentos sociais mais notáveis que está ocorrendo no século 20, e os médicos ortodoxos têm se sentido confusos com suas causas. Mas, por fim, eles estão começando a identificá-las. Conforme mencionado anteriormente, em 1998, o dr. John A. Astin, da Stanford University School of Medicine, publicou no *Journal of the American Medical Association*, num artigo intitulado "Por que as Pessoas Recorrem à Medicina Alternativa", as descobertas que fez por meio de uma pesquisa nacional. "Geralmente, é mais comum entre as pessoas que recorrem a tratamento médico alternativo passar por algum tipo de experiência marcante que muda sua visão de mundo", afirmou ele. "Elas acabam reconhecendo [com as terapias alternativas] a importância do tratamento de doenças dentro de um contexto mais amplo, de espiritualidade e do significado da vida ... O uso de terapias alternativas é o resultado de uma educação voltada para valores e um conjunto de crenças espirituais mais abrangentes, que englobe uma visão holística, espiritual, da vida."[2] Em outras palavras, a medicina tecnológica não basta. As pessoas querem que seu tratamento médico se fundamente também na espiritualidade.

Descrevi a mudança em direção à espiritualidade concentrando-me em três fases do desenvolvimento da medicina moderna, ou seja, nas Eras I, II e III. Esse tratamento da questão nos faculta classificar e discernir os componentes mecanicistas, cérebro-mentais e espirituais da medicina moderna. Permite que vejamos como um avanço dá origem a outro e quanto eles são compatíveis uns com os outros. Isso ajuda a explicar por que milhões de pessoas acreditam não existir contradição no uso dos vários métodos organicistas, cérebro-mentais e espirituais e por que elas os usam conjuntamente.

Alguns médicos estão tendo mais dificuldade que seus pacientes na adoção prática desses conceitos. Eles acham que os princípios científicos que fundamentam a medicina da Era III são desafiadores, porque a idéia básica da não-localização da mente é estranha à ciência de sua formação. Além disso, algumas forças estão tentando reconduzir a prática da medicina ao âmbito da Era I, para tornar a cura uma questão totalmente mecanicista e objetiva. É um esforço mal-orientado, porque a cura nunca foi tão objetiva e racional assim quanto os entusiastas do mecanicismo acreditam que tenha sido. Nunca houve um período áureo da medicina organicista; portanto, não há nada, a esse respeito, ao qual possamos retornar.

Sinto-me confiante, contudo, em que os médicos acabarão abraçando a medicina da Era III, por dois motivos precípuos. A Era III se fundamenta na ciência, a qual é o idioma que os médicos entendem, e as evidências científicas que favorecem a Era III estão num crescendo constante. Ademais, desde a antigüidade o caminho do médico tem sido uma espécie de senda espiritual. Isso indica que a maioria dos médicos tem uma sensibilidade intrínseca para questões espirituais, o que os capacita ainda mais para reagir positivamente à Era III.

De interesse para os médicos, foi o jornal *online* criado pelo psicólogo e escritor Charles T. Tart, professor emérito na University of California, de Davis, e dedicado a relatos de médicos e cientistas a respeito de experiências de não-localização mental pelas quais eles passaram. O jornal é uma espécie de porto seguro para a expressão de suas idéias e o relato dessas experiências, e isso desfaz o estereótipo de que os "verdadeiros" cientistas não passam por experiências "espirituais" ou "místicas" ou "psíquicas". O nome do site é *The Archives of Scientists' Transcendental Experiences* (TASTE). Os endereços do TASTE na Internet são http://psychology.ucdavis.edu/tart/taste ou http://www.issc-taste.org.

Ao abrir espaço para a Era III, nós — tanto médicos como leigos — devemos fazê-lo com cautela. O maior perigo é a tentação de usar a transcendência da mente, o fundamento da Era III, como a última superdroga ou método cirúrgico revolucionário. Se fizermos isso, provocaremos a perda do caráter espiritual da Era III, e ela se tornará simplesmente outro tipo de aspirina. Como vimos, a medicina da Era III é prática, mas é mais do que isso — é uma placa que nos indica o caminho para a imortalidade.

Estou consciente de que as transições que descrevi aqui oferecem grandes desafios aos médicos, os quais já enfrentam desafios em todos os sentidos. Aliás, estes não são tempos felizes para a medicina. Não me lembro da última vez em que tive uma conversa otimista com um médico. Há sempre o cenho carregado, o olhar fixo e distante no fim do dia, o lamento de que "as coisas não são mais como antes" e de que estão piorando. A depressão crônica é mal epidêmico entre os médicos, e você se pergunta se a profissão como um todo se tornará consumidora assídua de antidepressivos ou, no mínimo, cliente de psicoterapeutas. Milhares de médicos estão buscando uma saída. Eles cumprem suas rondas diárias com um de seus experientes olhos concentrado em seu mister e o outro voltado para a busca de um escape pelo qual possam adotar nova linha de trabalho. Mas, se a medicina está em crise, isso talvez seja bom.

O Yellowstone National Park é uma das jóias naturais do planeta. Minha esposa e eu fazemos excursões nele há anos, durante as quais haurimos força e inspiração em seus *canyons*, campinas, riachos e vida selvagem. Quando, em 1988, o parque foi duramente castigado por um incêndio, ficamos inconsoláveis, mas apenas temporariamente. Logo ficou claro que o incêndio não fora uma cremação, mas uma purificação. Ficamos estupefatos ao ver como a vida se renovara tão profusa e rapidamente. Foi como se o Yellowstone se houvesse livrado de suas teias de aranha e tivesse renascido. Agora, novas árvores estão crescendo entre os restos enegrecidos da velha floresta, e abundam viçosas novas populações de flores silvestres, pássaros, bisões, ursos e alces — tudo isso tornado possível pelo hábitat enriquecido que resultou da ação do incêndio.

De certo modo, a medicina está sofrendo um incêndio, já que velhas idéias e métodos definham em todos os sentidos. Mas os incêndios da medicina são purificadores; nova vida surge das cinzas, como sempre. Seus reinventores avançam, e novos métodos de cura pairam no ar. O renascimento começou.

Notas bibliográficas

INTRODUÇÃO

1. Sobre Hipócrates, veja L. Bonuzzi, "About the Origins of the Scientific Study of Sleep and Dreaming," in *Experimental Study of Human Sleep: Methodological Problems*, G. Lairy e P. Salzarulo, orgs. (Amsterdã: Elsevier Scientific, 1975), p. 192. Sobre Platão e sonhos, veja H. McCurdy, "The History of Dream Theory," *Psychological Review* 53 (1946): pp. 225-33. Sobre Galeno, veja Robert L. Van de Castle, *Our Dreaming Mind* (Nova York: Ballantine Books, 1994), pp. 64-5. O "Argument Against Taking Dreams Seriously", de Cícero, está em *The World of Dreams*, R. L. Woods, org. (Nova York: Random House, 1947), p. 204.

2. I. Regardie, *The Philosopher's Stone* (St. Paul: Llewellyn Publications, 1970), p. 90, citado em Randolph Severson, "The Alchemy of Dreamwork: Reflections on Freud and the Alchemical Tradition," *Dragonflies* (primavera de 1979): p. 109.

3. De Esculápio, *A Holy Book of Hermes Trismegistus*, para Esculápio, in *Hermetica*, org. e trad. de Walter Scott (Boulder: Hermes House, 1982), pp. 295-6.

4. Libellus X, *A Discourse of Hermes Trismegistus*, *The Key*, org. e trad. de Walter Scott (Boulder: Hermes House, 1982), pp. 203-5.

5. Brian Inglis, *Natural and Supernatural: A History of the Paranormal* (Bridport, Dorset, Inglaterra: Prism Press, 1992), p. 34.

6. A história de Josiah Gregg está em David Lavender, *Bent's Fort* (Lincoln: University of Nebraska Press, 1954), p. 125. A história de Victorio e Lozen é contada por James Kaywaykla, citada por Eve Ball, *In the Days of Victorio: Recollections of a Warm Springs Apache* (Tucson: University of Arizona Press, 1992), p. 11.

7. Samuel Taylor Coleridge, citado em Michael Grosso, *Soulmaking* (Charlottesville, Virgínia: Hampton Roads, 1997), p. 181.

8. Larry Dossey, *Recovering the Soul* (Nova York: Bantam, 1989), pp. 1-11. [*Reencontro com a Alma*, publicado pela Editora Cultrix, São Paulo, 1992.]

9. As citações de Thomas Kuhn e Stephen Jay Gould nesta seção são oriundas de T. Peter Park, "Too Many Anomalies, Not Enough Time", *The Anomalist* (1997): pp. 4-7.

CAPÍTULO 1

1. George Washington, *Last Will and Testament*, de John C. Fitzpatrick, org., *Writings of George Washington from the Original Manuscript Sources, 1745-1799*, 39 vols. (Washington, DC: Government Printing Office, 1931-1944), pp. 37 e 275-305.

2. Tobias Lear, *Letters and Recollections* (Nova York: Macmillan, 1906), pp. 129-41; Willard Sterne Randall, *George Washington: A Life* (Nova York: Henry Holt, 1997), pp. 500-502.

3. Willard Sterne Randall fornece interessantes relatos sobre as doenças de Washington em todo o seu *George Washington: A Life*.

4. John Polkingborne, *Science and Providence: God's Interaction with the World* (Boston: Shambhala/New Science Library, 1989), p. 75.

5. Sobre a taxa de mortalidade na Roma antiga e no Norte da África, veja John Cairns, *Matters of Life and Death* (Princeton: Princeton University Press, 1997), p. 20. Nancy Tomes relaciona taxas de mortalidade infantil na Nova York do século 19 em *The Gospel of Germs: Men, Women and the Microbe in American Life* (Cambridge: Harvard University Press, 1998), p. 33. Sobre regiões suburbanas da Inglaterra de 1860, veja Cairns, *Matters of Life and Death*, p. 20.

6. Joel E. Cohen, "The Bright Side of the Plague", *The New York Review*, 4 de março de 1999, pp. 26-8.

7. Tomes, *Gospel of Germs*, pp. 26-7.
8. Cairns, *Matters of Life and Death*, p. 3.
9. Cairns, *Matters of Life and Death*, pp. 31-3.
10. Cairns, *Matters of Life and Death*, pp. 35-8.
11. Cairns, *Matters of Life and Death*, pp. 35-6.
12. Carl Sagan, *The Dragons of Eden* (Nova York: Random House, 1977), p. 7.
13. John A. Astin, "Why Patients Use Alternative Medicine", *Journal of the American Medical Association* 279, nº 19 (1998): pp. 1548-53.
14. Michael Grosso, *Soulmaking* (Charlottesville, Virgínia: Hampton Roads, 1997), p. 85.
15. C. G. Jung, *Psychology and the East*, trad. R. F. C. Hull (Princeton: Princeton University Press, 1978), pp. 126-7, 131 e 214.
16. Grosso, *Soulmaking*, p. 85.
17. John Searle, *Journal of Consciousness Studies* 2, nº 1 (1995): citação na capa; Jerry A. Fodor, "The Big Idea", *The Times Literary Supplement*, 3 de julho de 1992.
18. Grosso, *Soulmaking*, p. 200.
19. Lama Govinda, "The World View of a Mahayana Buddhist", uma conversa com Lama Govinda organizada por Emily Sellon e Renée Weber, *ReVision* (verão/outono de 1979): pp. 28-42.
20. Gertrude Stein, *The Autobiography of Alice B. Toklas* (1993), do livro *Bartlett's Quotations*, 16ª edição, Justin Kaplan, organizador geral (Boston: Little, Brown and Company: 1992), p. 627.

CAPÍTULO 2

1. Kimberly A. Sherrill e David B. Larson, "The Anti-Tenure Factor in Religious Research in Clinical Epidemiology and Aging", in *Religion in Aging and Health*, org. Jeffrey S. Levin (Thousand Oaks, Califórnia: Sage Publications, 1994), pp. 149-77.
2. Ian Wilson, *The After Death Experience: The Physics of the Nonphysical* (Nova York: William Morrow, 1987), pp. 54-8.
3. Wilson, *After Death Experience*, 57-8.
4. Edgar Mitchell, *The Way of the Explorer*, em colaboraçao com Dwight Williams (Nova York: G. P. Putnam's Sons, 1996), p. 51.
5. Lawrence LeShan, *The Medium, the Mystic, and the Physicist* (Nova York: Viking, 1974).
6. Lyall Watson, *The Nature of Things: The Secret of Life of Inanimate Objects* (Rochester, Vermont: Destiny Books, 1992). [*A Natureza das Coisas*, publicado pela Editora Cultrix, São Paulo, 1993.]
7. Bernard R. Grad, "Some Biological Effects of Laying-On of Hands: A Review of Experiments with Animals and Plants", *Journal of the American Society for Physical Research* 59ª (1965): pp. 95-127.
8. Grad, "Some Biological Effects".
9. Grad, "Some Biological Effects".
10. Grad, "Some Biological Effects".
11. B. Grad, R. J. Cadoret, e G. I. Paul, "The Influence of an Unorthodox Method of Treatment of Wound Healing in Mice", *International Journal of Parapsychology* 3 (1961): pp. 5-24.
12. Grad, "Some Biological Effects", pp. 124-5.
13. Fred Sicher et. al., "A Randomized Double-Blind Study of the Effect of Distant Healing in a Population with Advanced AIDS: Report of a Small-Scale Study", *Western Journal of Medicine* 169, nº 6 (1998): pp. 356-63.
14. David Van Biema, "A Test of the Healing Power of Prayer", *Time*, 12 de outubro de 1998, pp. 72-3.
15. Bonnie Horrigan, "The MANTRA Study Project", entrevista com Mitchell W. Krucoff, *Alternative Therapies in Health and Medicine* 5, nº 3 (1999): pp. 75-82.

16. Seán O'Laoire, "An Experimental Study of the Effects of Distant, Intercessory Prayer on Self-Esteem, Anxiety, and Depression", *Alternative Therapies* 3, nº 6 (1997): pp. 39-53.

17. Kenneth S. Cohen, *The Way of Qi Gong* (Nova York: Ballantine, 1997).

18. David J. Muehsam et al., "Effects of Qigong on Cell-Free Myosin Phosphorylation: Preliminary Experiments", *Subtle Energies* 5, nº 1 (1994): pp. 93-108.

19. Garret L. Yount, Yifang Qian e Helene S. Smith, "Cell Biology Meets Qi Gong" (documento apresentado no encontro anual da Society for Scientific Exploration, Las Vegas, Nevada, 5 a 8 de junho de 1997). Extrato dessa apresentação em *The Explorer: Newsletter of the Society for Scientific Exploration* 13, nºs 2 e 3 (1997): p. 1.

20. William G. Braud, "Distant Mental Influence of Rate of Hemolysis of Human Red Blood Cells", *Journal of the American Society for Psychical Research* 84, nº 1 (1990): pp. 1-24.

21. Randolph C. Byrd, "Positive Therapeutic Effects of Intercessory Prayer in a Coronary Care Unit Population", *Southern Medical Journal* 81, nº 7 (1988): pp. 826-9.

22. Howard Wolinsky, "Prayers Do Aid Sick, Study Finds", *Chicago Sun-Times*, 26 de janeiro de 1986, p. 30. O relato seguinte das experiências que levaram Byrd à realização de seu estudo é da entrevista de John Sherrill com Randolph C. Byrd, extraído de "The Therapeutic Effects of Intercessory Prayer", *Journal of Christian Nursing* 1 (1995): pp. 21-3.

23. Byrd, "Intercessory Prayer", pp. 21-3.

24. William Nolen, citado em Wolinsky, "Prayers Do Aid Sick", p. 30.

25. C. Mann, "Meta-Analysis in the Breech", *Science* 249 (1990): pp. 476-80.

26. E. Haraldsson e T. Thorsteinsson, "Psychokinetic Effects on Yeast: An Exploration Experiment", em *Research in Parapsychology 1972*, W. E. Roll, R. L. Morris, J. D. Morris, orgs. (Metuchen, Nova Jérsei: Scarecrow Press: 1973), pp. 20-1.

27. A história de Minosch, o gato, é contada por R. Scheib, *Utne Reader* (janeiro-fevereiro de 1996): pp. 52-61. A história de Bobby foi estudada por J. B. Rhine e S. R. Feather, "The Study of Cases of 'Psi-Trailing' in Animals", *Journal of Parapsychology* 26, nº 1 (1962): p. 1-21, e relatada por Bill Schul, *The Psychic Power of Animals* (Nova York: Fawcett, 1977), pp. 52.

28. A. H. Trapman, *The Dog, Man's Best Friend* (Londres: Hutchinson, 1929).

29. D. Bardens, *Psychic Animals* (Nova York: Barnes & Noble, 1996), p. 88.

30. Bardens, *Psychic Animals*, p. 14.

31. R. Sheldrake e P. Smart, "Psychic Pets: A Survey in Northwest England", *Society for Psychical Research* 61 (1997): pp. 353-64.

32. A citação formada pelos dois parágrafos seguintes é oriunda de Rupert Sheldrake, *Seven Experiments That Could Change the World* (Nova York: Riverhead, 1995), pp. 15-6. [*Sete Experimentos que Podem Mudar o Mundo*, publicado pela Editora Cultrix, São Paulo, 1999.]

33. Rupert Sheldrake, *A New Science of Life: The Hypothesis of Formative Causation*, 2ª ed. (Londres: Anthony Blond, 1985).

34. Larry Dossey, *Recovering the Soul* (Nova York: Bantam, 1989), pp. 1-11.

35. O artigo de Charles Darwin foi intitulado "Origin of Certain Instincts", *Nature* 7 (1873): pp. 417-8. Sheldrake dissertou a respeito desse e de outros temas em *Seven Experiments*, pp. 33-72.

36. Sheldrake, *Seven Experiments*, p. 39.

37. Sheldrake, *Seven Experiments*, pp. 52-3.

38. Sheldrake, *Seven Experiments*, pp. 54-5.

39. Publicado no *London Daily Telegraph* em 23 de março de 1996; também como "Of All the Pigeon Lofts in All the World", *Fortean Times* 88 (julho de 1996): p. 10.

40. Loren Eiseley, citada em David Lorimer, *Whole in One* (Londres: Arkana, 1990), p. 72.

41. René Peoc'h, "Mise en évidence d'un effect psycho-physique chez l'homme et le poussin sur le tychoscope" (tese de doutorado, Universidade de Nantes, França, 1986).

42. René Peoc'h, "Psychokinetic Action of Young Chicks on the Path of an Illuminated Source", *Journal of Scientific Exploration* 9, nº 2 (1995): pp. 223-9.

43. Dennis Gersten, dr., carta ao autor, 13 de julho de 1996. Gersten é o autor de *Are You Getting Enlightened Or Losing Your Mind? A Spiritual Program for Mental Fitness* (Nova York: Harmony, 1997).

44. Niels Bohr, citado em J. A. Wheeler, "Not Consciousness but the Distinction Between the Probe and the Probed as Central to the Elemental Quantum Act of Observation", em *The Role of Consciousness in the Physical World*, org. R. G. Jahn (Boulder: Westview Press, 1981), p. 94.

45. B. J. Dunne e R. G. Jahn, "Experiments in Remote Human/Machine Interaction", *Journal of Scientific Exploration* 6 (1992): p. 311.

46. Dunne e Jahn, "Remote Human/Machine Interaction", 311.

47. Robert G. Jahn e Brenda J. Dunne, "Penetration Parameters", *Margins of Reality* (Nova York: Harcourt Brace Jovanovich, 1987), pp. 182-6. Veja também Larry Dossey, "Distance, Time, and Nonlocal Mind: Dare We Speak of the Implications?" *Journal of Scientific Exploration* 10, nº 3 (1996): pp. 401-9.

48. B. J. Dunne, *Co-operator Experiments with an REG Device*, nota técnica do PEAR 91005, Princeton Engineering Anomalies Research (Princeton: Princeton University School of Engineering/Applied Science, 1991).

49. R. D. Nelson, G. J. Bradish, e Y. H. Dobyns, *The Portable PEAR REG: Hardware and Software Documentation*, Documento interno nº 92-1, Princeton Engineering Anomalies Research (Princeton: Princeton University School of Engineering/Applied Science, 1992).

50. E. B. Titchener, "The Feeling of Being Stared At", *Science New Series* 8 (1898): pp. 895-7; J. E. Coover, "The Feeling of Being Stared At", *American Journal of Psychology* 24 (1913): pp. 570-5; J. J. Poortman, "The Feeling of Being Stared At", *Journal of the Society for Psychical Research* 40 (1959): pp. 4-12.

51. L. Williams, "The Feeling of Being Stared At: A Parapsychological Investigation" (Tese de doutorado, Departamento de Psicologia, Universidade de Adelaide, South Australia, 1983). Um resumo desse trabalho foi publicado no *Journal of Parapsychology* 47 (1983): p. 59.

52. W. Braud, D. Schafer e S. Andrews, "Electrodermal Correlates of Remote Attention: Autonomic Reactions to an Unseen Gaze", *Proceedings of the 33rd Annual Convention of the Parapsychological Association* (1990), pp. 11-28; W. G. Braud, "Human Interconnectedness: Research Indications", *ReVision* 14, nº 3 (1992): pp. 140-8; Marilyn J. Schlitz e Stephen LaBerge, "Covert Observation Increases Skin Conductance in Subjects Unaware of When They Are Being Observed: A Replication", *Journal of Parapsychology* 61 (1997): pp. 185-96.

53. Richard Wiseman e Marilyn Schlitz, "Experimenter Effects and the Remote Detection of Staring", *Journal of Parapsychology* 61 (1997): pp. 197-208.

54. O ponto de vista de Dennett é descrito por Jim Holt em "Science Resurrects God", *Wall Street Journal*, 24 de dezembro de 1997. O ponto de vista de Crick está em *The Astonishing Hypothesis: The Scientific Search for the Soul* (Nova York: Touchstone, 1995), p. 1.

55. Albert Einstein, citação obtida na Internet em www.einstein.com, 9 de junho de 1998; Niels Boht, citado em Werner Heisenberg, *Physics and Beyond*, trad. A. J. Pomerans (Nova York: Harper & Row, 1971), pp. 114-5.

56. Eugene P. Wigner, "Are We Machines?" *Proceedings of the American Philosophical Society* 113, nº 2 (1969): pp. 95-101.

57. Eugene P. Wigner, "Extension of the Area of Science", em *The Role of Consciousness in the Physical World*, org. Robert G. Jahn, *AAAS Selected Symposium* 57 (Boulder: Westview, 1981), pp. 13-4.

58. David Darling, "First World", *Omni* 17, nº 9 (1995): p. 4. Veja também *Soul Search* (Nova York: Villard Books, 1995).

59. George Wald, citado em *Bulletin of the Foundation for Mind-Being Research* (setembro de 1988): p. 3.

60. Gerald Feinberg, "Precognition — A Memory of Things Future", em *Quantum Physics and Parapsychology*, org. L. Oteri (Nova York: Parapsychology Foundation, 1975), pp. 54-73; Paul E. Meel e Michael Scriven, "Compatibility of Science and ESP", *Science* 123 (1956): pp. 14-5; O. Costa de Beauregard, "The Paranormal Is Not Excluded from Physics", *Journal of Scientific Exploration* 12, nº 2 (1998): pp. 315-20.

61. Henry Margenau, citado em Lawrence LeShan, *The Science of the Paranormal* (Wellingborough, Northamptonshire, Inglaterra: Aquarian Press, 1987): pp. 118-9.

62. Dean I. Radin, Janine M. Rebman, e Maikwe P. Cross, "Anomalous Organization of Random Events by Group Consciousness: Two Exploratory Experiments", *Journal of Scientific Exploration* 10, nº 1 (1996): pp. 143-68.

CAPÍTULO 3

1. Marilyn Ferguson, *The Aquarian Conspiracy* (Nova York: J. P. Tarcher, 1980).

2. Marilyn Ferguson, *Brain/Mind Bulletin* (junho de 1987): p. 2.

3. Andrew Greeley, "The Impossible: It's Happening", *Noetic Sciences Review* (primavera de 1987): pp. 7-9.

4. Greeley, "Impossible", pp. 7-9.

5. Emily Wright Jaeger, *Christian Science Sentinel* 94, nº 50 (14 de dezembro de 1992): pp. 17-21.

6. No que diz respeito a esse relato, recorri à argúcia de Rhea A. White, a quem sou grato: Rhea A. White, org., *Special Issue, Exceptional Human Experience* 15, nº 1 (1997): 125-7.

7. Bill Russell, *Second Wind* (Nova York: Random House, 1979), pp. 51-2 e 60.

8. Russell, *Second Wind*, pp. 66-8 e 70.

9. Russell, *Second Wind*, pp. 156-7.

10. Mona Lisa Schulz, *Awakening Intuition* (Nova York: Harmony, 1998), p. 31. Informações sobre Salk podem ser encontradas em Jonas Salk, *Anatomy of Reality: Merging Intuition and Reason* (Nova York: Columbia University Press, 1983).

11. Ian Stevenson, *Telepathic Impressions* (Charlottesville: University Press of Virginia, 1970), p. 5 e segs.

12. Schulz, *Awakening Intuition*, pp. 106-7.

13. Schulz, *Awakening Intuition*, pp. 107-8.

14. Schulz, *Awakening Intuition*, p. 108.

15. Leonard Michaels, em Naomi Epel, *Writers Dreaming* (Nova York: Carol Southern Books, 1993), pp. 154-5.

16. Montague Ullman e Stanley Krippner, juntamente com Alan Vaughan, *Dream Telepathy: Experiments in Nocturnal ESP*, 2ª ed. (Jefferson, Carolina do Norte: McFarland, 1989), pp. 111-2. Veja também Stanley Krippner e Patrich Welch, *Spiritual Dimensions of Healing* (Nova York: Irvington, 1992), pp. 188-9.

17. Robert L. Van de Castle, *Our Dreaming Mind* (Nova York: Ballantine, 1994), pp. xxiii e 436-8.

18. Stanley Krippner, "Group Dreamworking in Berkeley", *The Inner Edge* (junho/julho de 1998): pp. 11-3.

19. Dean Radin, *The Conscious Universe* (San Francisco: HarperSanFrancisco, 1997), p. 296.

20. Russell Targ e Jane Katra, *Miracles of Mind: Exploring Nonlocal Consciousness and Spiritual Healing* (Novato, Califórnia: New World Library, 1998), pp. 81-2.

21. Van de Castle, *Our Dreaming Mind*, pp. xxiii e 30-1. Vand de Castle cita *Dreams and Dreaming* (Alexandria, Virgínia: Time-Life Books, 1990), pp. 30 e 54-5.

22. Jessica Utts, "An Assessment of the Evidence for Psychic Functioning", *Journal of Scientific Exploration* 10, nº 1 (1996): pp. 3-30.

23. H. E. Puthoff, "CIA-Initiated Remote Viewing Program at Stanford Research Institute", *Journal of Scientific Exploration* 10, nº 1 (1996): pp. 63-76.

24. Puthoff, "CIA-Initiated Remote Viewing", p. 75.

25. Russell Targ, "Remote Viewing at Stanford Research Institute in the 1970s: A Memoir", *Journal of Scientific Exploration* 10, nº 1 (1996): pp. 77-88. Veja também Targ e Katra, *Miracles of Mind*.

26. Radin, *Conscious Universe*, p. 292.

27. Ray Hyman, "Evaluation of Anomalous Phenomena", *Journal of Scientific Exploration* 10, nº 1 (1996): pp. 31-58.

28. Puthoff, "CIA-Initiated Remote Viewing", pp. 63-76.

29. Puthoff, "CIA-Initiated Remote Viewing", p. 77.

30. Arthur Koestler, "The Benefits of Impersonation", *The Act of Creation* (Nova York: Dell, 1964), pp. 187-91.

31. Koestler, *Act of Creation*, p. 189.

32. Turtle Studios, 1203 King Street, Alexandria, Virgínia.

33. William D. Rowe, "Physical Measurement of Episodes of Focused Group Energy", *Journal of Scientific Exploration* 12, nº 4 (1998): pp. 569-81.

34. R. D. Nelson et al., "FieldRNG Anomalies in Group Situations", *Journal of Scientific Exploration* 10, nº 10 (1996): pp. 111-41.

35. Paul Ekman, "Expression and the Nature of Emotion", em *Approaches to Emotion*, org. K. Scherer and P. Ekman (Hillsdale, Nova Jérsei: Lawrence Erlbaum, 1984).

36. Nicholas R. S. Hall, Maureen O'Grady e Denis Calandra, "Transformation of Personality and the Immune System", *Advances* 10, nº 4 (1994): pp. 7-15.

37. Bernie S. Siegel, carta ao editor, *Advances* 11, nº 2 (1995): p. 2.

38. John Ruskin, citado em D. Bardens, *Psychic Animals* (Nova York: Barnes & Noble, 1996), p. 79.

39. J. Arehart-Treichel, "Pets: The Health Benefits", *Science News* 121 (1982): p. 220.

40. K. MacInnis, "Blackie", *American Journal of Nursing* 91, nº 7 (1991): p. 84.

CAPÍTULO 4

1. J. A. Henslee et al., "The Impact of Premonitions of SIDS on Grieving and Healing", *Pediatric Pulmonology* 16 (1993): p. 393.

2. Richard Smith, "Where Is the Wisdom...?" *British Medical Journal* 303 (1991): pp. 798-99.

3. Nomes de pessoas e lugares alterados para preservar anonimato. Maio de 1997.

4. Mona Lisa Schulz, *Awakening Intuition* (Nova York: Harmony, 1998), p. 47.

5. D. Schneider, *Revolution in the Body-Mind: Forewarning Cancer Dreams and the Bioplasma Concept* (East Hampton, Nova York: Alexa Press, 1976); L. H. Bartmeier, "Illness Following Dreams", *International Journal of Psychoanalysis* 31 (1950): p. 8.

6. V. N. Kasatkin, *Teoriya Snovidenii (Theory of Dreams)* (Leningrado: Meditsina, 1967), p. 352, citado em R. C. Van de Castle, *Our Dreaming Mind* (Nova York: Ballantine, 1994), p. 367.

7. E. G. Mitchell, "The Physiological Diagnostic Dream", *New York Medical Journal and Medical Record* 118 (1923): pp. 416-7.

8. Barbara Montgomery Dossey, *Florence Nightingale: Mystic, Visionary, Healer* (Springhouse, Pensilvânia: Springhouse Corporation, 1999).

9. William Dement, *Some Must Watch While Some Must Sleep* (San Francisco: W. H. Freeman, 1972), p. 102.

10. Schulz, *Awakening Intuition*, p. 48.

11. Bernard R. Grad, "Some Biological Effects of Laying on of Hands: A Review of Experiments with Animals and Plants", *Journal of the American Society of Psychical Research* 51a (1965): pp. 95-127.

12. Carta ao autor, junho de 1998. Nomes de pessoas e lugares alterados para preservar anonimato.

13. Relatado a Larry Dossey por Barbara Dossey, julho de 1998. Nome alterado para preservar anonimato.

14. Carta ao autor, janeiro de 1996. Nomes de pessoas e lugares alterados para preservar anonimato.

15. Elaine Haire, carta ao autor, janeiro de 1997.

16. Harold McKinney, carta ao autor, janeiro de 1997.

17. Irene Spencer, carta ao autor, 20 de abril de 1998.

18. Isabel Allende, em Naomi Epel, *Writers Dreaming* (Nova York: Carol Southern Books, 1993), pp. 19-20.

19. Nomes de pessoas e lugares alterados para preservar anonimato. A carta está datada de julho de 1995.

20. A. N. Exton-Smith e M. D. Cantaub, "Terminal Illness in the Aged", *Lancet* 2 (1961): p. 305.

21. Connie Hernandez, dr., carta ao autor, outubro de 1996.

22. Tínhamos visto, anteriormente, vários exemplos de fenômenos telessomáticos estudados pelo psiquiatra Ian Stevenson, da University of Virginia [pp. 101-2].

23. Linda Whitson, carta ao autor, agosto de 1999.

24. Larry Dossey, *Recovering the Soul* (Nova York: Bantam, 1989).

25. Soube mais tarde que Sir Laurens van der Post tinha estudado o papel do louva-a-deus em culturas pré-modernas como mensageiro e veículo de sabedoria. Veja o livro dele *Mantis Carol* (Nova York: Island Press, 1994).

26. Barbara Mathews, carta ao autor, 27 de janeiro de 1999. Site do Multisensory Learning na rede: www.interlog.com/~multisen/.

27. Larry Dossey, "Cancelled Funerals: A Look at Miracle Cures", *Alternative Therapies* 4, nº 2 (1998): pp. 10-18 e 116-20.

28. Caryle Hirshberg e Marc Ian Barasch, *Remarkable Recovery* (Nova York: Riverhead Books, 1995), pp. 117-23.

29. Kat Duff, *The Alchemy of Illness* (Nova York: Pantheon, 1993), pp. xi-xiv e 13.

30. Hirshberg e Barasch, *Remarkable Recovery*, pp. 37-8.

31. Milton Sacks, citado no *Washington Post*, 3 de abril de 1994.

32. H. J. G. Bloom, W. W. Richardson e E. J. Harries, "Natural History of Untreated Breast Cancer (1805-1933)", *British Medical Journal* 2 (1962): pp. 213-21.

33. Hirshberg e Barasch, *Remarkable Recovery*, pp. 14-5.

34. Hirshberg e Barasch, *Remarkable Recovery*, p. 137.

35. R. C. S. Ayres, "Spontaneous Regression of Hepatocellular Carcinoma", *Gut* 3, nº 6 (1990): pp. 722-4.

36. Hirshberg e Barasch, *Remarkable Recovery*, pp. 332-3.

37. J. Achterberg e G. F. Lawlis, "Letters: Human Research and Studying Psychosocial Interventions for Cancer", *Advances* 8, nº 4 (1992): p. 4.

38. Lewis Thomas, citado em P. Norris, "Self-Regulation Through Imagery", parte 2, "Visualization & Cancer Therapy", *Newsletter of the International Society for the Study of Subtle Energy & Energy Medicine* 3, nº 2 (1992): p. 2.

39. Duff, *Alchemy of Illness*, p. 13.

40. Rhea A. White, "Kat Duff: From Healing Self to World Renewal", *Exceptional Human Experience: Special Issue* 15, nº 1 (1997): pp. 103-6.

41. Duff, *Alchemy of Illness*, pp. 88-9.

42. Duff, *Alchemy of Illness*, p. 89.

43. Duff, *Alchemy of Illness*, pp. 92-3.

44. Duff, *Alchemy of Illness*, pp. 89 e 141.

45. Lyall Watson, *The Nature of Things: The Secret Life of Inanimate Objects* (Rochester, Vermont: Destiny Books, 1992), p. 215.

46. Watson, *Nature of Things*, pp. 199-200.

47. Watson, *Nature of Things*, p. 194.

48. R. L. Morris, "Applied Psi in the Context of Human-Equipment Interaction Systems", *Proceedings of Symposium on Applications of Anomalous Phenomena* (1983), citado em Watson, *Nature of Things*, p. 195.

49. *Celebrity* (Inglaterra), 5 de novembro de 1987, citado em Watson, *Nature of Things*, p. 195.

50. Edward Tenner, *Why Things Bite Back: Technology and the Revenge of Unintended Consequences* (Nova York: Alfred A. Knopf, 1996), pp. 4-5.

51. *Reader's Digest*, agosto de 1982.

52. Michael Shallis, *The Electric Shock Book* (Londres: Souvenir, 1988), citado em Watson, *Nature of Things*, p. 194.

53. Pesquisa do Gallup publicada na revista *Life*, março de 1994.

54. Larry Dossey, "Scientific Studies", *Be Careful What You Pray For* (San Francisco: HarperSanFrancisco, 1997), pp. 165-92. [*Cuidado com o Que Você Pede nas Suas Orações*, publicado pela Editora Cultrix, São Paulo, 2000.]

55. Glen Rein, *Quantum Biology: Healing with Subtle Energy* (Palo Alto: Quantum Biology Research Labs, 1992). Veja também Daniel J. Benor, *Healing Research*, vol. 1 (Munique: Springer Verlag, 1993), pp. 138-42; Glen Rein, "The Scientific Basis for Healing with Subtle Energies", apêndice A em *Healing with Love*, de Leonard Laskow (San Francisco: HarperSanFrancisco, 1992), pp. 279-319.

56. David J. Muehsam et al., "Effects of Qigong on Cell-Free Myosin Phosphorylation: Preliminary Experiments", *Subtle Energies* 5, nº 1 (1994): pp. 93-108.

57. William Braud, Gary Davis e Robert Wood, "Experiments with Matthew Manning", *Journal of the Society for Psychical Research* 50 (1979): pp. 199-223.

58. Jean Barry, "General and Comparative Study of the Psychokinetic Effect on a Fungus Culture", *Journal of Parapsychology* 32, nº 4 (1968). pp. 237-43.

59. William H. Tedder e Melissa L. Monty, "Exploration of Long-Distance PK: A Conceptual Replication of the Influence on a Biological System", em *Research in Parapsychology 1980*, org. W. G. Roll et al. (Metuchen, Nova Jérsei: Scarecrow Press, 1981), 90-3.

60. Carroll B. Nash, "Psychokinetic Control of Bacterial Growth", *Journal of the Society for Psychical Research* 51 (1982): pp. 217-21.

61. Sobre o sistema imunológico psicoespiritual, veja Dossey, "Protection", em *Be Careful*, p. 8. Sobre como nos protegermos, veja pp. 195-217.

62. Santa Teresa, carta a Don Lorenzo de Cepeda, janeiro de 1577, citada em Jean Lanier, "From Having a Mystical Experience to Becoming a Mystic — Reprint and Epilogue", *ReVision* 12, nº 1 (verão de 1989): pp. 41-4. Sobre Suzuki Roshi, veja Helen Tworkov, *Zen in America* (San Francisco: North Point Press, 1989), p. 225.

63. Charles T. Tart, "Fears of the Paranormal in Ourselves and Our Colleagues: Recognizing Them, Dealing with Them", *Subtle Energies* 5, nº 1 (1994): pp. 35-67.

64. Irmão David Steindl-Rast, "Learning to Die", *Parabola* 2, nº 1 (1977): pp. 22-31.

CAPÍTULO 5

1. Nancy Tomes, *The Gospel of Germs: Men, Women, and the Microbe in American Life* (Cambridge: Harvard University Press, 1998), p. 5.

2. Tomes, *Gospel of Germs*, pp. 24-5.

3. Tomes, *Gospel of Germs*, p. 25.

4. Tomes, *Gospel of Germs*, p. 25.

5. Jeffrey A. Fisher, *The Plague Makers* (Nova York: Simon & Schuster, 1994), pp. 17-8.

6. Sobre o tipo de personalidade A, veja M. Friedman e R. H. Rosenman, *Type A Behavior and Your Heart* (Nova York: Alfred A. Knopf, 1974). Sobre estados emocionais depois de ataques do coração, veja N. H. Cassem, T. P. Hackett e H. A. Wishnie, "The Coronary Care Unit: An Appraisal of Its Psychological Hazards", *New England Journal of Medicine* 279 (1968): pp. 13-65. Sobre a influência do contato social na resistência a doenças, veja L. F. Berman e S. L. Syme, "Social Networks, Host Resistance, and Mortality: A Nine-Year Follow-Up Study of Alameda County Residents", *American Journal of Epidemiology* 109 (1979): pp. 186-204. Sobre a correlação da tensão com os problemas de saúde, veja T. H. Holmes e R. H. Rahe, "The Social Readjustment Rating Scale", *Journal of Psychosomatic Research* 11 (1967): pp. 213-18. Sobre insatisfação com o trabalho como prenúncio de ataques do coração, veja *Work in America: Report of a Special Task Force to the Secretary of Health, Education, and Welfare* (Cambridge: MIT Press, 1973). Sobre relacionamento conjugal e angina do peito, veja J. H. Medalie e U. Goldbourt, "Angina Pectoris Among 10,000 Men II: Psychosocial and Other Risk Factors as Evidenced by a Multivariate Analysis of Five-Year Incidence Study", *American Journal of Medicine* 60 (1976): pp. 910-21. Sobre relacionamentos problemáticos com pais como prenúncio de câncer, veja C. B. Thomas, "Precursors of Premature Disease and Death: The Predictive Potential of Habits and Family Attitudes", *Annals of Internal Medicine* 85 (1976): pp. 653-8. Sobre debilitação do sistema imunológico durante períodos de luto, veja S. J. Schleifer, "Bereavement and Lymphocyte Function" (estudo apresentado no encontro anual da Associação Americana de Psiquiatria, em São Francisco, maio de 1980). Sobre os benefícios de estados de relaxamento, veja Herbert Benson, *The Relaxation Response* (Nova York: William Morrow, 1975).

7. Sobre técnicas de visualização, veja O. Carl Simonton, Stephanie Matthews-Simonton e James Creighton, *Getting Well Again* (Los Angeles: J. P. Tarcher, 1978), e também Jeanne Achterberg e G. Frank Lawlis, *Imagery of Cancer* (Champaign, Illinnois: Institute for Personality and Ability Testing, 1978). Sobre o uso da meditação para baixar a pressão sangüínea e a taxa de colesterol, veja M. Cooper e M. Aygen, "Effect of Meditation on Blood Cholesterol and Blood Pressure", *Journal of the Israel Medical Association* 95 (1978): p. 1; e também R. A. Stone e J. DeLeo, "Psychotherapeutic Control of Hypertension", *New England Journal of Medicine* 294 (1976): p. 80.

8. F. H. Garrison, *History of Medicine*, 4ª ed. (Filadélfia: W. B. Saunders, 1928), pp. 414, 619-20 e 757.

9. Alan Gauld, *A History of Hypnotism* (Nova York: Cambridge University Press, 1992), pp. 39-52.

10. Brian Inglis, *Natural and Supernatural: A History of the Paranormal* (Bridport, Dorset, Inglaterra: Prism Press, 1992), pp. 146, 149 e 152-53; Gauld, *History of Hypnotism*, pp. 150-2.

11. Inglis, *Natural and Supernatural*, p. 157.

12. Inglis, *Natural and Supernatural*, pp. 255-6.

13. Gauld, *History of Hypnotism*, pp. 108-9.

14. Inglis, *Natural and Supernatural*, pp. 211-4.

15. Norman Shealy e Carolyn Myss, *The Creation of Health* (Walpole, New Hampshire: Stillpoint, 1988).

16. Judith Orloff, *Second Sight* (Nova York: Time Warner, 1996), pp. 359-61.

17. Mona Lisa Schulz, *Awakening Intuition* (Nova York: Harmony, 1998), p. 2.

18. Schulz, *Awakening Intuition*, p. 9.

19. Orloff, *Second Sight*, pp. xvii-xviii.

20. Ellen Idler e Stanislav Kasl, "Health Perceptions and Survival: Do Global Evaluations of Health Status Really Predict Mortality?", *Journal of Gerontology* 46, nº 2 (1991): pp. 55-65.

21. Larry VandeCreek, Elizabeth Rogers e Joanne Lester, "Use of Alternative Therapies Among Breast Cancer Outpatients Compared with the General Population", *Alternative Therapies*

5, nº 1 (1999): pp. 71-6; John A. Astin, "Why Patients Use Alternative Medicine — Results of a National Survey", *Journal of the American Medical Association* 279, nº 19 (1998): pp. 1548-53; D. M. Eisenberg et al., "Unconventional Medicine in the United States: Prevalence, Costs, and Patterns of Use", *New England Journal of Medicine* 328 (1993): pp. 246-52.

22. Claire Sylvia, *A Charge of Heart: A Memoir*, co-autoria de William Novak (Boston: Little Brown, 1997).

23. Peter Fenwick e Elizabeth Fenwick, "Transmission Theories [of Consciousness]", *The Truth in the Light* (Nova York: Berkley Books, 1997), pp. 259-62.

24. Sobre a influência da não-localização da mente sobre seres humanos e tecidos humanos, veja Glen Rein, "A Psychokinetic Effect on Neurotransmitter Metabolism: Alterations in the Degradative Enzyme Monoamine Oxidase", em *Research in Parapsychology 1985*, org. Debra H. Weiner e Dean Radin (Metuchen: Nova Jérsei: Scarecrow Press, 1986), pp. 77-80, e também W. G. Braud, "Distant Mental Influence of Rate of Hemolysis of Human Red Blood Cells", *Journal of the American Society for Psychical Research* 84 (1990): pp. 1-24. A respeito de seus efeitos em animais, veja Graham K. Watkins e Anita M. Watkins, "Possible PK Influence on the Resuscitation of Anesthetized Mice", *Journal of Parapsychology* 35, nº 4 (1971): pp. 257-72; Graham K. Watkins, Anita M. Watkins e Roger A. Wells, "Further Studies on the Resuscitation of Anesthetized Mice", em *Research in Parapsychology 1972*, org. W. C. Roll et al. (Metuchen, Nova Jérsei: Scarecrow Press, 1973), pp. 157-9; R. Wells e G. Watkins, "Linger Effects in Several PK Experiments", *Research in Parapsychology 1974*, org. W. C. Roll et al. (Metuchen, Nova Jérsei: Scarecrow Press, 1975), pp. 143-7; B. R. Grad, "Some Biological Effects of Laying-On of Hands: A Review of Experiments with Animals and Plants", *Journal of the American Society for Psychical Research* 59[a] (1965): pp. 95-127; B. Grad, R. J. Cadoret e G. I. Paul, "The Influence of an Unorthodox Method of Treatment of Wound Healing in Mice", *International Journal of Parapsychology* 3 (1961): pp. 5-24. Sobre os efeitos da não-localização da mente nas plantas, veja Grad, "Some Biological Effects", pp. 124-5. Sobre seus efeitos em microorganismos, veja Jean Barry, "General and Comparative Study of the Psychokinetic Effect on a Fungus Culture", *Journal of Parapsychology* 32 (1968): pp. 237-43; William H. Tedder e Melissa L. Monty, "Exploration of Long-Distance PK: A Conceptual Replication of the Influence on a Biological System", em *Research in Parapsychology 1980*, org. W. B. Roll et al. (Metuchen, Nova Jérsei: Scarecrow Press, 1981), pp. 90-3; Carroll B. Nash, "Psychokinetic Control of Bacterial Growth", *Journal of the American Society for Psychical Research 51* (1982): pp. 217-21; Carroll B. Nash, "Test of Psychokinetic Control of Bacterial Mutation", *Journal of the American Society for Psychical Research* 78 nº 2 (1984): pp. 145-52; E. Haraldsson e T. Thorsteinsson, "Psychokinetic Effects on Yeast: An Exploratory Experiment", em *Research in Parasychology 1972*, org. W. C. Roll et al. (Metuchen, Nova Jérsei: Scarecrow Press, 1973), pp. 20-1; e J. Solfvin, "Mental Healing", em *Advances in Parapsychological Research*, org. Stanley Krippner (Jefferson, Carolina do Norte: McFarland, 1984), pp. 31-63. Sobre resumos desses estudos, veja Daniel Benor, *Healing Research*, vol. 1 (Munique: Helix Verlag, 1993); Larry Dossey, *Healing Words* (San Francisco: HarperSanFrancisco, 1993). [*As Palavras Curam*, publicado pela Editora Cultrix, São Paulo, 1996.]

25. Rupert Sheldrake, "Experimenter Effects in Scientific Research: How Widely Are They Neglected?", *Journal of Scientific Exploration* 12, nº 1 (1998), pp. 73-78.

26. Fred Sicher et al., "A Randomized Double-Blind Study of the Effect of Distant Healing in a Population with Advanced AIDS: Report of a Small-Scale Study", *Western Journal of Medicine* 169, nº 6 (1998): pp. 356-63.

27. Daniel P. Wirth, "Unorthodox Healing: The Effect of Therapeutic Touch on the Healing Rate of Full Thickness Dermal Wounds", *Subtle Energies* 1, nº 1 (1990): pp. 1-20.

28. Grad, "Some Biological Effects", pp. 95-127.

29. Braud, "Distant Mental Influence", pp. 1-24.

30. Dean Radin, "Mental Interactions with Living Organisms", em *The Conscious Universe* (San Francisco: HarperSanFrancisco, 1997), pp. 147-56; Barry, "Fungus Culture", pp. 237-43;

Tedder e Monty, "Long-Distance PK", pp. 90-3; Nash, "Bacterial Growth", pp. 217-21; Nash, "Bacterial Mutation", pp. 145-52; Haraldsson e Thorsteinsson, "Psychokinetic Effects on Yeast", pp. 20-1.

31. Sobre os estudos controlados, veja Robert G. Jahn e Brenda J. Dunne, "Precognitive Remote Perception", em *Margins of Reality: The Role of Consciousness in the Physical World* (Nova York: Harcourt Brace Jovanovich, 1987), pp. 149-91, e Dean Radin, "Telepathy" e "Perception at a Distance", em *The Conscious Universe* (San Francisco: HarperSanFrancisco, 1997), pp. 61-90 e 91-110. Sobre registro de casos, veja Ian Stevenson, *Telepathic Impressions: A Review and Report of 35 New Cases* (Charlottesville: University Press of Virginia, 1970).

32. G. K. Watkins e A. M. Watkins, "Possible PK Influence", pp. 257-72; G. Watkins, A. Watkins e R. Wells, "Further Studies", pp. 157-9; R. Wells e G. Watkins, "Linger Effects", pp. 143-7.

33. William G. Braud e Marilyn J. Schlitz, "Psychokinetic Influence on Electrodermal Activity", *Journal of Parapsychology* 47 (1983): pp. 95-119.

34. Larry Dossey, "'Let It Be' or 'Make It Happen'? The Spindrift Studies", em *Healing Words*, pp. 97-108; Dossey, *Be Careful What Your Pray For* (San Francisco: HarperSanFrancisco, 1997), pp. 144-5 e 173-5. Sobre tipos de personalidade, veja Dossey. "From Personality Types to Spiritual Types", em *Healing Words*, pp. 94-101.

35. Jeanne Achterberg, *Woman as Healer* (Boston: Shambhala, 1990).

36. William B. Stewart e Meg Page, "Bearing Witness to the Evolution of Contemporary Medicine: The Institute for Health and Healing at California Pacific Medical Center, San Francisco", *Healthcare Forum Journal* (novembro/dezembro de 1998): pp. 38-40.

37. Kenneth R. Pelletier, "Life with the New Roommate: Alternative Medicine Moves In with Conventional Medicine", *Healthcare Forum Journal* (novembro/dezembro de 1998): pp. 35-7 e 41.

38. Wayne Jonas, "Alternative Medicine and the Conventional Practitioner", *Journal of the American Medical Association* 279, nº 9 (1998): pp. 708-9. Veja também A. Furnham e J. Forey: "The Attitudes, Behaviors e Beliefs of Patients of Conventional vs. Complementary (Alternative) Medicine", *Journal of Clinical Psychology* 50 (1994): pp. 458-69; C. Vincent, A. Furnham, e M. Willsmore, "The Perceived Efficacy of Complementary and Orthodox Medicine in Complementary and General Practice Patients", *Health Education Theory and Practice* 10 (1995): pp. 395-405; e D. M. Eisenberg, "The Invisible Mainstream", *Harvard Medical Alumni Bulletin* (1996): pp. 20-5.

39. Sobre a questão dos médicos se manterem "longe das coisas de Deus", veja R. P. Sloan, E. Bagiella, e T. Powell, "Religion, Spirituality, and Medicine", *Lancet* 353 (1999): pp. 664-7. Como resposta a esse artigo, veja Larry Dossey, "Do Religion and Spirituality Matter in Health? A Response to the Recent Article in *The Lancet*", *Alternative Therapies* 5, nº 3 (1999): pp. 16-8. Post é citado em Mike Mitka, "Getting Religion Seen as Help in Being Well", *Journal of the American Medical Association* 280, nº 22 (1998): pp. 1896-7.

40. Cópia do Código de Ética da American Association of Pastoral Counselors pode ser obtida no seguinte endereço: 9504A Lee Highway, Fairfax, VA 22031-2303. Ou pelo endereço eletrônico: info@aapc.org. Os resultados do trabalho do dr. Thomas Oxman estão em T. E. Oxman, D. H. Freeman, e E. D. Manheimer, "Lack of Social Participation or Religious Strength or Comfort as Risk Factors after Cardiac Surgery in the Elderly", *Psychosomatic Medicine* 57 (1995): pp. 5-15. Sobre pesquisas com pacientes hospitalares, veja D. E. King e B. Bushwick, "Beliefs and Attitudes of Hospital Inpatients About Faith Healing and Prayer", *Journal of Family Practice* 39 (1994): pp. 349-52.

41. Carta ao autor, fevereiro de 1995. Nomes de lugares e pessoas alterados para preservar anonimato.

42. Andrew Weil, citado em *Wise Words*, org. Mary Buckley (Carlsbad, Califórnia: Hay House, 1998). Veja também, do mesmo autor, *Spontaneous Healing* (Nova York: Alfred A. Knopf, 1995).

43. A respeito de estatísticas sobre escolas de medicina, veja Jeffrey S. Levin, David B. Larson e Christina M. Puchalski, "Religion and Spirituality in Medicine: Research and Education", *Journal of the American Medical Association* 278, nº 9 (1997): pp. 792-3. Esses autores relacionam cerca de 30 escolas de medicina que oferecem cursos sobre esse assunto. Desde então, o número de pesquisas a esse respeito cresceu substancialmente. Entre os estudos publicados no *JAMA*, estão os de Charles Marwick, "Should Physicians Prescribe Prayer for Health? Spiritual Aspects of Well-Being Considered", *Journal of the American Medical Association* 273, nº 20 (1995): pp. 1561-2; Mike Mitka, "Getting Religion Seen as Help in Being Well", *Journal of the American Medical Association* 280, nº 22 (1998): pp. 1896-7; e Levin, Larson e Puchalski, "Religion and Spirituality", pp. 792-93. *Alternative Therapies in Health and Medicine* é publicado por Innovision Communications, 101 Columbia, Aliso Viejo, CA 92656; telefone: 800-899-1712; Internet: www.alternative-therapies.com.

44. Mitka, "Getting Religion", pp. 1896-7.

45. Larry Dossey, *Meaning and Medicine* (Nova York: Bantam, 1991), p. 209.

46. Pupul Jayakar, *Krishnamurti: A Biography* (San Francisco: Harper & Row, 1986), pp. 485-6.

47. E. J. Cassell, citado por C. Laine e F. Davidoff, "Patient-Centered Medicine", *Journal of the American Medical Association* 275 (1996): pp. 152-6.

48. Laine e Davidoff, "Patient-Centered Medicine", pp. 152-6.

CAPÍTULO 6

1. J. Lazarou, B. H. Pomeranz, e P. N. Corey, "Incidence of Adverse Drug Reactions in Hospitalized Patients", *Journal of the American Medical Association* 279 (1998): pp. 1200-1205.

2. Rodney H. Falk, "The Death of Death with Dignity", *American Journal of Medicine* 77, nº 5 (1984): pp. 775-6; T. L. Petty, "Mechanical Last 'Rights'", *Archives of Internal Medicine* 142 (1982): pp. 1442-3.

3. F. Stenn, "Thoughts of a Dying Physician", *Forum on Medicine* 3 (1980): pp. 718-9.

4. Philippe Aries, *Western Attitudes Toward Death* (Baltimore e Londres: Johns Hopkins University Press, 1974), pp. 1-25; Patrick B. Friel, "Death and Dying", *Annals of Internal Medicine* 97 (1982): pp. 767-71.

5. Friel, "Death and Dying", pp. 767-71.

6. Friel, "Death and Dying", pp. 767-71.

7. G. Gorer, *Death, Grief and Mourning* (Nova York: Anchor/Doubleday, 1967), pp. 192-9.

8. C. G. Jung, *Memories, Dreams, Reflections* (Nova York: Vintage, 1965), pp. 314.

9. Virgínia H. Hine, "Holistic Dying: The Role of the Nurse Clinician", *Topics in Clinical Nursing* 3, nº 4 (1982), pp. 45-54.

10. Virginia H. Hine, *Last Letter to the Pebble People* (Santa Cruz, Califórnia: University Press, 1979).

11. Karlis Osis e Erlendure Haraldsson, *What They Saw... At the Hour of Death* (Norwalk, Connecticut: Hastings House, 1997).

12. Kathleen Dowling Singh, *The Grace in Dying: How We Are Transformed Spiritually as We Die* (San Francisco: HarperSanFrancisco, 1998).

13. Kathleen Singh, carta ao autor, janeiro de 1996.

14. Timothy Ferris, "A Cosmological Event", *New York Times Magazine*, 15 de dezembro de 1991, pp. 44-52.

15. Sogyal Rinpoche, citado em *Wise Words*, org. Mary Buckley (Carlsbad, Califórnia: Hay House, 1998).

16. Ferris, "Cosmological Event", p. 52.

17. Annalee R. Oakes, "Near-Death Events and Critical Care Nursing", *Topics in Clinical Nursing* 3, nº 3 (1981): pp. 61-78.

18. Oakes, "Near-Death Events", p. 69.

19. Dawna Markova, *No Enemies Within* (Berkeley: Conari Press, 1994).

20. C. M. Saunders, "The Challenge of Terminal Care", em *Scientific Foundations of Oncology*, org. T. Symington e R. L. Carter (Londres: William Heineman Medical Books, 1975), pp. 673-8.

21. Raymond Moody, *Life After Life* (Covington, Geórgia: Mockingbird Books, 1975). Sobre estatísticas de experiências de quase-morte, veja Kenneth Ring, *Lessons from the Light* (Nova York: Plenum/Insight, 1998), p. 212.

22. August L. Reader III, "The Internal Mystery Plays: The Role and Physiology of the Visual System in Contemplative Practices", *Alternative Therapies* 1, nº 4 (1995): pp. 54-63. Todas as citações de Reader a seguir referem-se a esse artigo.

23. Dannion Brinkley, *At Peace in the Light* (Nova York: HarperCollins, 1995).

24. Arthur S. Berger, "Quoth the Raven: Bereavement and the Paranormal", *Omega* 31 (1995): pp. 1-10. Veja também A. S. Berger, *Evidence for Life After Death: A Casebook for the Toughminded* (Springfield, Illinois: Charles C. Thomas, 1988). Muitas das observações que se seguem são do artigo de Berger, "Quoth the Raven", pelas quais sou grato.

25. Bill Guggenheim e Judy Guggenheim, *Hello from Heaven!* (Nova York: Bantam, 1995), pp. 363-4.

26. W. D. Rees, "The Bereaved and Their Hallucinations", em *Bereavement and Its Psychosocial Aspects*, org. B. Schoenberg et al. (Nova York: Columbia University Press, 1975).

27. G. Ginsburg, *To Live Again* (Los Angeles, J. P. Tarcher, 1987), p. 47, relatado em Berger, "Quoth the Raven", p. 2.

28. Sobre mortalidade de cônjuges que perderam o companheiro, veja Larry Dossey, "Broken Hearts: The Toxicity of Bereavement", *Meaning & Medicine* (Nova York: Bantam, 1991), pp. 88-96. Sobre as estimativas de Schleifer, veja Stevens Schleifer et al., "Suppression of Lymphocyte Stimulation Following Bereavement", *Journal of the American Medical Association* 250, nº 3 (1983): pp. 374-7.

29. Ian Stevenson, *Children Who Remember Previous Lives* (Charlottesville: University Press of Virginia, 1987). A citação de Voltaire é oriunda de "La princesse de Babylone", em *Romans et Contes* (Paris: Editions Garnier Frères, 1960), p. 366.

30. Robert Payne, *The Life and Death of Mahatma Gandhi* (Nova York: Konecky & Konecky, 1969), p. 372.

POSFÁCIO

1. D. M. Eisenberg et al., "Trends in Alternative Medicine Use in the United States, 1990-1997", *Journal of the American Medical Association* 280, nº 18 (1998): pp. 1569-75.

2. J. A. Astin, "Why Patients Use Alternative Medicine", *Journal of the American Medical Association* 279, nº 19 (1998): pp. 1548-53.